Les médecins-législateurs et le mouvement hygiéniste sous la Troisième République

Médecine à travers les siècles

Collection dirigée par le Docteur Xavier Riaud

L'objectif de cette collection est de constituer « une histoire grand public » de la médecine ainsi que de ses acteurs plus ou moins connus, de l'Antiquité à nos jours.
Si elle se veut un hommage à ceux qui ont contribué au progrès de l'humanité, elle ne néglige pas pour autant les zones d'ombre ou les dérives de la science médicale.
C'est en ce sens que – conformément à ce que devrait être l'enseignement de l'histoire –, elle ambitionne une « vision globale » et non partielle ou partiale comme cela est trop souvent le cas.

Dernières parutions

Jean-Pierre MARTIN, *Ocularistes et yeux artificiels. De l'Antiquité au XXe siècle,* 2015.
Hubert BIESER, *Les soldats aliénés à l'asile de Ville-Evrard. Mars 1915 - décembre 1918,* 2014.
Henri LAMENDIN, *François-Joseph Talma (1763-1826), dentiste et acteur favori de Napoléon Ier,* 2014.
Elsa COMBES FRUITET, *Caractéristiques dento-crânio-faciales des Homininés,* 2014.
Vincent BOUTON, *De nez à nez. Histoire du nez,* 2014.
Xavier RIAUD & Philippe BROUSSEAU, *Odontologie médico-légale et serial killers. La dent qui en savait trop,* 2014.
Serge KERNBAUM, *Alastrim. L'homme et la variole,* 2014.
André Julien FABRE, *Les médecins de Venise,* 2014.
Régis-Nessim SACHS, *De médecins juifs du Xe au XVIIe siècle,* 2014.
Roland BRUNNER, *La folie à Rome,* 2014.
Apolline TRIOULAIRE, *Sainte Apolline, sainte patronne des dentistes et de ceux qui ont mal aux dents,* 2014.
Pauline LEDENT, *L'art dentaire en Égypte antique,* 2014.
Frédéric DUBRANA, *L'expérience chirurgicale. De la vivisection... à l'expérimentation,* 2013.
Henri LAMENDIN, *Les de Jussieu, une famille de botanistes aux XVIIIe et XIXe siècles,* 2013.
Jean-Jacques TOMASSO, *La vie et les écrits de Bernard Nicolas Lorinet (1749-1814). Un médecin des lumières dans la Révolution,* 2013.
Jean-Pierre MARTIN, *L'instrumentation médico-chirurgicale en caoutchouc en France (XVIIIe-XIXe),* 2013.
Michel A. GERMAIN, *Alexis Carrel, un chirurgien entre ombre et lumière,* 2013.
Henri LAMENDIN, *Antoni van Leeuwenhoek (1632-1723), le microscope médical et les spermatozoïdes,* 2013.
Christian WAROLIN, *Molière et le monde médical au XVIIe siècle,* 2013.
Jean-Louis HEIM, *La longue marche du genre humain : de la bipédie à la parole,* 2013.

Les médecins-législateurs et le mouvement hygiéniste sous la Troisième République

Médecine à travers les siècles

Collection dirigée par le Docteur Xavier Riaud

L'objectif de cette collection est de constituer « une histoire grand public » de la médecine ainsi que de ses acteurs plus ou moins connus, de l'Antiquité à nos jours.
Si elle se veut un hommage à ceux qui ont contribué au progrès de l'humanité, elle ne néglige pas pour autant les zones d'ombre ou les dérives de la science médicale.
C'est en ce sens que – conformément à ce que devrait être l'enseignement de l'histoire –, elle ambitionne une « vision globale » et non partielle ou partiale comme cela est trop souvent le cas.

Dernières parutions

Jean-Pierre MARTIN, *Ocularistes et yeux artificiels. De l'Antiquité au XXe siècle*, 2015.
Hubert BIESER, *Les soldats aliénés à l'asile de Ville-Evrard. Mars 1915 - décembre 1918*, 2014.
Henri LAMENDIN, *François-Joseph Talma (1763-1826), dentiste et acteur favori de Napoléon Ier*, 2014.
Elsa COMBES FRUITET, *Caractéristiques dento-crânio-faciales des Homininés*, 2014.
Vincent BOUTON, *De nez à nez. Histoire du nez*, 2014.
Xavier RIAUD & Philippe BROUSSEAU, *Odontologie médico-légale et serial killers. La dent qui en savait trop*, 2014.
Serge KERNBAUM, *Alastrim. L'homme et la variole*, 2014.
André Julien FABRE, *Les médecins de Venise*, 2014.
Régis-Nessim SACHS, *De médecins juifs du Xe au XVIIe siècle*, 2014.
Roland BRUNNER, *La folie à Rome*, 2014.
Apolline TRIOULAIRE, *Sainte Apolline, sainte patronne des dentistes et de ceux qui ont mal aux dents*, 2014.
Pauline LEDENT, *L'art dentaire en Égypte antique*, 2014.
Frédéric DUBRANA, *L'expérience chirurgicale. De la vivisection... à l'expérimentation*, 2013.
Henri LAMENDIN, *Les de Jussieu, une famille de botanistes aux XVIIIe et XIXe siècles*, 2013.
Jean-Jacques TOMASSO, *La vie et les écrits de Bernard Nicolas Lorinet (1749-1814). Un médecin des lumières dans la Révolution*, 2013.
Jean-Pierre MARTIN, *L'instrumentation médico-chirurgicale en caoutchouc en France (XVIIIe-XIXe)*, 2013.
Michel A. GERMAIN, *Alexis Carrel, un chirurgien entre ombre et lumière*, 2013.
Henri LAMENDIN, *Antoni van Leeuwenhoek (1632-1723), le microscope médical et les spermatozoïdes*, 2013.
Christian WAROLIN, *Molière et le monde médical au XVIIe siècle*, 2013.
Jean-Louis HEIM, *La longue marche du genre humain : de la bipédie à la parole*, 2013.

Isabelle Cavé

Les médecins-législateurs et le mouvement hygiéniste sous la Troisième République

(1870-1914)

L'Harmattan

5-7, rue de l'Ecole-Polytechnique, 75005 Paris

http://www.harmattan.fr
diffusion.harmattan@wanadoo.fr

ISBN : 978-2-343-05138-3
EAN : 9782343051383

REMERCIEMENTS

Pensées chaleureuses à tous ceux qui depuis toujours m'ont accordé leur pleine confiance. Je dois saluer au passage le Docteur en médecine Xavier Riaud, Directeur de la collection « *Histoire de la Médecine* » aux éditions L'Harmattan, qui a fait preuve de beaucoup de patience et de complaisance à mon égard et qui a encouragé très vivement la parution de ce premier livre (extrait de mes treize années de thèse doctorale en sciences humaines conduite à l'École des Hautes Études en Sciences Sociales de Paris et relative à l'engagement politique des médecins sous la IIIe République). Clin d'œil d'une extrême bienveillance — au Professeur de médecine Michel Germain, Membre de l'Académie nationale de Chirurgie, Membre de l'Académie nationale de Médecine et Membre de la Société Française d'Histoire de la Médecine — dont j'ai appris de lui qu'il soutient très volontiers *les auteurs débutants* (issus des sciences humaines dont je fais partie) qu'il inscrit de façon naturelle à ses registres d'humaniste, d'historien et de praticien chevronné des arts de la médecine et de la chirurgie *la santé de l'individu, des individus et de la société*. C'est un encouragement très fort pour tous ceux qui croient encore aux valeurs des sciences humaines !

AVANT-PROPOS

« *Orandum est, ut sit mens sana in corpore sano.* »
« Il faut prier afin d'obtenir un esprit sain dans un corps sain.»
Juvénal, poète latin, *Satire X.*

Depuis la nuit des temps les cours d'eau et les rivières sillonnent le royaume, la société française cultive, apprécie le vin et se lave aux fontaines tant bien que mal. Dans cette société il y a des riches, des rentiers, des intellectuels, des rêveurs, des artistes mais aussi des travailleurs, des commerçants, des artisans, des pauvres, des vagabonds, des miséreux depuis toujours d'ailleurs ! Dans les campagnes et les villes les hommes et les animaux cohabitent, les déchets s'entassent, les miasmes grouillent et les rats prolifèrent. Les guerres se répètent : la mort frappe. Les maladies n'épargnent personne ; les épidémies déciment les populations. Les familles les plus modestes (sans travail) subsistent tant bien que mal et crient famine. L'histoire de la condition humaine se répète. Au dix-neuvième siècle, des services à domicile fonctionnent grâce aux bureaux de bienfaisance et aux dispensaires créés dans chaque arrondissement de la capitale et dans chaque commune par la loi du 28 novembre 1796. Ils distribuent aux nécessiteux vivres, linge, médicaments, combustibles… On peut parler d'assistance et de bienfaisance publiques relayées par les œuvres de charité privée. Les plus démunis peuvent donc compter sur une certaine solidarité de la société et sur la conscience des autorités publiques de devoir soulager du point de vue médical, au moins, la misère des citoyens. Les avancées et les découvertes de la médecine vont donner une pratique médicale de plusen plus rationalisée, scientifique, comptabilisant les individus infirmes ou malades, classant les maladies et s'intéressant de plus en plus aux caractères psycho-morpho-sociologiques de la société tout au long du XIXe siècle. L'hygiène prend ses lettres de noblesse avec l'émergence d'un courant qu'on appelle « hygiénisme ». L'hygiénisme s'intéresse à tous les domaines de la vie quotidienne. Il va se traduire par l'intérêt, la connaissance, l'organisation portés à la propreté des villes, des rues, du logement, des lieux publics, à l'agencement et à la construction des habitats, à l'activité industrielle et agricole luttant contre les pollutions des airs et des eaux. Il traite également de la santé des individus en luttant contre les maladies, les épidémies par mise en quarantaine, désinfection des hôpitaux, des casernes, des écoles, en proposant l'éducation des populations à une meilleure hygiène corporelle et morale : lutte contre l'alcoolisme, le vol, la déshérence, la malnutrition, les fraudes alimentaires… se répandant comme une poignée de miasmes insolubles se promenant dans l'atmosphère. L'hygiénisme qualifie, à la fois, des pratiques et des connaissances, un courant idéologique et une société d'individus. Il est présent partout, jusqu'au-delà des frontières les pays voisins développant ces mêmes activités. La littérature française du XIXe siècle fourmille d'illustrations. Des romanciers comme Balzac, Victor Hugo, Eugène Sue, les frères Goncourt s'inspirent des travaux des hygiénistes au cours du XIXe siècle notamment des *Annales d'hygiène publique et de médecine légale*, la revue professionnelle de référence des hygiénistes. Les pères de Gustave Flaubert et de Marcel Proust sont des hygiénistes et l'écrivain Céline est lui-même médecin hygiéniste. Quel est donc ce lien, si étrange, qui rassemble à la fois ces hommes de médecine et de littérature ? Pourquoi sont-ils tellement préoccupés du sort de leurs alter-ego au XIXe siècle ? Éprouvent-ils la nécessité sympathique de décrire une société française crasseuse, pauvre et souffreteuse, malgré la philan-thropie des nantis et la crainte des hommes politiques que les monstruosités sociales, les dépravations honteuses et les conditions piteuses des plus faibles, ne se muent en quelque sédition ; d'autant plus visibles lorsque ces hommes de pouvoir à travers les régimes cultivent au quotidien l'insouciance du malaise

L'hygiénisme, véritable courant idéologique à la fin du siècle des Lumières, devient de plus en plus pragmatique tout au long du XIXe jusqu'à amorcer une institution politique de santé et d'hygiène publiques à la fin du siècle. Les émeutes et les révolutions appellent les détenteurs du pouvoir à une remise en cause de l'ordre naturel des choses d'une société qui va mal ! Le peuple réclame des conditions de vie meilleures, des conditions de travail plus humaines et plus décentes, des impôts moins lourds, que les familles puissent manger à leur faim, du travail quand le peuple en est privé, un logement quand il ne sait plus où aller enfin tout élément constitutif de la dignité humaine. Sous la Révolution deux rapports sur la misère et la mendicité, à Paris, font date : une étude du duc de La Rochefoucauld-Liancourt (1747-1827) en tant que rapporteur du Comité de Mendicité de la Constituante en 1790, et l'autre du député Barère (1755-1841) rapporteur du Comité de Salut public de la Convention en 1794. La Rochefoucauld-Liancourt veut mettre fin à la mendicité, en affirmant que l'État doit être capable de donner du travail à tous ceux qui n'en ont pas. Barère tient un discours plus ferme en soulignant que le fléau de la mendicité menace. Il propose donc des solutions dont l'idée première est de recenser les nécessiteux et de ne pas augmenter le nombre des hôpitaux mais d'assurer des secours à domicile. Ainsi dès la fin du XVIIIe siècle, le discours des hommes politiques s'entremêle avec celui des hommes de médecine afin d'organiser la prise en charge de la santé de la population et de l'assistance des indigents. Les discussions parlementaires s'enflamment sur le sujet en 1790[1] ; le médecin et professeur d'anatomie à la faculté de médecine Joseph Guillotin (1738-1814), député du Tiers-État de la ville de Paris aux États-Généraux de 1789, va prendre la parole contre La Rochefoucauld. Il réclame la création d'un « comité de santé » chargé de l'enseignement de la médecine, une police de la santé, un service des hôpitaux, le soulagement public des maladies populaires, des épidémies et des épizooties, dans les villes et les campagnes et l'éducation physique des enfants dans les hospices d'enfants trouvés et dans des Maisons d'Instruction publique. Le 14 septembre 1790 La Rochefoucauld lui donne la réplique ! Il ne souhaite pas voir se mélanger les questions sanitaires aux questions sociales lorsque celles-ci concernent les plus pauvres, en exigeant que le Comité de santé soit chargé uniquement de l'enseignement de la médecine et de la partie scientifique de cette discipline. Le Comité de mendicité se verra attribuer quant à lui les missions de distribution des secours aux pauvres en cas de maladie dans les villes et les campagnes que ce soit à domicile ou dans les hôpitaux.

L'hygiénisme va progressivement s'instaurer et s'imposer à la société française à la fois du point de vue sanitaire et du point de vue social. La médecine dix-neuviémiste va tout classer : les maladies, les comportements, les professions et même les incidences climatiques géographiques sur la santé des individus, ce qu'on appelle "*les topographies médicales*". La médecine du XIXe siècle, désormais très rationnelle, souhaite tout comprendre et tout expliquer ! Les statistiques mathématiques arrivent au bon moment. Les hygiénistes forment une grande communauté comprenant à la fois des médecins ingénieurs[2], des architectes[3], des chimistes[4], des physiciens, des

---

1 La *Gazette nationale ou le Moniteur universel* du lundi 13 septembre 1790 (n°256) et du mercredi 15 septembre 1790, séance du mardi 14 septembre (n°258).

2 K. Chatzis, *La pluie, le métro et l'ingénieur : contribution à l'histoire de l'assainissement et des transports urbains*, Paris, L'Harmattan, 2000.

3 M. Charvet, *Les fortifications de Paris. De l'hygiénisme à l'urbanisme, 1880-1919*, Rennes, PUR, 2005.

administrateurs, des pharmaciens, des intellectuels... Ils s'intéressent, de très près, pour des raisons fort diverses aux études statistiques[5]. Des créations d'écoles statistiques voient même le jour comme celle de l'école numérique du Docteur Pierre Louis (1787-1872) qui voulait appliquer la statistique à la médecine anatomo-clinique avec l'ambition de convertir la médecine aux statistiques. Il s'inspire de son maître médecin aliéniste Philippe Pinel (1745-1826) qui a beaucoup travaillé à la classification des maladies. En médecine, le mouvement hygiéniste s'organise dans le cadre de la médecine publique dont il constitue une discipline, l'autre étant la médecine légale. La scission entre les deux s'établira entre 1860 et 1870 avec la sécession des médecins légistes.

L'histoire sociale de l'hygiénisme est d'abord institutionnelle, avec les chaires d'hygiène créées dans les facultés de médecine. Les trois écoles de médecine à Paris, Montpellier et Strasbourg, qui obtiennent le statut de Faculté en 1808 comportent une chaire d'hygiène. Le titulaire de la chaire de Paris a été jusqu'en 1822 Jean-Noël Hallé (1754-1822). Fondateur de l'enseignement de l'hygiène, en France, il est membre de l'Académie de médecine et de l'Académie des sciences dont il est le président en 1813. François-Emmanuel Fodéré (1764-1835) est titulaire de la chaire d'hygiène et de médecine légale de Strasbourg entre 1814 et 1834. Il publie un *Traité de médecine légale* (1798), œuvre maîtresse, et quatre volumes de *Leçons sur les épidémies et l'hygiène publique* (1822-1824) comprenant des traités sur les épidémies, l'hygiène publique et la pauvreté des nations. Jean-Antoine Chaptal (1756-1832), président de l'École de santé de Montpellier, organise l'enseignement médical (1794), jouant un rôle important dans l'organisation de l'Assistance Publique, la création de l'internat des hôpitaux (1802) et de l'École des sages-femmes (1802). Il devient, ministre de l'Intérieur, pendant quatre ans sous le Consulat (1800-1804) se préoccupant notamment du traitement de la petite vérole et de la propagation de la vaccine[6]. Une section d'hygiène existera à l'Académie de médecine. L'ordonnance fondatrice de cette institution en 1820 affiche très clairement ses objectifs :

---

4 E. Chadwick, *Des attributions du ministre de la Santé et des principes d'organisation et d'action administratives centrales et locales ; Congrès international d'hygiène de Paris, sous le patronage du Gouvernement français*, [s.n.] Londres, 1878.

5 Cf. étude de B.-P. Lécuyer « Probability in Vital and Social Statistics : Quételet, Farr, and the Bertillons », in Lorenz Krüger et *al.* (dir.), *The probabilistic Revolution,* Cambridge, MIT Press, t.I, 1987, pp.317-336.

6 Ces informations sont extraites de la base de données biographiques du site de la Bibliothèque Inter Universitaire de Médecine Paris-Descartes qui propose un portrait très rapide des personnages connus de l'histoire des sciences médicales (Source Internet : http://www2.biusante.parisdescartes.fr)

« Cette Académie sera spécialement instituée pour répondre aux demandes du gouvernement sur tout ce qui intéresse la santé publique, et principalement sur les épidémies, les maladies particulières à certains pays, les épizooties, les différents cas de médecine légale, la propagation de la vaccine, l'examen des remèdes nouveaux et des remèdes secrets, tant internes qu'externes, les eaux minérales naturelles ou factices, etc. … elle s'occupera de tous les objets d'étude ou de recherches qui peuvent contribuer au progrès des différentes branches de l'art de guérir. » Ainsi l'Académie de médecine succédera à la Commission royale des remèdes particuliers et eaux minérales de 1772, à la Commission royale des épidémies et des épizooties de 1776, à la Société royale de Médecine de 1778 et au Comité central de vaccine de 1809. Puis des conseils de salubrité sont créés. Le premier conseil de salubrité a été créé par le Préfet de la Seine, en 1802, car il rencontrait un certain nombre de problèmes à résoudre dont des cas d'empoisonnements. La fonction initiale et essentielle de ces conseils de salubrité réside dans le classement des établissements industriels pour les localiser dans l'espace (dans les villes, à l'extérieur des villes, près des cours d'eau) en accordant des autorisations d'ouvertures d'établissements ou de fermetures lorsqu'ils ne sont pas conformes aux règles d'hygiène, de salubrité ou de sécurité. Le premier travail est, donc, la régulation de l'industrialisation, puis celle de l'urbanisation (voiries[7], logements[8]). Une première tentative de généralisation de ces conseils échoue en 1835. Il faudra attendre un décret de 1848 pour voir leur généralisation sous l'autorité du préfet. À partir de 1850 et sous l'impulsion du médecin légiste Ambroise Tardieu (1818-1879)[9], ces comités réalisent une enquête épidémiologique sur la rage en France qui va durer une trentaine d'années. Pasteur, membre du Conseil d'hygiène de la Seine et du Comité consultatif d'hygiène publique, va s'intéresser à la rage en raison de cette enquête qui mobilise tout le réseau des hygiénistes. Les conseils de salubrité dans la seconde moitié du XIXe siècle seront la première étape d'une carrière parlementaire des médecins hygiénistes. Les outils de transmission ou d'échange des connaissances sont essentiel-lement les revues. Les *Annales d'hygiène publique et de médecine légale* créées en 1829 furent la première revue officielle[10]. Les manuels, le traité et les encyclopédies se succèdent tout au

---

7 J.-H. Jugie, *Poubelle – Paris (1883-1896) : la collecte des ordures ménagères à la fin du XIXe siècle*, Paris, Larousse, 1993.

8 Sabine Barles, *La ville délétère : médecins et ingénieurs dans l'espace urbain, XVIIIe-XIXe siècles*, Ain, Champ Vallon, 1999.

9 Connu pour deux études médicales de référence : *Étude médico-légale et clinique sur l'empoisonnement* (1867) et *Étude médico-légale sur la folie* (1872).

10 Les docteurs Adelon (1782-1862) médecin-physiologiste, Andral (1797-1876), un temps professeur d'hygiène et de thérapeutique à la Faculté de médecine de Paris,

long du siècle. Des congrès nationaux et internationaux s'organisent à partir du milieu du XIXe siècle, à Bruxelles où s'est tenu le premier congrès en la matière en 1851, puis à Turin (1880), Genève (1882), La Haye (1884), Vienne (1887). En 1877, la France voit se créer une "*Société française d'hygiène*" ainsi qu'une "*Société de médecine publique et d'hygiène professionnelle*". Elles donnent naissance à des journaux, le *Journal d'hygiène* pour la première association et la *Revue d'hygiène* pour le second organisme.

Le mouvement hygiéniste, au cours de ce XIXe siècle, se développe en deux temps. Dans une première période située entre 1800 et 1860 la méthode employée est celle des statistiques. Les libéraux refusent toute intervention de l'État quant à la protection de la population contre les maladies, les épidémies et le bien-être des individus. Souvent engagés par les sociétés savantes ou pour le compte des Académies, des intellectuels philanthropes réfléchissent au problème tel Alexandre Jean-Baptiste Parent Duchâtelet (1790-1836), médecin à l'hôpital de la Pitié, à Paris, qui étudie les chantiers d'équarrissage de la ville de Paris envisagés sous le rapport de l'hygiène publique (1832), la prostitution (1836) comme une industrie qui crée de la pollution (maladies vénériennes), la santé des ouvriers employés au traitement du tabac (publication non datée). Le médecin hygiéniste Louis-René Villermé (1782-1863), membre de l'Académie de médecine s'intéresse à la condition des travailleurs de l'Est de la France. Les études sur le sujet de l'hygiène émanent des facultés de médecine, des facultés des sciences, des sociétés savantes et surtout des Académies ou parfois elles se font à la demande du Gouvernement. Les hygiénistes incluent parmi eux des philanthropes sociaux (intellectuels ou non) partageant la même vision des activités et de la pensée. Leur démarche théorique ne prétend pas au pouvoir mais à la reconnaissance que leurs travaux peuvent contribuer à l'organisation d'une société plus évoluée et plus saine. Dans une seconde période à partir de 1860, *le mouvement hygiéniste* va s'affirmer avec l'émergence de la microbiologie. Grâce notamment aux travaux de Louis Pasteur, les scientifiques découvrent finalement que les microbes sont générateurs et porteurs de maladies contagieuses et qu'il est nécessaire d'assainir et de

---

Barruel (1780-1838), membre de l'Académie de médecine, D'Arcet (1777-1844), chimiste, membre de la *Société royale d'agriculture de Paris* et de l'*Académie des sciences* (1823), A. Devergie (1798-1879), médecin des hôpitaux de Paris (1834), Esquirol (1772-1840) aliéniste, fondateur de la psychiatrie, Keraudren (1769-1857), médecin de la Marine, Leuret (1796-1851), aliéniste, Marc (1771-1840) médecin du Roi Louis-Philippe, Orfila (1787-1853), professeur de médecine légale et de chimie médicale à la Faculté de médecine de Paris, fondateur de la toxicologie médico-légale, Parent-Duchâtelet (1790-1836), médecin à l'hôpital de la Pitié, Villermé (1782-1863), médecin-hygiéniste, constituèrent le premier conseil de rédaction.

désinfecter les lieux d'habitation et de travail ou toute forme de lieux publics dans les villes et les campagnes. Par leurs études sur le terrain, les hygiénistes constatent des inégalités sociales devant les maladies et la mort. Les quartiers cossus des villes, par exemple, sont moins touchés par les épidémies et les maladies contagieuses que les quartiers populaires où les populations vivent dans un état permanent de promiscuité et de saleté dans des logements insalubres où grouille la vermine, où toutes sortes de vices alimentent les famines, la malnutrition, la débauche, l'alcool, la prostitution etc. Les hygiénistes vont se lancer dans l'activité politique moins pour réformer la société que pour lutter contre les microbes. À partir de 1860, ils vont donc être les fondateurs d'une nouvelle idéologie politique qui sera celle de la IIIe République, le « solidarisme » par opposition au « libéralisme ». Cette idéologie qui va imposer un certain nombre de mesures coercitives se fait au nom d'une certaine solidarité, mais n'implique pas une autre redistribution des richesses ou une autre organisation de la société. La santé n'est plus une valeur individuelle mais un bien collectif qu'il faut préserver ! Il faut, donc, développer, les questions sanitaires et sociales pour préserver les populations des maladies et des épidémies. Dès 1870-71 dans la France meurtrie par la défaite contre la Prusse, des médecins, pour une grande part d'entre eux hygiénistes (environ 46 %) vont s'engager dans le corps politique en tant que députés ou sénateurs parfois les deux. Ils vont faire voter un ensemble de grandes lois sanitaires et sociales comme la limitation du travail des enfants (1874), l'assistance médicale gratuite dans les campagnes (1893), le travail des enfants et des femmes dans les établissements industriels (1892), l'hygiène et la sécurité des travailleurs (1893), les accidents du travail (1898) et la grande loi de protection de la santé publique (1902) afin de donner force de loi à leur lutte pour la santé et l'hygiène publiques en France.

1 La problématique

L'hygiénisme français représente, manifestement, une des dynamiques les plus fortes en Europe au XIXe siècle de par les découvertes de la microbiologie pasteurienne, la qualité de ses spécialistes et des médecins qui s'engagent politiquement. Cependant une question s'impose à la réflexion. Comment se fait-il que la France ait été le dernier pays législateur sous la IIIe République à mettre au point une loi de protection de santé publique bien après les pays voisins ? Les débats parlementaires vont durer trente ans pour imposer cette loi visant ne serait-ce qu'à rendre obligatoire la vaccination afin d'enrayer la propagation de la variole. Comment est-ce possible ? Cette thèse consacrée à cette question de l'hygiénisme abordée sous l'angle politique en décrivant et en analysant le travail parlementaire des médecins sur quelques exemples de grandes lois de santé et d'hygiène publiques – entre 1870 moment où ces médecins s'engagent massivement comme députés et sénateurs au Parlement, et 1914 – moment où la guerre va changer la donne – essaye d'apporter quelques réponses. Plusieurs explications sont possibles.

Le premier argument est d'ordre idéologique. Il existe une opposition entre deux courants : d'un côté, le « libéralisme » soucieux avant tout des libertés individuelles et hostile par principe à toute intervention de l'État aussi bien dans l'espace économique que dans la société civile, chaque individu n'étant responsable de sa santé et de celle de sa famille, et de l'autre côté, le « solidarisme » préoccupé avant tout par la santé publique que menacent en permanence les maladies contagieuses contre lesquelles le chacun pour soi ne vaut pas et qui ne peut donc être protégée que par l'État.

Le deuxième argument relève de l'activité parlementaire proprement dite. Vouloir légiférer en matière sanitaire et sociale est certes louable mais qui paiera ? L'État ? Les départements ? Les communes ? Toute mesure sanitaire et sociale représente un coût. L'initiative est excellente mais son objet fait-il partie des questions prioritaires ? Le pays ne doit-il pas, plutôt consacrer, ses ressources à étendre et consolider son empire colonial qui lui permettra de restaurer sa grandeur ternie par la défaite de 1870 et de prendre sa revanche ?

Un autre argument pour expliquer le retard de la législation en matière de santé publique est institutionnel. Après le Second Empire, la France choisit un nouveau régime politique : la République. Les *lois constitutionnelles de 1875* partagent le pouvoir législatif entre *La Chambre des députés* élue pour quatre ans au suffrage universel direct et *Le Sénat* élu pour neuf ans au suffrage indirect. Les deux chambres possèdent des attributions très étendues en matière tant d'initiative des lois que de contrôle du Gouvernement dont elles peuvent mettre en jeu la responsabilité. Dans la pratique, ce pouvoir sera exercé essentiellement par la Chambre des députés. Le Président de la République disposait à son égard du droit de dissolution qui tomba en désuétude dès 1877. La IIIe République naît en 1870 et s'éteint en 1940. Ce sera le premier régime politique français, à s'imposer par sa longueur depuis 1789, mais aussi l'un des plus chaotiques caractérisé par son instabilité gouvernementale chronique ! En quarante années de vie parlementaire entre 1870 et 1914, on comptabilise pas moins de quarante-neuf cabinets ministériels si on considère les périodes de crises politiques qui imposent une révision du personnel et des tutelles gouvernementales de l'État en nommant de nouveaux cabinets.

Enfin le dernier argument qui pourrait faire comprendre ces délais pour instaurer la fameuse loi de protection de santé publique (promulguée en 1902), aboutissement de la législation sanitaire englobant l'exercice de la médecine[11], la défense de la santé des enfants[12] et des ouvriers, l'assainissement des logements et habitations insalubres[13], l'organisation de l'administration de la santé publique[14], serait celui de la nature du travail parlementaire en lui-même très minutieux et très rigoureux et donc soumis à des procédures et discussions très longues ! Le parlement de la Troisième République est soumis à une réglementation nouvelle dont jouent les parlementaires pour piéger leurs adversaires afin de faire rejeter telle proposition de loi par une censure du vote ou le renvoi des amendements en commission. Les discussions d'une seule loi peuvent donc être très longues. Les archives parlementaires rassemblées à cet effet reconstituent ici le jeu politique bien particulier de cette IIIe République dont cette part de démonstration magistrale d'engagement des médecins, parfois hygiénistes, parfois législateurs.

2 Les motivations de ce livre

Les médecins représentent une des catégories socioprofessionnelles les plus importantes en effectifs : la cinquième, très exactement, au Palais-Bourbon après les avocats, les propriétaires, les industriels et les agriculteurs. Ce livre pose clairement les questions de l'engagement du corps médical et de l'émergence de la législation sanitaire, deux faits qui se sont produits tous les deux au même moment au cours de la première moitié de la IIIe République. Il correspond à un extrait de ma thèse doctorale directement inspirée des recherches de Gérard Jorland (mon directeur d'études) qui a consacré un séminaire de recherche au début de l'année 2000 au *mouvement hygiéniste* en France au cours du XIXe siècle, rendant parfaitement compte de l'histoire des institutions et de l'activité des

11 R. Roland, A. Chevandier, *Les médecins et la loi du 30 novembre 1892, étude historique et juridique sur l'organisation de la profession médicale et sur ses conditions d'exercice*, Paris, aux bureaux des lois nouvelles, 1893.

12 L. Defert, T. Roussel (Dr), *L'enfant et l'adolescent dans la société moderne*, Paris, Mongredien, 1897, p.1.

13 O. Du Mesnil (Dr), *L'habitation du pauvre : l'hygiène à Paris*, Paris, J.-B. Baillière et fils, 1890, pp.13-21 ; p.43 ; pp.161-177.

14 H.-C. Monod, *De l'administration de l'hygiène publique à l'étranger et en France*, Caen, Impr. F. Le Blanc-Hardel, 1884.

hygiénistes, des statistiques au service de cette activité et des exemples pris dans la littérature française pendant tout le XIXe siècle[15]. La réflexion présente s'inspire également de l'étude bio-statistique des médecins-législateurs de Jack D. Ellis qu'il a consignée dans un ouvrage en 1989[16]. Contrairement à une étude échantillonnaire statistique de la population législatrice sous la IIIe République élaborée par l'historien américain il semblait intéressant d'aborder le sujet par une approche qualitative donc de lui rattacher une analyse qualitative, par une reconstitution documentaire, des conditions d'adoption des grands textes juridiques de la législation sanitaire, en observant dans la mesure du possible la carrière et les motivations politiques de ces hommes de médecine ainsi que leurs participations à tous les échelons de la vie parlementaire de l'époque : investigation en commissions d'examen, prises de parole dans les hémicycles, comportements dans les différents scrutins de vote et activités socioprofessionnelles afin de vérifier la causalité hypothétique de l'engagement de la corporation médicale parlementaire au regard d'une *mouvance hygiéniste active*, en France, pendant tout le XIXe siècle. Ce mouvement intellectuel et moral de la société va largement contribuer à développer la médecine publique et va permettre de poser la question sanitaire à la fin du siècle en hémicycles parlementaires par un ensemble de mesures concrètes à régler par voie de décrets, d'ordonnances et de lois.

Il faut savoir que l'ouvrage de l'historien Ellis sur le sujet n'a jamais été traduit en langue française depuis sa parution en 1989. La séquence historique, au Parlement, qui s'est déroulée en France à la fin du XIXe siècle vaut la peine de retrouver sa teneur de récit factuel dans sa culture d'origine. Ce sont les deux raisons principales qui m'ont poussé à proposer ce livre[17] !

Gérard Jorland part du postulat selon lequel la société française du XIXe siècle n'est plus "une société à éclairer" comme au XVIIIe siècle, mais

---

15 La thèse doctorale en histoire intitulée *Les médecins-législateurs et le mouvement hygiéniste, 1870-1914* présentée devant un jury d'examinateurs le 25 novembre 2013 et le séminaire de recherche de Gérard JORLAND Directeur d'études à l'École des Hautes Études en Sciences Sociales de Paris intitulé *Les Lumières scientifiques. Le mouvement hygiéniste en France au XIXe siècle* (1999-2003). Cette recherche conduite pendant plus de dix ans (2000-2013) exploite les archives originales du XIXe siècle et du début du XXe siècles qu'elles soient de nature parlementaire (toutes les collections du *Journal Officiel de la République française*) ou de nature médicale dans le domaine de l'hygiène et de la santé publiques.

16 Ouvrage intitulé *The physicians legislators of France. Medicine and politics in the early Third Republic - 1870-1914*, Cambridge University Press, 1989.

17 Qui donnera lieu à d'autres ouvrages extraits de ma thèse universitaire.

qu'il faut "la soigner"[18] ! Le thème de la *dégénérescence* pour la période se développe dans tous les pays européens. En Italie, par exemple, avec Cesare Lombroso (1835-1909) professeur de médecine légale puis de psychiatrie à l'Université de Turin ou en Angleterre qui donnera naissance à l'eugénisme en réaction à cette hantise de la "dégénérescence". En France, ce mouvement trouve une résonance toute particulière puisqu'elle est le seul pays dont la démographie est déclinante ! L'idée de dégénérescence deviendra une véritable obsession à partir de 1870 du fait de la défaite mais aussi d'une épidémie de variole. Contrairement aux Allemands, les troupes françaises, avaient été mal vaccinées contre la variole qui sévissait à l'état endémique dans la plupart des départements. Il est donc possible d'expliquer la défaite en partie par ce triste constat. Pour Gérard Jorland, *l'engagement de ces médecins* dans une carrière politique en France à partir de 1870, n'est pas neutre. Elle combine tous ces traits : société française hantée par un fantasme de dégénérescence, idée philanthropique de la prise en charge de la santé des populations nécessiteuses en s'appuyant sur les découvertes de Pasteur (vaccination et désinfection), défaite militaire due pour partie à un problème de santé publique auquel ils n'ont pas su faire face, nécessité de lutter contre la dénatalité.

Les références en histoire de la médecine (tout particulièrement celles de l'hygiénisme) sont très nombreuses et extrêmement variées. Des historiens français s'intéressent dans un premier temps à l'hygiène corporelle, à la notion de propreté et de saleté à travers l'Histoire, puis de l'hygiénisme abordé sous divers angles. Les historiens anglo-saxons s'y emploient dans les années 1990 développant la dynamique de recherche en la matière initiative reprise par les auteurs français depuis. En 1989, l'historien Jack D. Ellis est le premier auteur à aborder l'histoire de l'hygiénisme au XIXe siècle – sous l'angle de la politique – en proposant une étude sur les médecins-législateurs de la IIIe République. La question politique du mouvement hygiéniste n'est pas un sujet très référencé. L'auteur note la présence de 358 médecins législateurs siégeant au Parlement en France entre 1870 et 1914[19]. Les noms sont mentionnés dans un index à la fin de l'ouvrage. Leur contact, fréquent, avec la population serait à l'origine du succès politique de ces médecins maires sur le plan local et législateurs au Parlement. Dans ce volume, Ellis explore les causes et la

18 Argumentation reposant sur des problématiques lourdes de santé publique très caractéristiques pour la période : l'alcool, la dégénérescence et la dépopulation in *Une société à soigner. Hygiène et salubrité en France au XIXe siècle*, Paris, Éditions Gallimard, collection « Bibliothèque des Histoires, nrf », 2010, pp.177-201.

19 Cf. Annexe 1 du livre. Liste nominative des médecins et des pharmaciens législateurs.

signification de ce phénomène en examinant les carrières des parlementaires diplômés en médecine. Il propose une biographie collective en essayant de découvrir l'identité et la motivation de ces médecins. Ont-ils étudié la médecine (seulement) comme une préparation générale à des occupations différentes ou auraient-ils choisi la politique comme carrière de substitution face à des échecs professionnels ? Et qu'attendaient-ils, d'un engagement, dans une vie publique contraignante qu'ils avaient déjà expérimentée dans le cadre de leur pratique professionnelle avec de faibles rémunérations, une surpopulation professionnelle dans les villes, une compétition permanente avec les curés et les charlatans ? Ont-ils recherché le pouvoir politique pour promouvoir les intérêts économiques de leur profession comme un groupe de pression corporatif ? Pour l'historien américain, il est important de savoir si l'implication des médecins fut un prolongement naturel et logique de leur engagement médical et si l'interaction entre leurs intérêts professionnel et social résulte d'une attitude ou d'une idéologie médico-politique. Son analyse repose principalement sur la conscience politique qui accompagna le recrutement, la formation et la pratique médicaux en France.

La France de ce début de IIIe République offre une base d'observation idéale pour comprendre l'irruption de la médecine dans le domaine de la vie politique. Malgré les horreurs du champ de bataille chirurgical pendant la guerre avec la Prusse, le prestige de la médecine s'est accru de manière progressive dans la période postérieure à 1870.

Les idées de Louis Pasteur et de Joseph Lister favorisent le déclin des taux de mortalité hospitalière et encouragent la recherche de nouveaux vaccins animal et humain. La compréhension du rôle des micro-organismes dans la transmission du choléra et de la fièvre typhoïde a influencé la construction des systèmes d'égout modernes et l'assainissement des sources d'eau pure. Un peu partout, de nouvelles théories de la santé publique, ont permis l'affaiblissement des vieilles notions de liberté individuelle et de droit de propriété et elles ont fait progresser, l'intervention de l'État, dans la vie sociale. Le mouvement social de la seconde moitié du XIXe siècle a cherché à étendre les bénéfices du progrès aux indigents comme aux ouvriers, aux jeunes comme aux vieux. Des programmes sanitaires ont créé de nouvelles bureaucraties témoignant de l'action politique et administrative des médecins.

En deux grandes parties, l'auteur propose d'abord de dresser le portrait des carrières locales des médecins législateurs[20]. La seconde partie du livre

---

20 Bien qu'étant membres d'une profession médicale ces individus sont issus d'une élite foncière et bien avant leur entrée au Parlement ils ont conduit la campagne pour la

se concentre sur l'action politique nationale des médecins en commençant par une analyse de leurs votes, leur adhésion à un parti politique et leur relation à l'organisation de la profession médicale. L'auteur montre que les médecins ont conduit une politique intense et programmée en conformité avec la vision de la médecine sociale dessinée par les réformateurs hygiénistes de la fin du XVIIIe siècle.

Malgré un travail de recherche poussé caractérisé par une base de données finement élaborée, l'exploitation de l'information de l'auteur donne une vision d'ensemble trop réduite et malheureusement trop globale, des réalités de l'époque, même si il livre une multitude d'anecdotes racontant les péripéties truculentes de l'ascension sociale de tel médecin pour illustrer ses pourcentages statistiques. Par exemple, l'auteur ne s'attache pas suffisamment aux détails qui permettraient de comprendre le véritable parcours politique du médecin du local au national. Il commente les résultats de ses propres recherches, sans vraiment expliquer, les motivations et les conduites politiques dans la mise en place d'une politique de santé publique, en France, à la fin du XIXe siècle. Centrant également son étude sur l'activité parlementaire des médecins en décrivant très justement leurs activités hygiénistes, pourquoi n'a-t-il pas commencé par inventorier les rapports et les commissions d'enquêtes, des conseils d'hygiène et de salubrité publique départementaux afin d'en extraire la population médicale législatrice susceptible d'être membre du Parlement ? Sur le plan méthodologique, il limite son échantillon à 358 médecins entre 1870 et 1914, en excluant les pharmaciens, mais il oublie de commenter la répartition de cette population dans les différentes législatures. Une étude similaire entreprise sur le même sujet devrait permettre de prendre à la lettre : l'expression « médicalisation de la société » et de la faire glisser du terrain de la sociologie où s'affrontent Murard-Zylberman et Latour au terrain de l'histoire. Cependant nous partageons une problématique commune à savoir que l'implication politique des médecins fut un prolongement naturel et logique de leur engagement médical et que l'interaction entre leurs intérêts professionnels et sociaux aboutit à une attitude et une idéologie politiques communes.

J'ai, donc, repris les travaux d'Ellis, en mettant au point, une base de données biographique qui devrait se traduire par l'élaboration d'un dictionnaire biographique futur des médecins de la IIIe République (1870-1914). L'outil de connaissances sera à la disposition des politologues et des

modernisation de l'agriculture. Ellis offre une analyse de leur origine sociale et régionale, de leurs pratiques médicales et des causes de leur implication initiale dans les discussions partisanes locales.

chercheurs en sciences humaines[21]. Par son approche prosopographique, l'auteur mentionne à peine les noms de tous ces médecins législateurs pour illustrer les origines sociales, le parcours de formation atypique ou exemplaire des uns, les ambitions politiques des autres. Le dénombrement de sa population socioprofessionnelle est lacunaire parlant de 358 médecins dont une minorité de pharmaciens. En examinant avec minutie les deux *dictionnaires des Parlementaires depuis 1789* (des collections Robert & Cougny et de Jean Joly), la liste des médecins législateurs s'élève très exactement à 406 professionnels de santé incluant la catégorie des pharmaciens. De ce point de vue biographique son étude reste trop superficielle. Malgré une approche socio statistique assez développée et pertinente, Ellis ne s'intéresse pas en soi à l'activité politique de ces hommes. Les lecteurs ne comprennent pas l'engagement politique de ces médecins dans le corps politique de la IIIe République. Compte tenu (de ces présentes critiques) j'ai repris les archives parlementaires de l'époque afin de reconstituer de façon intégrale le travail législatif à partir de grands textes de la législation sanitaire et surtout les difficultés à mettre en place une politique de santé et d'hygiène publiques à la fin du XIXe siècle. Mon approche historique qualitative de la vie parlementaire sous la IIIe République se veut être différente et complémentaire à la fois des travaux d'Ellis.

La particularité de mon livre repose sur une lecture approfondie des documents politiques et médicaux de première main très peu connus qui rendent compte de l'histoire des citoyens français à la fin du XIXe siècle saisis dans leurs difficultés de vie quotidienne et leurs soucis en matière de santé collective. Il s'agit de proposer une autre perception de l'histoire politique, de ce pays, qui représente un enjeu énorme en terme de responsabilités par l'État parce que les problèmes d'insalubrité s'amoncellent en permanence. Sur les voies publiques, il est fréquent de rencontrer des dépotoirs de détritus, symboles infectieux forts dont la société française tente de s'abstraire depuis la nuit des temps ! Les épidémies de maladies contagieuses récurrentes se moquent bien des actions humaines et de l'organisation des cités politiques. La mortinatalité des nourrissons au seuil élevé sévit durablement. La population française de tradition agricole déserte les campagnes pour les villes. Pouvons-nous savoir pourquoi ? Quand il ne s'agit pas d'évoquer une autre problématique – préoccupante – celle à la fois de la condition des vieillards, des incurables et des moribonds, plus enfermés que soignés. Ce ne sont là que quelques illustrations bien évidemment, qui émanent, elles-mêmes d'inquiétudes philosophico-morales à propos de la survie collective. Perçue sous cet

21 Base informatisée de données au stade de brouillons (2000 pages actuelles).

angle, cette société française de fin de siècle prise dans toutes ses interrogations plurielles a donc du souci à se faire ! Les chambres législatives doivent débattre et surtout décider de ces questions au demeurant secondaires qui indiffèrent les législateurs parce que les priorités d'actions des élus vont aux préoccupations diplomatiques. Les enjeux coloniaux sont de la plus haute importance. Les ambitions du pays correspondent à la relance économique par la projection de grands chantiers d'entreprise publics ou privés.

Quelles décisions l'emporteront : les enjeux de productions spéculatives sans prendre en compte la condition physique et morale des travailleurs, les renonciations à l'élévation civique de la société, les pratiques libérales au nom du laissez-faire de liberté individuelle ou au contraire l'esprit de solidarité (droit de regard de l'État à propos de la vie privée citoyenne) pour lutter avec efficacité contre toute forme d'insalubrité, lorsque celle-ci vient compromettre avec la plus grande insouciance, la santé de son voisin voire d'une population entière ? Les travaux scientifiques de Pasteur et les hygiénistes démontreront, scientifiquement, ces vérités.

Une politique de santé publique est un choix parmi d'autres programmes très louables de teneurs électorales, mais il ne faut pas oublier qu'elle représente également, des coûts réels, pour des budgets d'État peu extensibles ! Quelles sont les priorités de l'époque ? Ces parlementaires de la IIIe République seront-ils solidaires ou égoïstes ? Ces médecins législateurs (rappelons-le à presque 50 % d'entre eux hygiénistes) tiendront-ils le haut du pavé dans les chambres, en matière des discours comme *passeurs de la connaissance scientifique* afin de porter au sommet de l'humanité communautaire la santé publique ? En politique, les médecins représentent les seuls messagers qui peuvent témoigner des intérêts certains des découvertes de Pasteur présageant de la garantie de santé de la population générale. Face à toutes ces questions que les citoyens posent à leurs élus, nous allons voir que les réalités sont plus subtiles qu'elles n'y ressemblent en apparence et que ces médecins (perçus dans un rôle de législateurs) adoptent des stratégies très personnelles de carrières politiques, loin de brandir le flambeau orgueilleux de la théorie hygiéniste afin d'apporter quelques lueurs d'espoir à une élite de IIIe République déchue par la défaite de la guerre de 1870 et à une patrie souffrant d'une blessure identitaire profonde ! Il convient ainsi de décrire le climat d'une société à une époque donnée avec ses particularités et la scène du jeu de quilles si singulière qui est en train de se jouer à la fin du XIXe siècle dans les chambres législatives face aux questions sanitaires et sociales (si fertiles) en matière de polémiques. L'abondance généreuse des discours portant sur la législation sanitaire étudiée, dans ce contexte, fera l'objet d'un autre ouvrage. Seule l'observation d'un public médical convolant tranquillement avec les sphères célestes du pouvoir législateur est consignée pour le moment. La reconstitution du travail parlementaire des législateurs dont ces médecins à partir de quelques textes majeurs de la législation sanitaire sera le projet de publications ultérieures à venir.

3 Le plan du livre

Aujourd'hui ce livre s'applique à présenter le portrait des médecins (hommes de lois) logés à la même enseigne que les autres législateurs pour répondre aux propositions de lois sanitaires et sociales déposées sur les bureaux des présidents des deux chambres respectives. Même si ces hommes de vocation médicale initiale sont membres des conseils d'hygiène et de salubrité publiques sur le plan communal ou départemental, nous allons voir qu'ils ne pèsent pas très lourd dans la balance de la législation sanitaire le moment venu et qu'ils conduisent même des carrières politiques des plus ordinaires, pareilles à celles de leurs homologues des deux chambres. Ceci en dépit d'un parterre de lois sanitaires (floraison de textes de 1870 à 1914), qui témoigne à lui seul, des progrès considérables de la société française en matière d'évolution des mentalités et de la civilisation. Il est possible d'affirmer qu'au cours de ce tournant séculaire à la fin du XIXe siècle la société française commence à connaître ses heures de gloire en matière de santé publique très retardataire si on la compare avec les pays voisins.

Mon étude se fonde, complètement, sur les archives originales trouvées du XIXe siècle. Elle comprend des milliers d'heures de consultation passées dans les bibliothèques et les services respectifs de l'Assemblée nationale et du Sénat, des Archives nationales et départementales de France, des bibliothèques et des services de la Faculté de médecine de Paris-Descartes (rue de l'École de médecine), de l'Assistance Publique et des Hôpitaux de Paris, des Bibliothèques de la Préfecture de Police de Paris (Maubert-Mutualité) et du Musée du Social (rue Las Cases), de l'Académie nationale de Médecine (rue Bonaparte), puis de la Bibliothèque Nationale, de la Bibliothèque Administrative de la ville de Paris et des bibliothèques universitaires ou non parisiennes (sous statuts privés ou publics). À cet effet, 140 000 clichés photographiques ont été pris qui renvoient aussi bien aux revues médicales d'hygiène et de santé publique du XIXe siècle qu'à l'ensemble des documents relatifs à la biographie retraçant les carrières politiques et sociales de ces médecins et à l'authenticité documentaire concernant la législation des grands textes de lois sanitaires et sociales, précieusement sélectionnées pour l'occasion : réglementation du travail en milieu industriel des enfants et des femmes (lois de 1874, 1892), hygiène et sécurité des ouvriers (loi de 1893), accidents professionnels (loi de 1898), assistance médicale gratuite dans les campagnes (loi de 1893), protection de la santé publique (loi de 1902) référencées de façon intégrale au *Journal Officiel de la République française* en ce qui concerne les collections lois et décrets, les comptes rendus des séances, les impressions et les procès-verbaux des commissions d'études parlementaires.

Conclusion

Que se passe-t-il au juste dans cette seconde partie du siècle ? La misère est-elle aussi grande qu'il est possible de se l'imaginer ? Qui est conscient assurément de la misère humaine prise dans ses dimensions de santé, de moralité, d'hygiène corporelle et mentale, d'éducation, d'habitat, de travail et de divertissements ? Ces populations qui ne demandent pas mieux que de pouvoir s'extraire de la crasse et des lambeaux piteux, parviennent-elles, à se définir elles-mêmes en dehors de la tristesse existentielle diffuse, de la pauvreté certaine, de la maladie inéluctable, de la mort fatale et des funestes destinées socio-historiques de leurs conditions de vie ? Possèdent-elles la conviction que les progrès de la science sont porteurs de grands espoirs partagés par le plus grand nombre ? L'eau courante et les salles de bains seront-elles les derniers exemples du confort de l'habitat, détail du quotidien qui maintient le clivage de discrimination entre classes aisées et classes lésées ?

Quoi qu'il soit, les travaux scientifiques comme ceux de Louis Pasteur sont prometteurs. La fermentation du vin le portera aux sommets de la gloire. Il est impossible de ne pas souligner le tournant que marque son discours de 1878, à l'Académie des Sciences, présentant la théorie des germes et ses applications à la pratique médicale et chirurgicale qui confirme le caractère infectieux et contagieux des maladies (la microbiologie est née). La vaccination antivariolique est efficace depuis la fin du XVIIIe siècle. Pasteur a l'intuition que des souches non virulentes de microbes pourraient avoir le même effet protecteur contre les maladies qu'ils provoquent que le virus de la vaccine à l'encontre de la variole. Ses travaux portent sur le choléra des poules et sur la maladie du charbon puis sur la rage. Les médecins législateurs (hygiénistes pour beaucoup d'entre eux) n'auront aucun mal à assimiler le message et à persuader leurs homologues parlementaires des effets bénéfiques de la découverte.

Pourtant, la loi de protection de santé publique rendant obligatoire la vaccination demandera vingt-cinq années de débats politiques dans l'hémicycle ! Comment est-ce possible dans un pays pionnier et aussi scientifique au point d'en être scientiste ?

La vaccination reconnue depuis longtemps rend sceptiques bon nombre de citoyens toutes catégories sociales confondues !!! Va-t-elle parvenir à endiguer les maladies contagieuses condamnant des familles entières à la mort et en priorité les plus démunies ? Les pauvres vivent dans la promiscuité dans des quartiers insalubres. Les germes microbiens se répandent plus facilement et en plus grand nombre. Les parents des générations des milieux ouvriers et paysans peuvent-elles espérer des descendances plus prometteuses et épanouies ? La société des années 1880 aux mœurs de vie économiques libérales, aux modes de production industriels décuplés, va-t-elle répandre ses mannes bénéfiques sur les masses qui produisent les richesses du pays ou n'est-elle qu'aliénante, avilissante, livrant les plus démunis aux souillures pestilentielles ? La société du dernier tiers du XIXe siècle accumule les richesses, l'abondance, le progrès scientifique et médical au service des élites mais n'oublie pas de servir les plus pauvres (certes) en dernier ! La science se veut ambitieuse et grande. Le peuple est réputé travailleur et courageux. Les élites sociales se jugent altruistes et généreuses. Qu'en est-il, en réalité, au juste ?

Quelle est la part du politique et la place de ces hommes au pouvoir chargés du maintien de la société dans l'ordre et la civilité ? Quels sont ces hommes qui se sont revendiqués citoyens républicains au service d'une nouvelle démocratie sous cette IIIe République ? Quelle est la part des responsabilités et la volonté de l'État du maintien des couches sociales dans un cône inversé par les priorités : pécuniaires ; libérales ? Veille-t-il à l'enrichissement des classes modestes ? Dans quelle mesure ? Va-t-il s'engager un minimum dans la providence au cours de cette seconde partie du siècle, comme il l'a fait dès le Moyen-Âge, en instaurant une police des blés pour éviter les disettes et contrôler le marché économique des céréales[22] ? Quel profil présente-t-il sous cette IIIe République : libéral, interventionniste ? Pourquoi cet engouement soudain après 1870, pour faire table rase des gouvernances conservatrices monarchistes et religieuses ? Faut-il garder les couches populaires dans la misère, l'ignorance et l'asservissement ??? Quelle réponse donner à l'appel révolutionnaire des notions de liberté, égalité, fraternité ? Qui sont ces hommes de médecine qui ont soudainement voix au chapitre politique ? Que veulent-ils ? Que revendiquent-ils ? Sont-ils les humbles serviteurs de la cause sociale ou la

---

22 Cf. P. Rosanvallon, *L'État en France de 1789 à nos jours*, Paris, Le Seuil, 1990, p.204.

détournent-ils dans l'unique visée du pouvoir ? Disposant de leur propre clientèle professionnelle médicale (dans les campagnes et en milieu urbain) il ne va pas être trop difficile pour eux de conquérir les sièges des velours carminés et les dorures fastueuses du Parlement. Est-ce là tout ? À travers leurs œuvres politiques prenant une part importante dans les lois sanitaires, nous pourrons apprécier leur engagement à réorganiser et à assainir la société française de cette seconde moitié du XIXe siècle.

PARTIE I

IMMERSION THÉMATIQUE, QUELQUES NOTIONS SUR L'HISTOIRE DE L'HYGIÈNE, DE L'HYGIÉNISME ET DE LA MÉDECINE DES SOCIÉTÉS EN EUROPE PAR QUELQUES AUTEURS-CLEFS

CHAPITRE 1

HYGIÈNE, SANTÉ PUBLIQUE ET MÉDECINE AU XIXe SIÈCLE

1 Hygiène, santé publique et médecine au XIXe siècle

La question politique du mouvement hygiéniste et des médecins législateurs n'est pas un sujet hautement traité à l'exception de la référence d'Ellis[23]. Les défis à relever, de l'aventure scientifique, pourraient être les lectures comptes rendus d'un certain nombre d'auteurs contemporains actuels (période 1980-2014) qui abordent l'histoire de la circulation de l'eau et de ses usages, l'histoire de la propreté corporelle et mentale de l'individu, l'histoire des quatre éléments fondamentaux de la *Genèse* (l'eau, l'air, la terre et le feu) indispensables aux principes d'observations hygiénistes, l'histoire de la santé publique et de la médicalisation de la société française au XIXe siècle quel que soit l'angle d'approche arrêté : encyclopédique, historique, sociétal, institutionnel, politique ou même philosophique ! Pour ce premier bain d'ambiance, il s'agit ici d'évoquer les noms de quelques historiens et de sociologues anglo-américains et français, de références classiques, qui ont travaillé de près ou de loin sur ces sujets dès les années 1980.

La liste en matière d'hygiène et de santé publiques pour la période contemporaine présente un choix fort embarrassant duquel perdure la culture d'études en sciences humaines par de très jeunes chercheurs aujourd'hui. À ce titre nous ne pouvons que nous en réjouir. Ainsi nous pourrions présenter dans ce livre beaucoup de spécialistes (français, suisses, allemands, portugais, italiens, espagnols, européens ou cosmopolites, de manière générale…) qui traitent de l'histoire de la médecine ou de celle plus communément du droit de la santé. Chaque auteur possède un registre d'approche qui relève d'un véritable « génotype » de la connaissance personnelle osons le dire ! Dans toutes les situations, chacun des auteurs

---

23 Ou d'études très ponctuelles qui datent comme celle par exemple de A. William Glaser "Doctors and Politics" in *American Journal of Sociology* 66, november 1960, pp.230-245.

qui sont cités ci-dessous m'a apporté un éclairage lumineux à la compréhension des faits historiques qui se sont opérés pendant tout le XIXe siècle. Dans cette partie, nous aborderons juste les auteurs qui ont nourri ma connaissance et ma réflexion en matière de médicalisation de la société française, de biographies et de l'engagement politique de ces médecins parlementaires à la fin du XIXe siècle.

2 Le bio-pouvoir

L'œuvre de Michel Foucault concernant l'histoire de la médecine a eu une influence considérable sur les historiens d'une manière générale et sur les historiens des sciences qui sont devenus sociologues des sciences en démontrant à leur tour l'impact que la médecine peut avoir sur le corps humain et l'intimité des individus. Il est l'auteur de la notion de « biopolitique » qu'il définit comme l'action concertée de la puissance commune sur l'ensemble des sujets en tant qu'êtres vivants, la vie de la population étant considérée comme une richesse de la puissance commune devant faire l'objet d'attention en vue de la faire croître et d'en accroître la vitalité. Le biopouvoir est un type de pouvoir qui s'exerce sur la vie : la vie des corps et celle de la population. Cette notion est palpable dans bon nombre de passages de ses différents ouvrages. Notamment dans *Sécurité, territoire, population*, Foucault définit le biopouvoir comme « l'ensemble des mécanismes par lesquels, ce qui, dans l'espèce humaine, constitue ses traits biologiques fondamentaux va pouvoir entrer à l'intérieur d'une politique, d'une stratégie politique, d'une stratégie générale de pouvoir, autrement dit comment la société, les sociétés occidentales modernes, à partir du XVIIIe siècle, ont repris en compte le fait biologique que l'être humain constitue une espèce humaine[24].» Selon Foucault, l'exercice de ce pouvoir constitue un gouvernement des hommes. Avant de s'exercer à travers les ministères de l'État, il aurait pris racine dans le gouvernement des âmes exercé par les ministres de l'Église. Dans un recueil de son œuvre[25], il précise que depuis le XVIIIe siècle exactement l'une des grandes fonctions de la médecine qu'elle soit psychique, psychiatrique, psychopathologique ou neurologique a été précisément de prendre le relais de la religion et « de recouvrir le péché en maladie, de montrer que ce qui était, ce qui est bien sûr ne sera peut-être pas puni là-bas, mais sera certainement puni ici ». C'est l'une des grandes fonctions de la médecine du XVIIIe siècle.

24 M. Foucault, *Sécurité, territoire, population*, Cours au collège de France, 1977-1978, Paris, Gallimard, Seuil, 1978, p.3.

25 M. Foucault, *Dits et écrits*. 1954-1988, Paris, Gallimard, tome II, 1970-1975, 1994, p.381.

Le biopouvoir dans sa version politique s'exercera d'abord via la prise en compte des êtres humains en tant qu'espèces vivantes. L'élément commun au corps et à la population, c'est la norme (la norme statistique). C'est elle qui fera en sorte que ce *biopouvoir* s'exercera de manière rationnelle à la fois sur un ensemble statistique (une collectivité) et sur un individu. Et ajoute-t-il la médecine a une fonction judiciaire ; elle définit les notions de « normalité » et de « pathologie » : « [...] et finalement ce qui est licite ou pas licite, criminel ou pas criminel, ce qui est débauche ou pratique maligne. L'utilisation des expertises psychiatriques dans la justice est encore là aussi une de ces fonctions ; donc finalement c'est en effet toute la médecine dans son fonctionnement depuis le XVIIIe ou le XIXe siècle qui se défend effectivement là où elle est attaquée ; c'est-à-dire partout »[26] ! À la question : qu'est-ce que la biopolitique dans le courant du XIXe siècle ? Il répond : « [...] Il n'y a pas de corps de la République. Par contre, c'est le corps de la société qui devient au cours du XIXe siècle le nouveau principe. C'est ce corps-là qu'il faudra protéger d'une manière quasi-médicale : au lieu des rituels par lesquels on restaurait l'intégrité du corps du monarque, on va appliquer des recettes, des thérapeutiques telles que l'élimination des malades, le contrôle des contagieux, l'exclusion des délinquants. L'élimination par le supplice est ainsi remplacée par des méthodes d'asepsie : la criminologie, l'eugénisme, la mise à l'écart des 'dégénérés'[27]. » Dans le cadre de la biopolitique, il s'agit de faire en sorte que la norme régule le comportement global de la population. Le contrôle des comportements passe alors dans le cadre de la biopolitique à travers la mise en place de procédures relevant d'une médecine sociale susceptible d'imposer et de modifier de nouvelles normes de vie « qu'il s'agisse de l'alimentation, de l'habitat ou de l'aménagement des villes[28]. »

La naissance de la clinique[29] est l'ouvrage dont l'analyse résiste le mieux au temps. Il montre ainsi le passage d'une « médecine des espèces » (classification des maladies comme on classe les plantes, les animaux en genres et en espèces avec le souci principal de la nosographie) et d'une « médecine à domicile » (relation du médecin à l'individu ausculté dans son contexte naturel) pratiquées au XVIIIe siècle à une « médecine clinique », « anatomo-pathologique » qui est une « médecine hospitalière » pratiquée au

---

26 Intervention de M. Foucault à la Conférence de presse du Docteur Carpentier, 29 juin 1972 in *Revue psychiatrie aujourd'hui*, n°10, septembre 1972, pp.15-16.

27 M. Foucault, *Dits et écrits* 1954-1988, Paris, Gallimard, tome II, 1970-1975, 1994, p.754.

28 M. Foucault, *Sécurité, territoire, population*, Cours au collège de France, 1977-1978, Paris, Gallimard, Seuil, 1978, p.377.

29 Paris, PUF, 1963.

XIXe siècle. L'étape intermédiaire entre cette médecine des espèces du XVIIIe siècle et la médecine anatomo-pathologique du XIXe siècle correspond à la création de la *Société Royale de Médecine*. Cette dernière modifie le rapport univoque du médecin à son malade dans la mesure où elle institue « une conscience des phénomènes pathologiques » (Foucault). Ce n'est plus un individu qui observe, c'est *une multiplicité* d'individus : « Le support du regard médical n'est pas la perception du malade en sa singularité, c'est une conscience collective enchevêtrée de toutes les informations qui s'y croisent, poussant une ramure complexe et toujours foisonnante et agrandie enfin aux dimensions d'une histoire, d'une géographie, d'un État. » (Foucault). Ainsi la Société Royale de Médecine est une conscience médicale collective parce qu'il y existe une nécessité d'accord entre ses membres lorsqu'ils sont confrontés à un problème, une nécessité d'adopter une position consensuelle comme dans toutes les académies savantes. Il y a, par ailleurs, un autre aspect : celui d'un réseau d'informations sur tout le territoire et à l'étranger qui servira à glaner toutes les informations pour parvenir à une vérité. Foucault commente à cet égard, le domaine des *topographies médicales*, que sont les statistiques comme méthode de description. À ce sujet l'auteur explique qu'il y existe, une coïncidence, entre l'espace médical et l'espace social : « L'espace médical peut coïncider avec l'espace social ou plutôt le traverser, le pénétrer entièrement. On commence à concevoir une présence généralisée des médecins dont les regards croisés forment des réseaux et exercent en tout point de l'espace, en tout moment du temps, une surveillance constante, mobile, différenciée. On pose le problème de l'implantation des médecins dans les campagnes, on souhaite un contrôle statistique de la santé grâce aux registres des naissances et des décès qui devraient porter mention des maladies, du genre de vie, de la cause de la mort devenant ainsi un état-civil de la pathologie. On demande que les motifs de réforme soient indiqués en détail par le conseil de révision, enfin qu'on établisse une topographie médicale de chacun des départements avec des aperçus soignés sur : la région (Demangeon), les habitations, les gens, les passions dominantes, l'habillement, la constitution atmosphérique, les productions du sol, le temps de leur maturité parfaite et de leurs récoltes ainsi que l'éducation physique et morale des habitants de la contrée. Et, comme s'il ne suffisait pas de l'implantation des médecins, on demande que la conscience de chaque individu soit médicalement alertée, il faudra que chaque citoyen sache ce qu'il est nécessaire et possible de savoir en médecine et chaque praticien devra doubler son activité de surveillant d'un rôle d'enseignement car la meilleure manière d'éviter que se propage la maladie, c'est encore de répandre la médecine. Le lieu où se forme le savoir ce n'est plus ce jardin pathologique où Dieu avait distribué toutes les espèces, c'est une conscience médicale généralisée diffuse dans l'espace et le temps ouverte et mobile liée à chaque existence individuelle, mais aussi bien à la vie collective de la nation, toujours éveillée sur le domaine indéfini où le mal trahit sous des aspects divers sa grande forme massive. »[30] Donc à travers cette topographie médicale qui est une véritable carte d'état-major sanitaire où tout doit être consigné, il y a une occupation de l'espace par le médecin. La topographie médicale opère une saturation médicale de l'espace selon Foucault.

Autre idée importante soulignée à la fin de ce texte, c'est quand Foucault affirme que chaque médecin devra doubler son rôle de surveillant de la santé par un rôle d'enseignement ; on retrouve la préoccupation des Lumières du XVIIIe siècle où il s'agit de diffuser le savoir, de le socialiser par l'enseignement. Il n'y a pas de progrès possible sans cette diffusion du savoir qui autrement risquerait de se perdre. Diffuser le savoir médical correspond à l'idée sous-jacente que chaque individu doit se soucier de lui-même en ce temps de médecine à domicile.

Autrefois, la médecine du XIXe siècle présentait une tout autre configuration avec l'émergence de la médecine anatomo-pathologique et la médecine hospitalière. Il y a cette grande réforme qui débute en 1794 à l'initiative de Fourcroy et qui va durer jusqu'à la fin du siècle, pour marquer le XIXe siècle en introduisant deux catégories de personnels médicaux : les médecins, d'une part et les officiers de santé, d'autre part. Les officiers de santé ont pour mission de s'occuper de la population rurale. L'analyse, de Foucault, montre qu'ils ont essentiellement une « pratique » médicale qui les forme à réagir devant les pathologies qu'ils peuvent rencontrer. Autrement dit on leur enseigne un savoir-faire contrairement aux médecins dont la pratique s'accompagne d'un enseignement clinique qui leur est réservé. Les médecins se forment à l'hôpital, lieu où les pauvres viennent se faire soigner, et les connaissances qu'on y acquiert sont applicables aux riches. Il y a donc un investissement effectué par les riches dans les hôpitaux où les pauvres se font soigner apportant comme matière première leurs pathologies. Les médecins vont comprendre et soigner. Le bénéfice de connaissance et de pratique clinique reviendra aux riches.

La clinique est fondamentalement liée aux statistiques. Les symptômes ne sont véritablement liés à la maladie que par leur fréquence. La loi des grands nombres (formulée en 1837) reposant sur l'idée que plus un événement est répété, plus sa probabilité se rapproche de la certitude, la

---

30 Foucault, *La naissance de la clinique*, Paris, PUF, 1963, pp.30-31.

probabilité qu'un symptôme soit le signe d'une maladie est donnée par la fréquence de ce symptôme. Pour que le symptôme puisse être apprécié par sa seule fréquence, il faut qu'il soit identique dans sa répétition. Il faut qu'il apparaisse dans un lieu neutre d'où l'importance de l'hôpital ! La médecine anatomo-pathologique comme médecine statistique suppose un milieu neutre d'apparition des symptômes qui correspondrait à l'hôpital : « Le domaine hospitalier est celui où le fait pathologique apparaît dans sa singularité d'événement et dans la série qui l'entoure. Du moment que la connaissance médicale se définit en termes de fréquence, ce n'est pas d'un milieu naturel qu'on a besoin, mais d'un domaine neutre, c'est-à-dire homogène en toutes ses parties pour qu'une comparaison soit possible et ouvert sans principe de sélection ou d'exclusion à toute forme pathologique. »[31] Pendant toute la première partie du XIXe siècle, l'hôpital représente le lieu essentiel de la constitution d'un savoir médical selon la méthode anatomo-pathologique c'est-à-dire la médecine statistique. Dans la seconde moitié du XIXe siècle, le savoir médical s'apprendra non plus tant à l'hôpital où la discipline phare est la médecine anatomo-pathologique qu'en laboratoire où la discipline phare sera la physiologie. Foucault soulève deux questions : la première sur la constitution de l'anatomo-pathologie, jointure d'un ensemble temporel de symptômes et d'une coexistence spatiale de lésions de tissus, la deuxième (plus philosophique) qui aborde le rapport de la mort à la vie et à la maladie. Il y aurait un paradoxe entre la clinique qui est identifiée au symptôme donc à la vie et l'anatomie qui est associée à la dissection donc à la mort. La grande coupure dans l'histoire de la médecine occidentale date précisément du moment où l'expérience clinique est devenue le regard anatomo-clinique. La fin de son ouvrage est entièrement consacrée à l'analyse du physiologiste Broussais qui pense que sous la Restauration toutes les maladies sont des inflammations des intestins et qu'il faut les traiter d'une façon univoque par la saignée. Foucault explique que Broussais voulait obliger la médecine à s'émanciper de la tutelle des nosographes. La médecine anatomo-pathologique est une médecine d'observation ; ce n'est pas une méthode d'expérimentation. La conséquence en sera que les médecins anatomo-pathologistes (ces médecins statisticiens) refuseront *Le microscope* et rejetteront l'expérimentation animale en expliquant que l'hôpital est un observatoire et non un laboratoire.

L'hygiénisme du XIXe siècle et la médicalisation de la société via les institutions de santé publique sous la IIIe République incarneront parfaitement le concept foucaldien de « biopolitique ».

---

31 Foucault, *op. cit.*, p.110.

3 Louis Pasteur et la science

Inscrit au registre de l'histoire des sciences, le livre dirigé par Claire Salomon-Bayet *Pasteur et la révolution pastorienne*[32] délivre au lecteur : les concepts, les mentalités, les pratiques et les institutions de cette fin du XIXe siècle qui font des découvertes de Pasteur et du personnage « Pasteur » une ère révolutionnaire dans le domaine de la médecine et par la même occasion dans celui de la santé publique. Le premier chapitre (introductif), écrit par Claire Salomon-Bayet elle-même, distingue dans l'aventure de Pasteur deux temps forts. Le premier correspond à sa lutte acharnée avec Chamberland et Roux sur le problème de la rage. Le deuxième correspond à l'évolution de l'histoire des institutions : la fondation de l'Institut Pasteur et le Congrès international de Budapest. Bernard Lécuyer, un des auteurs du livre, pose les jalons d'une nouvelle histoire de l'hygiène sous la Monarchie de Juillet en expliquant le passage de la notion d'« hygiène » à la notion d'« hygiénisme » et en décrivant les organes administratifs de police médicale et de santé publique de la Restauration. Les institutions hygiénistes, précise-t-il, sont disposées à adopter la théorie microbienne de la maladie, la désinfection, la prévention vaccinale. Parallèlement la police médicale utilise les résultats d'enquêtes et de statistiques sociales – émergence de nouvelles disciplines issues de l'hygiénisme au milieu du XIXe siècle. Puis Jacques Léonard (autre auteur du livre), spécialiste de l'histoire socioculturelle des médecins, essaye de décrire le monde des pastoriens. Il s'interroge sur les réactions de cette élite corporatiste après la « révolution pastorienne » au moment où les actions de recherche sont transférées des facultés de médecine aux laboratoires de l'École normale supérieure, en même temps qu'il rend compte d'une ère paradoxale de croyance et de scepticisme vis-à-vis de la théorie microbienne. Viviane Thévenin, chimiste de profession et historienne des sciences, brosse de son côté le portrait des pharmaciens entre 1871 et 1919. Elle livre les secrets de vie d'un laboratoire de microbiologie. Ainsi la reconnaissance des travaux du pharmacien s'est véritablement révélée au moment du pasteurisme. La chimie est à présent au service de la médecine. Une guerre intestine s'amorce alors sur la détention légitime des sérums et des vaccins entre les médecins et les pharmaciens. Robert Carvais, chargé de recherche au CNRS et membre du Centre d'Étude d'Histoire Juridique, présente la notion de responsabilité face à la pastorisation. Autrement formulé : le microbe, facteur causal de maladie comme responsable de la syphilis, de la fièvre puerpérale, de la tuberculose, peut-il être

32 Paris, Payot, 1986.

condamnable ? Peut-on accuser le partenaire imprudent ou le médecin ? Claire Salomon-Bayet pose le problème en ces termes : « Dans un état de droit, doctrinal et jurisprudentiel –, à une époque donnée – le temps pastorien –, comment juxtaposer la preuve sans réplique de la méthode expérimentale et le scepticisme du juge, notable parmi les notables ? » Le contrat médical reconnaît la responsabilité du médecin, comme une responsabilité civile contractuelle, fondée sur l'obligation de moyens et non sur la preuve de la faute lourde. L'auteur Robert Carvais commente à ce sujet qu'une « construction juridique adéquate, apparemment en faveur des victimes d'abus du pouvoir médical, a été rendue nécessaire sous l'invocation du principe de l'autonomie de la volonté contractuelle et du tandem égalité-liberté des parties en présence. Que cachait cette brutale transformation du droit de la responsabilité en ces années du Front populaire ? »[33] Dans un cadre pastorien, le juge sceptique quant au lien causal ne peut s'engager sur un terrain scientifique. Néanmoins, l'auteur montre que le pastorisme a été le modèle propulseur d'une politique de santé publique d'où est issue la jurisprudence sanitaire contemporaine. Garantie par ses procédés de diagnostic novateurs et ses méthodes prophylactiques récentes par la politique de santé publique en France, la loi de 1902 cautionne les acquis pastoriens en matière de santé publique : déclaration des maladies transmissibles, vaccination obligatoire, désinfection, assainissement. La loi de 1905 instaure le contrôle bactériologique de l'industrie alimentaire qui conduit le laboratoire à devenir un outil de la preuve juridique. Dès 1851, en Europe comme en Amérique (dans le cadre des conférences sanitaires internationales), les questions épidémiologiques sont à l'ordre du jour. Sur les plans national et international, Robert Carvais propose une réflexion sur l'efficacité de la loi : quels sont les moyens de contrainte et quelles sont les sanctions ? Enfin pour terminer, Bruno Latour, sociologue des sciences auteur du chapitre intitulé « Le théâtre de la preuve », cherche à cerner toutes les facettes cachées du personnage « Pasteur ». Au tournant du XIXe siècle, les expérimentations et les idées de Pasteur défrayent la chronique. C'est le personnage de l'époque le plus coloré en matière de scandales et de controverses, suscitant, les passions du débat « science contre croyance » et « universalité de la preuve contre contingence des persuasions ». Qui l'emportera ? L'hygiéniste, le médecin, le pastorien, le microbe et le public — éléments de la scène passés en revue — permettent une construction de l'image du pastorisme que chacun va interpréter à sa façon.

Les ouvrages sur l'œuvre et la vie de Pasteur ne se comptent plus ! Par contre la volonté d'étudier les effets de la découverte de la microbiologie

---

33 R. Carvais « Le microbe et la responsabilité médicale » in Claire S.B., p.256.

dans une fin de siècle animée par la quête de meilleures conditions de vie est en soi une idée particulièrement novatrice et originale. Par son approche pluridisciplinaire, le livre de Claire Salomon-Bayet s'efforce de montrer sur toute la durée de l'exercice les modalités de diffusion et d'influence d'une première révolution biomédicale. La formule du texte est transparente, simple, précise, produisant un document doté d'un ensemble agréable bien illustré, référencé, indexé et comportant de nombreuses annexes. L'ouvrage a donc été pour mon travail de recherche une source de connaissances et de réflexion incontournable. Il m'a fait prendre conscience des dimensions du pastorisme dans le contexte d'une époque agitée par la réorganisation d'une société ébranlée par la guerre tant sur le plan économique, social, politique que médical. Par ailleurs, le pastorisme est un motif de l'engagement parlementaire des médecins entre 1870 et 1914. Robert Carvais explique (au sixième chapitre) que le pastorisme se trouve être la source génératrice d'une politique de santé publique à la fin du XIXe siècle. Sur le plan médical, les découvertes de Pasteur renforcent les connaissances et les convictions hygiénistes. Les statuts de législateur et de mandataire appuient les hygiénistes dans leurs pratiques. Les médecins instaurent une véritable politique de santé publique opérationnelle dans le domaine des institutions et de la juridiction. Cette politique ne sera effective que beaucoup plus tard. Le récit des pionniers réclamant la constitution d'un ministère regroupant les questions du travail, de l'assistance et de l'hygiène – avec Émile Littré en 1858, Paul Strauss en 1902 (partisan de la création du ministère de la Santé Publique), Henri Monod en 1904 – est édifiant ! Seulement il faudra attendre, les années 1920, pour voir créé le Ministère de *l'Hygiène, de l'Assistance et de la Prévoyance sociale*. Cependant avec l'existence d'un texte législatif les hygiénistes peuvent prendre des mesures concrètes en matière sanitaire et sanctionner les conduites frauduleuses. Ces actions parlementaires balbutiantes entre 1870 et 1914 pour entraîner le renversement total des mentalités en matière de salubrité publique représentent peu à peu la montée d'une meilleure organisation administrative des institutions bureaucratiques nationales et la prise en charge des problèmes de santé publique par l'État. Ce qui facilite grandement la tâche quotidienne des hygiénistes.

4 L'hygiène républicaine à la fin du XIXe siècle

Dans leur ouvrage édifiant intitulé *L'hygiène dans la République – La santé publique en France ou l'utopie contrariée 1870-1918*[34] Lion Murard et Patrick Zylberman proposent un essai sur l'histoire de l'hygiène en France sous la Troisième République tentant de montrer les difficultés d'un État libéral face aux urgences sanitaires. Il faudra attendre 1916 (par exemple) pour voir apparaître dans les textes législatifs la question de la tuberculose. Les lendemains endoloris de la guerre de 1870 n'ont pas aidé à une moralisation des administrateurs et des hommes politiques aptes à répondre aux demandes sociales et sanitaires de la masse populaire et contribuant à forger et instaurer une véritable législation en matière sanitaire. Réticences des pouvoirs publics, corporatisme médical, insouciance du public, et cependant, comment ne pas penser que la France ne puisse pas s'organiser du point de vue sanitaire compte tenu des progrès scientifiques fulgurants, notamment avec les découvertes de Pasteur en microbiologie à la fin du XIXe siècle ? En fait, les mesures sanitaires sont minoritaires et marginales. Pourtant inspirée par les modèles d'organisation des pays voisins, la France tente d'appliquer une médecine scientifique fondée sur le laboratoire et l'intervention de l'État (modèle allemand) mais les médecins fonctionnaires ont recours au centralisme d'une administration sanitaire à l'anglaise. À cette occasion, une galerie de portraits des grandes figures européennes marquantes de la mouvance hygiéniste du XIXe siècle évoque à la fois les noms de Chadwick, Villermé, Monod, John Simon, Vallin, Pettenkofer, Calmette, les phtisiologues allemands. Selon les auteurs, l'histoire de l'hygiène ne peut pas être abordée que sous l'angle réducteur des mentalités, des idées scientifiques et des invasions bactériologiques. Il s'agit d'expliquer les réalités contingentes de la politique locale et de l'opinion. Le livre se décompose en six grandes parties. Le prologue et la première partie renseignent le lecteur sur l'incapacité de l'État français à développer une politique de santé publique à la fin du XIXe siècle. À défaut d'une véritable législation dans le domaine sanitaire, le Gouvernement réceptionne juste l'information que les professionnels du milieu lui remettent et doit se contenter de donner un avis sur les questions posées. Les mesures sanitaires ont été prises dans les villes à l'initiative des hygiénistes ; des conseils de salubrité, des dispensaires et des bureaux exécutifs ont été mis en place. Le pouvoir exécutif se décharge lui-même de ses responsabilités pour remettre les questions de santé publique entre les mains des maires. Ils sont piégés par le code pénal, la loi sanitaire (les maires sont incapables de

[34] Paris, Fayard, 1996.

faire face aux problèmes tant la loi du 5 avril 1884 dite charte municipale relative aux pouvoirs de ces derniers les contraint) ne sera pas renforcée ; elle deviendra effective dans le projet de loi portant sur la protection de la santé publique. L'opinion publique est à ce sujet récalcitrante ! Enfin une efficacité totale des politiques de santé publique n'est possible qu'avec la contribution des médecins. Une science pastorienne bouleversant progressivement les mentalités, une opinion publique endormie, des gouvernants défaillants, sont autant de facteurs permettant de comprendre les véritables échecs d'une politique de santé publique en France à la fin du XIXe siècle. La deuxième partie du livre est centrée sur la loi de 1902 comprenant plusieurs mesures de santé publique dans un ensemble de textes législatifs relatifs aux questions sanitaires. Les parlementaires constatent, par exemple, la défaillance de l'État sur la question des logements insalubres. Les députés décident que les conseils d'hygiène publique départementaux seront chargés de l'application des articles de loi concernant ce problème. La pensée libérale s'inscrit en faux contre les atteintes au droit de propriété dans le cadre d'une politique d'assainissement. Face à une politique de prévention et dans l'obligation de soins, la pensée libérale est confrontée à ses limites éthiques. La troisième partie de l'ouvrage s'interroge sur les réels détenteurs du pouvoir en matière de santé publique. Un État passif et absent sur le terrain ? Entre les notables et les médecins qui décide des mesures sanitaires à prendre sur le plan local ? En matière de compétences, le pouvoir revient aux hygiénistes mais en matière de décisions ce sont les maires qui règnent en maîtres. L'échec de l'hygiène publique est constant. La quatrième partie du livre évoque le caractère favorable de l'opinion publique face à l'hygiénisation. Une demande existe mais elle ne se cristallise pas : pourquoi ? La surveillance et les sanctions d'une police sanitaire, un État imposant des comportements comme la vaccination ou la scolarisation, l'incompréhension des maladies de la part de la population canalisent les peurs irrationnelles qui cultivent l'ignorance et le mutisme. Cependant face aux emprises quotidiennes de la mort caractérisées par les ravages des épidémies, à l'émergence de nouvelles mesures de prévention et à l'apparition de nouvelles incitations de la part de l'État, comme la vaccination gratuite par exemple, la population s'incline et finit par partager le sentiment d'urgence d'une politique solidariste pour enrayer le mal. La cinquième partie du volume restitue le tragique épisode de la tuberculose à la veille de la Première Guerre mondiale. Malgré les initiatives des hygiénistes en matière de soins et de prévention, malgré une prise en charge intégrale des malades par l'État qui ouvre des sanatoriums mais face à la connaissance par le corps médical de l'absence de traitements de la maladie, la France connaît une nouvelle vague dévastatrice. Enfin dans la dernière partie de l'ouvrage, la Grande Guerre fait sentir les effets de l'absence d'engagement de l'État tiraillé entre une hygiène publique et une hygiène sociale. Les catastrophes perdurent. Les conséquences du conflit de 1914-1918 ne sont pas militaires mais attisent une lutte acharnée contre la tuberculose, la grippe, les épidémies et la syphilis. Le pays ne compte même plus ses morts. Inspirées du passé, les stratégies de santé publique déployées à l'occasion révèlent un changement d'état d'esprit. La police sanitaire de rigueur en 1902 fait place à une médecine préventive : l'hygiène se médicalise. La santé publique s'inscrit dans les registres ministériels. Cet épisode historique donne naissance le 21 janvier 1920 à un ministère de l'Hygiène, de l'Assistance et de la Prévoyance sociale. Il est dorénavant possible de parler d'une instauration de la santé publique transformée en une véritable sphère institutionnelle. La santé publique en France sombre dans le marasme des incertitudes et des échecs en dépit de certaines améliorations dans ce domaine.

5 L'évolution de la propreté corporelle à travers l'Histoire

Dans son ouvrage *Histoire des pratiques de santé. Le sain et le malsain depuis le Moyen-Âge*[35], Georges Vigarello analyse les pratiques de prévention et d'entretien du corps, dans l'optique du maintien de la santé en partant de la période médiévale pour remonter le temps jusqu'au XXe siècle. Ces conceptions du rapport de l'individu à son corps ne sont pas contemporaines. La mise en activité des organes pour les préserver de toute atteinte extérieure correspond à des volontés datant du Moyen-Âge. La notion de « pureté » en attestera durant toute la période médiévale et la notion de « protection de son corps » apparaît également avec une volonté de s'abstraire de tout contact impur, ce qui explique la peur des pourritures viscérales de l'organisme humain. L'idée d'épurement traverse également les esprits par crainte de voir les déchets se transformer en facteurs de décomposition du corps ! Le XVIIe siècle porte, la marque flagrante, d'une diversité des pratiques évacuatrices. Dorénavant, « la purge » et « la saignée » sont des techniques de nettoyage qui laissent leur place à « la transpiration », à « l'expectoration » et au « vomissement ». La purge fut l'un des plus anciens traitements de la folie. Elle est, en France, abandonnée dans la première moitié du XIXe siècle. La saignée connue depuis

35 Paris, Seuil, Collection « Points », 1999.

l'Antiquité occupe surtout du XVIe au XVIIIe siècle, une place prépondérante, parmi les pratiques thérapeutiques. Très critiquée à compter du XVIIIe siècle, sa pratique tend à disparaître dans le sillage de la théorie humorale, au début du XIXe siècle, excepté pour quelques traitements tels que celui de la goutte. En France, c'est l'aliéniste Philippe Pinel qui supprima la pratique des saignées de l'hôpital de Bicêtre et de l'hôpital de la Salpêtrière. La saignée et les sangsues ont été réhabilitées par Broussais ; on assure qu'il était importer plusieurs millions de sangsues en France dans les premières années du XIXe siècle ! En 1824, on employa pour 180 000 francs de sangsues dans les seuls hôpitaux de Paris (Dictionnaire médical, Jaccoud, tome 32). Bretonneau rejette la technique dans la diphtérie. Louis rejette la technique pour les pneumonies. La technique thérapeutique sera notamment préconisée pour faire baisser les fièvres (fièvre typhoïde).

Enfin la notion de force, rendue possible par une attention portée à l'alimentation, la pratique de l'exercice, l'hygiène de vie et la pharmacopée, représente les thérapeutiques médicales préconisées très en vogue au cours de la seconde moitié du XIXe siècle. Il faudra attendre le XVIIIe siècle pour que l'individu prenne une vue du corps inscrite dans son milieu environnant. Comprendre — la mécanique du corps au XVIIIe siècle — permet d'expliquer par exemple la manière de traiter les éléments physiques, celle d'habiter les lieux et à l'occasion de comprendre le renouvellement de l'air en référence au fonctionnement du mécanisme respiratoire.

Les pratiques de santé ne se résument pas à la relation que l'individu entretient avec son corps au cours du temps. C'est également une connaissance de l'histoire des organisations, des politiques sanitaires et des engagements collectifs. L'instauration de réglementations dans les villes pour enrayer les épidémies de peste au XVIIe siècle, la vaccination au XIXe siècle et l'État-Providence du début du XXe siècle témoignent de ces volontés. Au cours du temps, les cultures façonnent les pratiques corporelles dotées d'une visée universelle de la préservation du corps et de la prévision en cas de malheurs humains. Ainsi, l'homme s'impose-t-il des frontières culturelles, différenciant le bien et le mal comme il s'est toujours battu pour se préserver du malsain.

Georges Vigarello procède à un travail d'inventaire des pratiques de santé. Ce documentaire encyclopédique renseigne bien sur la relation de l'individu au corps à travers les siècles. C'est une démarche de base indispensable pour comprendre l'évolution des mœurs et les changements latents d'une société française, peu encline à un assainissement hygiéniste immédiat. Les porteurs d'eau du Moyen-Âge disparaissent progressivement au cours du temps en fonction des besoins de plus en plus croissants de la population et du progrès technique. Le cas de Paris fait figure d'exemple. Par l'arrêté consulaire du 6 Prairial an XI (25 mai 1803) et le décret organique du 4 septembre 1807, le Service des Eaux qui comportait les Eaux de Paris (adductions de Belleville et du Pré-Saint-Gervais) et les eaux du Roi (adduction de Rungis, pompes hydrauliques et pompes à vapeur) devient entièrement municipal[36].

La loi approuvant et rendant obligatoire, le tout-à-l'égout à Paris, est votée le 10 juillet 1894. L'intérêt personnel de cette histoire se focalise, bien évidemment, sur le quatrième chapitre intitulé « La force de soi, la force des autres », synthèse d'une histoire de l'hygiénisme recouvrant tout le XIXe siècle. Le souci de l'autre est permanent à présent car la peur de l'infection contagieuse hante les esprits de la seconde moitié du XIXe siècle. La santé devient alors un « bien collectif » qu'il faut sauvegarder ! Entraide et assistance auprès des plus démunis deviennent des obligations pour lutter contre les multiples foyers infectieux dans les quartiers pauvres et qui pourraient bien se propager jusqu'au cœur des forteresses bourgeoises. Le combat sanitaire entrepris, l'état industriel détient le palmarès en matière de protection, d'éducation et d'assistance, du peuple. En contrepartie il se garantit un droit de surveillance et de sanction. Ces opérations, correspondent, à la mise en place d'une politique de santé publique développée et très fortement encouragée par les médecins hygiénistes à partir de 1870. L'État industriel a rapidement compris les enjeux d'une politique d'hygiène publique. Préserver la santé des ouvriers par exemple, c'est disposé d'un plus grand potentiel de force de travail. Georges Vigarello le note pertinemment : « La machine corporelle n'est pas une simple mécanique comme au XVIIe siècle [...] elle n'est plus un simple lacis de fibres comme au XVIIIe [...] mais elle est une machine productrice, moteur créateur de rendement : un équivalent des engins à vapeur animant les fabriques de l'industrie au milieu du XIXe siècle. » Combattre les fléaux sociaux de la seconde moitié du XIXe siècle écarte la nation française des dangers de dégénérescence, de débauche et d'épidémies, qui menacent gravement la survie de celle-ci. Georges Vigarello écrit à cet égard : « L'État, dans les dernières décennies du siècle, légifère sur ces attitudes de plaisir et d'excès. Mais l'intervention de la loi dans les comportements les plus personnels ne va pas de soi.» [37] Les mesures matérielles et institutionnelles garantissent le bon fonctionnement de la société mais elles

36 Source : « Histoire de l'eau proposée » par le site Internet de la ville de Paris (http://www.paris.fr).

37 G.VIGARELLO, *op. cit.*, chap. II, p. 225.

restent insuffisantes. L'abondance soudaine des manuels d'hygiène dans les écoles, les foyers, les casernes traduisent la nécessité d'éduquer et de moraliser les masses. Il s'agit de toute une prise de conscience du corps dans son environnement. Le rapport de propreté entre le corps humain et l'environnement est constant. Un nettoyage efficace de la peau entraîne une meilleure respiration. De même une maison bien ventilée, va correspondre, à une habitation saine ! En plus de l'aspect moralisateur de l'histoire, les médecins hygiénistes contribuent-ils à la réorganisation des services de santé à la fin du XIXe siècle ? Il est possible de le penser si le décret du 5 janvier 1889 (par exemple) est pris en compte, transférant, la tutelle des conseils d'hygiène publique du ministère du Commerce au ministère de l'Intérieur contribuant à une plus grande diffusion du réseau de la connaissance et des pratiques sanitaires dans le public et à une meilleure efficacité de l'action de la santé publique. Ce livre de Georges Vigarello se révèle indispensable parce qu'il montre l'évolution des pratiques séculaires individuelles d'hygiène corporelle, transformées progressivement par la nécessité d'endiguer les épidémies et de prévenir les maladies au XIXe siècle. Le phénomène de politique sanitaire apparaît alors ! La notion d'« hygiène corporelle », fait place désormais, à la notion de « santé publique ». Entre 1870 et 1914, l'action parlementaire des médecins va conforter et légaliser très certainement ces transformations.

6 L'individu et l'odorat : une histoire de l'évolution sociale dès le XVIIIe siècle

Avec son ouvrage intitulé *Le miasme et la jonquille. L'odorat et l'imaginaire social, XVIIIe-XIXe*[38] Alain Corbin propose une histoire de l'odorat à la fin du XVIIIe siècle et dans le courant du XIXe, dans toutes ses dimensions sociales, scientifiques, physiologiques n'épargnant aucun milieu : l'hôpital, avec les malades et la mort, les prisons, les casernes, les salles de spectacle, les écoles, la marine etc. L'auteur s'applique à démontrer la construction sociale de l'olfactif qui évolue au XIXe siècle en fonction des représentations des savants, des intellectuels et des individus. Une première partie du livre aborde l'aspect historique des odeurs nauséabondes qui laissent place de manière progressive aux émanations corporelles agréables et de la nécessité d'imposer une hygiène à la volonté d'une salubrité publique. Les exemples sont pris à travers l'œuvre des scientifiques observateurs des miasmes volatiles qui se répandent dans l'atmosphère et la

[38] Paris, Aubier-Montaigne, 1982, Flammarion (champs 1986).

terre. L'hôpital constitue, un laboratoire d'observation idéal, des odeurs putrides. La palette des exhalaisons corporelles — sueurs et crachats purulents, plaies, sanies, expectorations — représente les échantillons traqués par l'œil du spécialiste afin d'y déceler le risque d'épidémie infectieuse. Il faudra attendre les avancées des travaux du chimiste Lavoisier entre 1760 et 1780 pour voir associées la respiration et la combustion de l'air, éléments de découverte déterminants dans le débat entre partisans et adversaires de la contagiosité des maladies épidémiques au XIXe siècle. Du point de vue social et humain, l'historien s'inspire de la littérature romanesque foisonnante qui ne manque pas de rapporter émotions, sentiments et récits personnels. Le jardin des senteurs est très riche et très fourni. Courant XVIIIe la civilisation inspirée certainement des pratiques gréco-latines fait entrer l'olfactif dans le domaine privé. Odeurs délicates et fragrances s'invitent progressivement dans les rites de l'hygiène corporelle. Il s'agit d'une attitude nouvelle chez les aristocrates et les bourgeois. Les parfumeurs rivalisent d'imagination pour proposer des élixirs et des eaux de bien-être en tout genre. Ils préparent ainsi des pastilles de senteur et des poudres embaumant la main. Vers 1760 sont lancées les eaux dites « de la maréchale et de la duchesse » dont la mode sanctionne la nouvelle sensibilité. Les odeurs végétales apparaissent quelques années plus tard rapportées des contrées lointaines élargissant la gamme des essences florales exotiques. Le parfum est source de plaisir dans la mise en scène de la présentation de soi aux autres, de courtoisie et de bienséance. Progressivement, le XVIIIe siècle voit la poudre remplacer les eaux de toilette et les parfums. Les élégants s'enivrent des plaisirs, cultivent odeurs et saveurs ; au point de rejeter comme vulgaires les odeurs animales qui ne sont que l'apanage désormais des vieilles coquettes et des paysannes. L'odeur de chèvrefeuille, de muguet ou de jonquille rend à l'âme les jouissances de plusieurs printemps taquinant ainsi la mémoire affective. La notion de « fragrance » apparaît avec les rites novateurs de l'hygiène corporelle. L'individu ne doit pas cacher les odeurs nauséabondes par un masque olfactif. Autrement dit, inutile de dissimuler les mauvaises odeurs en imposant à son corps des fragrances si l'individu ne se lave pas ! Les personnages deviennent légendes : Marie-Antoinette pour ses toilettes et ses parfums de violette, Casanova embaumé de musc et de myrrhe pour séduire ses conquêtes féminines et Narcisse fétiche de son miroir qui lui renvoie les paillettes de jouvence éternelle.

Dans la seconde partie du livre, Alain Corbin procède à un descriptif des représentations personnelles du corps humain pour les transposer à la société dans le souci constant de réorganiser les villes, en valorisant la pensée et les actions des médecins hygiénistes diffuseurs de messages selon le modèle d'une société idéale, dès la fin du XVIIIe siècle. Par exemple dans l'organisation des villes, il faut créer des parcs et des jardins à l'image des poumons de l'homme. En ce qui concerne l'individu, il est de bon ton pour une société de cour de cultiver un plus grand respect des normes corporelles. Autrement dit, il convient de bannir de ses bonnes habitudes le crachat, le pet, le rot ! En charmante compagnie les hommes doivent éviter de pratiquer, une gestuelle trop familière, avec les femmes. Les médecins pratiquent la médecine anatomo-clinique qui implique d'observer méthodiquement le corps. Il s'agit de l'ausculter, de le palper, de le sentir afin de détecter les symptômes. Par ailleurs, l'auteur reprend les travaux des chimistes du XVIIIe siècle comme Lavoisier, Priestley qui illustrent la nouvelle chimie pneumatique permettant d'analyser les gaz, de découvrir l'oxygène qui nourrit le sang et d'avoir une meilleure connaissance des mécanismes de la respiration des hommes et des plantes. L'air doté de qualités physiques particulières suivant le temps et le lieu véhicule des particules (calories, électricité, particules magnétiques) qu'il faut mieux pouvoir s'appréhender, classifier très rapidement en oxygène respirable, en acide sulfureux ou en air inflammable. Certaines maladies peuvent s'expliquer par l'infection de l'air… À la fin du XVIIIe siècle, deux types de classification s'affrontent. La première est de type sensualiste dans la lignée de Condillac qui consiste à créer un langage capable de traduire les perceptions de l'olfaction. Encore faut-t-il élaborer un vocabulaire scientifique au risque sinon de dérive subjective. La seconde est permise grâce aux découvertes scientifiques de Fourcroy et de Berthollet sur les caractéristiques chimiques qui permettent de donner une définition de chaque odeur. Les odeurs de putréfaction qui marquent profondément la mémoire humaine vont s'imprimer, se traduire en odeurs nauséabondes dans une pratique langagière sociale. Autrement formulé : l'obsession de la chasse à l'excrément et aux odeurs pestilentielles et cadavériques, devient omniprésente au XIXe siècle, dans les villes et dans les campagnes entretenue par la réflexion et l'action des hygiénistes à vouloir tout nettoyer et tout désinfecter, impatients qu'ils sont de voir imposer des normes précises par la chimie lavoisienne. Les marais sont des matériaux d'études que les chimistes et les hygiénistes médicaux affectionnent particulièrement d'étudier en raison des bouillons de culture infectieux qu'ils représentent. Malgré l'importance accordée à la circulation des masses aquatiques, l'usage de l'eau est ambigu. Nettoyer n'est ni laver ni drainer ! L'important est de garantir l'évacuation des immondices. Les règles de ventilation, d'aération, de lumière de l'habitat, d'agencement des rues dans les villes avec

Haussmann deviennent de véritables codes urbanistiques discutés par ces hygiénistes qui sont à la fois médecins, chimistes, architectes, ingénieurs tous membres des Conseils de salubrité (structures qui se développent dans les grandes villes du pays entre 1822 et 1830). Le premier Conseil de salubrité est créé en 1802 à Paris et dote son administration d'un organisme permanent de consultation en s'inspirant des premières réglementations d'hygiène publique (lois de 1790 et de 1791). Toutes les activités industrielles, artisanales et professionnelles polluantes sont soumises à des réglementations d'hygiène et de sécurité drastiques conduisant jusqu'à la fermeture de l'établissement si nécessaire. Cette réglementation industrielle qui s'inspire de la législation sanitaire sous l'Empire favorise la protection des patrons afin de leur permettre l'expansion de leur entreprise et une salubrité définie de manière très restrictive. Elle concerne le dépérissement des végétaux et des métaux. Les vapeurs chimiques n'apparaissent pas comme insalubres. La notion d'« incommodité » restreinte à la définition de l'« olfactif » supplante la notion d'« insalubrité ». Il faudra attendre 1832 avec l'épidémie de choléra pour voir ces Conseils de salubrité prendre des mesures nationales de désinfection pour endiguer l'épidémie. Et, très vite, les faits s'enchaînent. Les Conseils de salubrité font autorité ! Des plaintes contre les fumées de charbon se font entendre. Elles dérangent (non du fait de leur côté nauséabond mais parce qu'elles obscurcissent l'atmosphère). Retirer les immondices des rues, tarir les ruisseaux, balayer les devants de porte deviennent les gestes quotidiens obligatoires de salubrité. Les citoyens non respectueux de ces règles peuvent être soumis à des contraventions. Les traités d'hygiène (notamment de l'habitat) commencent à fleurir les maisons, tel celui de Vidalin en 1825 intitulé *Traité d'hygiène domestique*. La société française devient très démonstrative ! Il existe au XVIIe siècle des ordonnances juridiques qui vont perdurer au XVIIIe et jusqu'au début du XIXe relatives aux eaux et forêts (1669), une procédure criminelle (1670), des contraintes par corps en référence à la prostitution des femmes (fin XVIIe)... qui représentent de véritables préambules du Code de la santé publique en matière d'hygiène et de salubrité publiques[39]. Il faut juste attendre la IIIe République pour que le pays dispose d'une véritable législation sanitaire et sociale instaurant les bases institutionnelles d'une santé publique.

Une histoire de l'odorat et de l'imaginaire social au cours des XVIIIe et XIXe siècles vient en premier lieu conforter l'histoire même du *mouvement hygiéniste français* durant tout le XIXe siècle. Les exemples littéraires éclairés

---

39 À ce sujet consulter l'ouvrage de Vincent-Pierre Comiti, *Histoire du droit sanitaire en France*, Paris, PUF, collection « Que sais-je ? », 1994.

par les découvertes et les travaux de la science — ceux-ci socialement qualifiés par ceux-là — font comprendre comment les mœurs et les comportements sociaux vont changer en fonction des préconisations de la chimie, de la médecine, de la physique au cours du temps. Ainsi cette bourgeoisie du XVIIIe siècle se lave, se divertit et s'enivre jusqu'à l'évanouissement du monde envoûtant des odeurs folles et exubérantes voulant ainsi faire disparaître et oublier les miasmes et les cloaques qui rappellent la maladie ou la mort ! Aucune espèce du milieu vivant ne supporte des émanations pestilentielles à l'exception de quelques espèces animales et végétales qui détiennent un dispositif de sécrétions nauséabondes programmées pour détruire les envahisseurs ou les éventuels parasites. La nature est ainsi, parfaitement, conçue ! La société française du XVIIIe et du XIXe siècle a vraiment bien réagi aux découvertes des médecins physiologistes, des chimistes et des physiciens qui ont largement ouvert la voie aux hygiénistes. Celle du XIXe siècle découvre, apprend, s'organise et s'adapte aux contraintes de l'hygiène. Humer l'air reste le geste essentiel de la vie et le symbole de toutes les formes d'hygiène.

7 Les médecins et la médecine : le cas de la Bretagne au XIXe siècle

L'immense travail (1865 pages) de Jacques Léonard sur *Les médecins de l'Ouest au XIXe siècle* [40] étudie l'activité de 3 750 médecins ayant exercé entre 1803 et 1892 et répartis sur six départements du Grand Ouest de la France. Les problèmes de l'enseignement médical touchant à son organisation et à son contenu et ceux de la science médicale préoccupée de lutter contre le charlatanisme et chargée de réviser la législation en matière de déontologie et de responsabilité pénale sont évoqués. L'histoire des rapports entre l'État et les médecins fait état de la loi du 19 ventôse an XI (10 mars 1803) sur l'exercice de la médecine, des travaux parlementaires à travers tout le XIXe siècle, des mesures contre les pratiques illégales de la médecine et de l'émergence des syndicats. Par ailleurs, l'auteur évoque les moyens d'expression et d'organisation du corps médical en passant en revue toute la presse spécialisée, les sociétés locales, les divers groupements de solidarité et les débuts du syndicalisme médical. L'histoire de la reconstitution progressive d'une déontologie médicale est décrite. Les problèmes de la santé publique en matière de structures hospitalières (hôpitaux, hospices, asiles) et de soins (vaccination, lutte contre les endémies et les épidémies, prévention hygiénique, médicalisation des

[40] Jacques Léonard, *Les médecins de l'Ouest au XIXe siècle*, thèse universitaire de Paris IV, 1976, 3 volumes.

indigents) sont soulevés. Enfin, les préoccupations politiques et philosophiques du corps médical sont traitées car les médecins de l'Ouest sont parfois confrontés à un conflit entre mœurs religieuses et convictions scientifiques. Dans un premier volume, Jacques Léonard remonte à l'Ancien Régime pour expliquer les conditions de la formation et de la pratique des médecins et des chirurgiens, tout en évoquant la science, la thérapeutique de la Révolution, l'enseignement du début du XIXe siècle, ainsi que les nouvelles mesures juridictionnelles de la loi du 10 mars 1803 portant sur le droit d'exercer la médecine. De 1800 à 1852, la réorganisation de la médecine occasionnée par la loi du 10 mars 1803 présente déjà les limites et les mécontentements de la part des médecins et de leurs clientèles. Il ne s'agit pas de libre concurrence puisque la loi régule le droit d'exercice. Mais c'est la période où l'organisation du corps médical est très faible, où un certain nombre de jeunes gens (peu instruits) tentent de devenir officiers de santé et docteurs et où la répartition géographique suscite beaucoup de plaintes. La loi de l'offre et de la demande s'applique aux honoraires avec ses conséquences extrêmes présentant une clientèle pauvre incapable de payer les consultations et les soins médicaux basiques et des médecins libéraux dont certains ont des ambitions de salaires et de prestations assez démesurées. L'exercice illégal de la médecine est à son apogée. Face à ce désordre, l'État va agir sur les structures qui dépendent des pouvoirs : les hôpitaux, les écoles, la sélection des praticiens et la reconstitution de l'élite médicale. Les mesures sont insuffisantes et les projets de réformes se multiplient grâce notamment à la presse médicale en plein essor en 1830 et à certaines associations. Le deuxième volume expose les transformations de la pratique médicale entre les débuts du Second Empire et la grande loi de réorganisation médicale du 30 novembre 1892. La concurrence est encore présente, mais la nouvelle répartition des effectifs médicaux, la médicalisation des pauvres en ville et à la campagne, les progrès de la thérapeutique permettent une augmentation du revenu médical. Les progrès de la connaissance scientifique donnent un pouvoir plus grand aux médecins. L'Association générale de prévoyance et de secours mutuels des médecins de France et l'arrivée du syndicalisme dans le milieu contribuent à de nouvelles réformes au moment même où les succès de la microbiologie médicale. À la fin du XIXe siècle, le système de santé va progressivement évoluer passant du paradigme de la responsabilité au paradigme de la solidarité. Il faut donc trouver un compromis entre le corps médical qui défend ses intérêts professionnels dont le mode de rémunération et la gratification des prestations et les coûts des soins et des consultations qui vont lourdement peser sur le portefeuille de la clientèle peu fortunée quand il s'agit d'évoquer les populations modestes. Les caisses d'assurances sociales vont être discutées au Parlement à partir des années 1880 complétant le système des mutuelles (proposées quant à elles à partir de 1830) garantissant les secours de maladie, les pensions de retraite, les assurances vie, décès ou accident, les frais funéraires, les secours aux ascendants, veufs ou veuves, orphelins, la formation scolaire au bénéfice des plus pauvres. Le troisième volume brosse le portrait des médecins de l'Ouest du XIXe siècle par le biais d'un récit sur les aspects de leurs vies privée et sociale, leurs préoccupations publiques et intellectuelles et leurs convictions politiques et religieuses. La société de la deuxième moitié du XIXe siècle imprégnée par l'hygiène et la prévention laisse une grande liberté d'action aux médecins quant à l'éducation des populations rurales, aux habitudes de vie privées ou collectives, aux pratiques anciennes et profondes, peu disposées à se faire soigner, à se dévêtir pour se laver tous les jours et grincheuses à l'idée de boulever leurs habitudes de vie et leurs traditions. Ainsi Jacques Léonard s'est intéressé à la relation du médecin avec son milieu composé d'hommes politiques, d'hommes de loi et de religieux. L'étude admirable — de la pratique médicale dix-neuviémiste au cœur du massif armoricain — livre les secrets d'un corps médical pas assez nombreux, inégalement réparti sur le territoire géographique et passif dans les faits ! Il est important de souligner que le contexte régional n'est pas propice au bon développement de la profession. Il n'existe pas de faculté, les écoles de médecine sont mal équipées en matériel et en personnel, l'activité scientifique somnole. Encore faut-il ajouter que les hommes influents du milieu émigrent à Paris. De manière générale, les médecins du Grand Ouest sont conformistes et cantonnés à leur localité et ils n'aspirent pas particulièrement à améliorer leur situation sociale ni même pécuniaire. Parallèlement leur clientèle est majoritairement campagnarde, isolée, pauvre, illettrée, bilingue à dominance bretonnante, alcoolique, malpropre et surtout très peu encline à faire appel au médecin en cas de maladie ! Les valeurs religieuses sont dominantes et la superstition à la campagne correspond presque à un état d'être au quotidien… Le rapport à la mort est très fort ! Les Bretons sont croyants et d'une dévotion exemplaire. Catholiques fervents, ils ne ratent aucun rite religieux des offices du dimanche, d'un signe de croix au passage d'un calvaire et remplissent tous les bons devoirs cérémoniels des fêtes religieuses touchant à la naissance, au mariage et à la mort, quand il ne s'agit pas de glorifier et d'honorer Dieu, le Père, le Fils, le Saint-Esprit et plus que tout tous les saints porte-bonheurs. Au travers d'une œuvre incontournable des érudits bretons parmi lesquels il faut citer celle d'Anatole Le Braz avec son ouvrage *Magies de la Bretagne*, l'auteur spécialiste des légendes et des croyances bretonnes commente au sujet des pratiques religieuses[41] :

> *« Autrefois, c'était l'habitude de faire célébrer pour chaque défunt une trentaine, c'est-à-dire une série de trente services. Les prêtres disaient les vingt-neuf premières messes à leur église de paroisse. Mais la trentième, il était d'usage de l'aller dire à la chapelle de Saint-Hervé, sur le sommet du Ménez-Brez. C'est cette messe de trentaine que les Bretons appellent Ann ofern drantel.*
> *Elle se célébrait à minuit. On la disait à rebours, en commençant par la fin.*
> *Sur l'autel, on n'allumait qu'un des cierges.*
> *Tous les défunts de l'année se rendaient à cette messe ; tous les diables aussi y comparaissaient.*
> *[…] La messe dite, il commençait l'appel des diables, dans le porche. Ils accouraient, en poussant des hurlements sauvages. C'était le moment terrible. Malheur à l'officiant, s'il perdait la tête ! Il imposait silence aux griffes pour voir si l'âme du défunt, à l'intention de qui il avait célébré l'ofern drantel, n'était pas tombée en leur possession, puis les renvoyait à mesure, en distribuant à chacun une graine de laine, car les diables ne consentent jamais à s'en aller les mains vides […]. »*

Il rend aussi compte de la description des pratiques rituelles en lien avec la mort précisant que malgré l'amélioration des voies de circulation, les campagnards continuent toujours d'emprunter les petits chemins d'autrefois pour y assurer les convois funèbres comme voies, de l'éternel sacré, où l'on rencontre la charrette de l'*Ankou* (de la mort). Les campagnards bretons entendent le grincement des essieux : « Hausse les épaules tant que tu voudras. Je te dis, moi, que *Carrann Ankou* est en tournée dans nos parages. Nous ne tarderons pas à savoir quelle est la personne qu'il vient chercher… »

Les braves gens participent plusieurs fois dans l'année à des cortèges religieux conduisant aux lieux de cultes sacrés appelés « vêpres » et fêtant la Vierge Marie et tous les Saints ! Très superstitieux (en réalité le plus souvent ignorants !) les Bretons du XIXe siècle n'hésitent pas à faire appel à un prêtre désenvoûteur ou à un magnétiseur pour répondre à toutes sortes de questions relatives à la santé, à la vie et à la mort. C'est vraiment en dernier recours et lorsque la situation est très grave qu'ils font appel au médecin. Le prêtre et le maire sont les deux personnages hauts en couleur du village qui ont le plus d'importance au sein de la famille après les parents rapprochés. Tout au long du XIXe siècle, les esprits teintés par des légendes séculaires (soigneusement transmises au cours des veillées tardives par les vieillards à leurs enfants et petits-enfants, devant l'âtre de la cheminée, souvent chargée d'une grosse marmite de préparation culinaire) vont vénérer les morts, vêtus de noir pendant des semaines lorsque le deuil se présentera. Ils réciteront leur chapelet dès qu'un crucifix ou qu'un prêtre apparaîtra à leurs yeux et ils parcourront quelques fois des kilomètres pour se recueillir sur les tombes de leurs pères. La tristesse, de ce peuple, est profonde et la croyance en la résurrection des morts est encore bien ancrée dans les

---

41 *L'Offern Drantel* (la messe de trentaine) Paris, Robert Laffont, p.258.

dentelures du littoral corrosif. Non loin des landes de bruyères et d'ajoncs cachant les tas dorés de foins fauchés qui ne tarderont pas à être ramassés aux moindres signes d'assombrissement du ciel. Annonçant les foudres célestes, associées au grondement des divinités religieuses, qui ne manquent jamais d'alimenter l'imaginaire du peuple breton. Comme les traditions l'illustrent (encore une fois naguère en Trégor !) pour indiquer qu'il y avait un mort dans la maison, il était suspendu au dehors de chaque côté de la porte deux des longues mantes noires à cagoule qui correspondent aux vêtements de deuil des femmes du pays. Les croyances et les pratiques sont anciennes et irrationnelles. La souffrance est soulagée par les recettes de la pharmacopée paysanne ou la grâce divine. Face à cette masse populaire profondément enracinée dans les traditions irrationnelles et religieuses — pour s'en sortir les médecins de l'Ouest — doivent se rapprocher des modes de vie bourgeois et libéraux et s'uniformiser sur le plan national. De plus, la laïcisation de la morale et de la société reste bien évidemment à entreprendre. Il faut noter que la médicalisation de l'Ouest armoricain évolue dans un contexte difficile. Pendant les deux tiers du XIXe siècle une majorité de la population n'appelle pas le médecin. Elle a recours à des soins parallèles proposés par les guérisseurs, les religieuses et les personnes qui exercent la médecine de manière illégale. De plus, la pointe ouest de l'Hexagone, présente les particularités d'une terre d'asile pour vieux marins et coloniaux porteurs de maladies. Par ailleurs, la distinction sociale du médecin est plus légitimée par l'obtention du diplôme que par l'appartenance à sa classe d'origine. Découragée par l'ambiance libérale qui règne dans la profession, la corporation du Grand-Ouest peu intéressée par la médecine militaire ou navale s'oriente vers un autre pôle de la petite bourgeoisie : celle des services salariés par des fonds collectifs publics ou privés. Les médecins deviennent des fonctionnaires. Néanmoins, ils apprécient d'être payés, directement, par leur propre clientèle.

La monographie, de Jacques Léonard, est une référence obligatoire pour tous ceux qui s'intéressent (de près ou de loin) à la médicalisation de la société française du XIXe siècle. Il est certain que la Bretagne n'est pas un exemple type en la matière ! Cependant, dotée de particularités, elle illustre et elle explique très justement les réalités des séquences historiques. Cette lecture a été pour ma démarche un excellent éclairage sur les conduites de la société française en l'occurrence sur le plan local à l'égard du développement de la médicalisation et de la connaissance du corps médical. Et toute mon attention s'est concentrée sur la quatrième partie intitulée « Mentalités et relations » (troisième volume). Les questions de l'hygiénisation de la population et les rapports des médecins de l'Ouest à la politique y sont évoqués. En matière d'hygiénisation la Bretagne n'est pas une région qui fait exception à la règle parce que les problèmes de santé publique sont nombreux à résoudre. L'alcoolisme, l'analphabétisme, l'imprévoyance sexuelle, la mortalité infantile et juvénile, les maladies contagieuses, la malpropreté, les virus, l'alimentation, l'habillement et le logement incorrects sont les caractéristiques déplorables de la région qui dépassent largement les barèmes nationaux. Les hygiénistes ont donc du pain sur la planche ! Pourtant dans l'Ouest (entre 1848 et 1892) Jacques Léonard précise que quinze pour cent des médecins (soit 369 médecins) aurait exercé des fonctions gratuites au sein des conseils d'hygiène. L'activité régionale hygiéniste concrète fonctionne faiblement. Le programme de vaccination antivariolique des enfants et des soldats dans l'Ouest armoricain est une opération tardive. Le phénomène s'explique selon plusieurs facteurs. L'administration ne pratique pas une politique cohérente. Le système de primes accordées selon le nombre des vaccinations réussies suscite chez les médecins des mécontentements et des abandons. L'État va jusqu'à décider de rétribuer les familles de condition modeste pour qu'elles fassent vacciner leurs enfants. L'affaiblissement du « virus-vaccin » par la recommandation de la revaccination ne convainc pas tous les esprits. La population pense que la variole est moins dangereuse que le vaccin. Peu soucieux et inconscients du caractère contagieux de la maladie, les Bretons continuent de veiller longuement les cadavres. Le succès des campagnes de vaccination dépend du bon vouloir du clergé qui par son discours est le seul en mesure d'influencer et d'encourager les individus à se faire vacciner. De façon générale, conscients des difficultés et des clivages sociaux les médecins veulent se placer en dehors ou au-dessus des luttes sociales. Individualistes, ils s'inscrivent en porte-à-faux sur toutes les solutions proposées y compris en matière de secours mutuels et d'assistance médicale gratuite aux indigents. En politique, les médecins de l'Ouest s'engagent très peu ! Dix pour cent de médecins forment seulement le corps médical régional. Comment expliquer cette sous-représentation ? Dans la conception de la « médecine sacerdoce », selon Jacques Léonard, les praticiens sont tenus de ne pas prendre part aux luttes partisanes. Dans l'arène politique, compte tenu de l'esprit de concurrence, le médecin est rapidement dénigré par ses homologues et risque ainsi de perdre toute sa clientèle. Jacques Léonard le souligne à juste titre : « Quand la plupart de ses clients payants appartiennent aux classes riches ou aisées, il lui est difficile par exemple de réclamer, dans son action politique ou édilitaire au nom de l'hygiène, des dépenses sociales collectives qui pèsent sur les contribuables... »[42]. Comme l'avènement de la IIIe République est en passe de transformer leur statut en proposant par exemple la création de nouvelles facultés de médecine, la construction d'hôpitaux, la suppression progressive de l'officiat de santé et la reconnaissance du droit syndical, les médecins s'inscrivent dans le mouvement politique. Très rapidement ils comprennent les enjeux de l'action. Engagés sur le plan local en tant que maires et conseillers généraux, ils se rapprochent ainsi des agriculteurs, des propriétaires non nobles, des officiers retraités et des notaires. Personnalités locales et notables de chefs-lieux de canton, ils sont élus en partie par leurs clients. C'est ainsi qu'ils entament une véritable carrière politique. Puis devenus progressivement députés et sénateurs, leur statut national et la notoriété locale leur confèrent un plus grand pouvoir dans le domaine de la santé publique. Ils peuvent imposer leurs idées et faire passer des lois. Conscients, par exemple, des trouvailles heureuses de la révolution bactériologique les priorités de discussions parlementaires vont être accordées aux progrès de la santé au détriment des enjeux spéculatifs de l'économie française. Beaucoup se préoccupent alors activement des questions agricoles. Les médecins législateurs bretons vont adopter ce programme de santé publique afin de répondre à la demande collective et de satisfaire des intérêts personnels certains. Un pourcentage de la population médicale politique est concerné par la question étant elle-même propriétaire et condamnée à vivre de ses propres rentes foncières. Elle opte pour une promotion de la révolution agricole, du défrichement, des engrais, des semences sélectionnées, des assolements et des cultures rentables.

L'étude scrupuleuse et minutieuse du sort de la population bretonne des soignants et des soignés au XIXe siècle réalisée par Jacques Léonard permet de prendre conscience pleinement des expériences concrètes de la médicalisation, bousculée en permanence par une nouvelle organisation du corps médical et ainsi de comprendre l'engagement et les motivations de certains médecins dans une véritable carrière politique sous la IIIe République.

8 Histoire contemporaine des hygiénistes et de l'hygiénisme en Europe

Les actes du colloque *Hygiénistes et hygiénisme : histoire et actualité (XVIIIe - XXe siècles)* organisé par la *Fondation Mérieux* et le Programme de recherches interdisciplinaires (PRI) Médecine, santé et sciences sociales de l'École des

42 J. Léonard *Histoire des médecins dans l'Ouest*, chapitre XVI, p.1195.

Hautes Études en Sciences Sociales (18 et 19 novembre 1999) regroupe une vingtaine de textes, cet ouvrage collectif intitulé *Les Hygiénistes, enjeux, modèles et pratiques* est une initiative de Patrice Bourdelais directeur d'études à l'EHESS[43]. Depuis son début et à travers l'histoire, l'hygiénisme des principaux pays européens est parvenu à réduire les taux de mortalité des populations et à endiguer les vagues d'épidémies. Au cours du temps, il a impulsé des modèles de programmation et d'action de santé publique aux pays européens voisins et il s'est même étendu et a influencé l'organisation sanitaire mondiale dans des pays comme l'Égypte, les États-Unis, le Mexique, le Brésil et la Chine. Les perspectives du livre sont centrées sur la présentation d'un inventaire des différentes approches historiques des hygiènes publique et privée en Europe et dans le monde. Les logiques discursives des hygiénistes sont analysées. La création d'une première grande communauté savante internationale est expliquée. Les répercussions de ces discours sur la gestion des municipalités (de l'assainissement à l'urbanisme), sur les lois adoptées par les États et les tensions qui existent entre les mesures d'hygiène publique et la propriété privée sont exposées. À la fin du XVIIe et au début du XVIIIe siècle, les médecins européens découvrent les facteurs des maladies endémiques et épidémiques recélées par l'environnement. Des mesures sont prises à cet égard en luttant contre les eaux stagnantes (assèchements des marais, drainages des sols, écoulements des eaux usagées), l'air vicié (exhalaison des matières en putréfaction, logements mal ventilés), la prolifération d'insectes dans les collectivités (prisons, hôpitaux, bateaux), l'entassement des déchets (immondices, fumiers, déjections humaines). À la fin du XVIIIe siècle, ces conditions de salubrité se sont répandues dans toute l'Europe de l'Ouest entraînant une baisse considérable de la morbidité. En France, le Consulat et l'Empire, sont favorables au développement d'une politique volontariste d'hygiène et de santé publiques. Au cours de cette période, les mesures de vaccination antivariolique sont les plus connues. Puis les enquêtes et les études des hygiénistes comme Benoiston de Châteauneuf, Alexandre Parent-Duchâtelet, Louis René Villermé et Pierre Kéraudren contribuent à décrier les affres et les carences vitales de la population modeste. Il faudra cependant attendre le XIXe siècle (et même le début du XXe) pour constater l'apparition d'une politique de santé en France. L'essor industriel dans les villes - source d'arrivées massives dans les nouvelles agglomérations et forte présence de médecins dans les conseils municipaux - contribue à la fin du XIXe siècle à la puissance du mouvement hygiéniste. Les périodes de la Première Guerre mondiale et de l'entre-deux-guerres

---

43 Paris, Belin, 2001.

voient apparaître les sanatoriums et les dispensaires pour les tuberculeux. La chute du taux de mortalité de la population française est amortie par la mise en place d'une politique de santé publique et l'instauration d'un système d'assurance-maladie publique. Au tournant du XIXe siècle, les hygiénistes cherchent les causes explicatives des maladies dans les conditions locales conduisant à des travaux d'assainissement et des modifications de l'habitat des indigents. Les premiers immeubles d'habitation à bon marché dits « HBM » ont été permis grâce à l'entreprise philanthropique des frères Rothschild en 1905, à Paris, initiatives découlant préalablement des discussions législatrices sur le sujet au Parlement dans les années 1880. Les médecins tentent d'influencer le corps politique en participant à des comités officiels et à des associations scientifiques. Les congrès de ces organismes permettent la diffusion de leurs idées. C'est ainsi que s'est constituée dès la seconde moitié du XIXe siècle une première rencontre internationale de médecins hygiénistes entre les Anglais, les Allemands, les Belges, les Français et les Italiens. Les congrès internationaux insistent dès lors sur le caractère urgent de l'éducation des classes populaires rappelant en quelque manière les principes de citoyenneté que chaque État doit inculquer aux citoyens pour garantir l'ordre de la société. Les politiques européennes en matière d'hygiène et de santé publiques sont désormais reproduites au-delà des frontières de l'Europe occidentale. L'assainissement, la construction d'égouts, la distribution des réseaux d'eau potable représentent les premières techniques d'éradication des maladies installées au Mexique, au Brésil, en Égypte et en Chine. Dans les colonies d'Asie et d'Afrique Noire, les statistiques de mortalité, les politiques d'assainissement, les campagnes de vaccination et de santé sont rigoureusement conformes aux schémas européens. Néanmoins au Brésil les réaménagements urbains sont victimes des obstacles topographiques et économiques locaux. Au Mexique, le régime autoritaire détourne à son profit la politique de grands travaux. Les premiers acteurs médicaux de la politique hygiéniste de ces pays ont été formés à Paris. Ils présentent leur nouveau Code d'hygiène au *Congrès international d'hygiène* de 1889 au même titre que leurs homologues français. Les contraintes économiques et les routines paysannes n'ont pas permis à l'Égypte de l'entre deux guerres de développer efficacement une politique de santé publique. Enfin la Chine tente d'introduire des institutions et des pratiques de santé publique occidentales. Les premières années du XXe siècle à Pékin sont marquées par l'amélioration de l'état sanitaire urbain et la création d'un corps de police sanitaire. En conclusion, les programmes épidémiologiques en harmonie avec la mobilisation indispensable des États devraient donner des résultats encourageants. Parallèlement les libertés individuelles doivent partager les intérêts d'une politique de santé publique commune. Malheureusement la réalité rappelle que les principes d'hygiène, se heurtent le plus souvent, aux intérêts fonciers et que l'acculturation des masses populaires au seuil de pauvreté (parfois extrêmement bas) relève d'une évolution lente et progressive.

Le cas français des hygiénistes et du pouvoir politique - éléments constitutifs d'une seconde partie - a tout naturellement suscité ma curiosité. Un intérêt premier s'est porté sur les politiques d'hygiène de l'*Association Française pour l'Avancement des Sciences* (AFAS) entre 1872 et 1914. À en croire M. Renneville, l'AFAS représente une belle illustration pour comprendre les jeux relationnels parfois obscurs qui se créent entre les différents acteurs de la politique de santé publique impliquant à la fois les hygiénistes, les grands administrateurs et les édiles locaux. Il confie que l'association créée en 1872 ne serait pas née d'une opposition ou d'un conflit de légitimité scientifique, mais d'un souci de complémentarité des institutions existantes. À ce propos, il écrit : « Ses premiers adhérents sont réunis par une même volonté de combattre la centralisation parisienne et d'étendre à la province une vie scientifique rassemblant savants de laboratoire, industriels, maîtres d'enseignements et tout public intéressé.» [44] L'adhésion de notables comme par exemple Henri Henrot, maire de Reims (de 1884 à 1896) et membre du conseil supérieur de l'Assistance Publique (en 1888), le professeur d'hygiène publique Paul Brouardel (1837-1906) de la Faculté de médecine de Paris, l'inspecteur général des Services de santé de la marine Jules Rochard (1819-1896) auteur de nombreux ouvrages et notamment de traités d'hygiène permet de connaître leurs positions publiques sur les réformes passées ou en cours de discussion au Parlement. La section d'hygiène de l'association est composée majoritairement de médecins locaux, d'ingénieurs, d'inventeurs et d'architectes. Sa mission s'oppose à l'action même de l'association. Marc Renneville écrit : « Contraints de critiquer les puissances industrielles et politiques régionales qui étaient les meilleurs soutiens de l'association, les hygiénistes ont rectifié le discours offensif pour produire un double message.» [45] Un premier discours est tenu par des médecins employés dans les ministères ou exerçant une responsabilité sur le plan urbain ou départemental. Il prône une politique de développement de la santé publique, en multipliant la création de laboratoires, en promouvant l'enseignement de la microbiologie, les vaccins

---

44 M. Renneville in *Les Hygiénistes enjeux, modèles et pratiques (XVIIIe-XXe siècles)* chapitre 4 (sous la direction de) Patrice Bordelais, p.78.

45 Renneville, *op. cit.*, p.95.

et en augmentant le nombre de médecins fonctionnaires. Le deuxième discours milite pour une hygiène diffuse, technicienne et moralisatrice, dotée d'une thématique qui ne tient aucun compte de la théorie microbienne de Pasteur. La devise (dans le contexte) enjoint de lutter contre la dépopulation et la dégénérescence de la société française. Cependant, il est important de souligner que les congrès de l'*Association Française pour l'Avancement des Sciences* ont permis la rencontre heureuse de spécialistes scientifiques et professionnels, d'horizons différents, d'industriels et de notables. Dans cette perspective, il est possible de penser que les sociétés ou les associations à vocation médicale animées de bonnes intentions prédestinaient leurs membres à la mise en place d'une politique d'hygiène et de santé publiques. Un deuxième regard s'est porté sur l'existence des statistiques sanitaires à partir du cas parisien. Il est surprenant de constater que le bureau de statistique municipal créé à Paris en 1878 a été un concurrent direct des systèmes d'observation de l'hygiène urbaine à la fin du XIXe siècle en France. Le texte propose une réflexion sur les moyens de connaissance appliqués au développement de plusieurs professions hygiénistes. Comment ces compétences professionnelles conduisent-elles à des décisions et produisent-elles des effets urbains ? Dans ce chapitre Yankel Fijalkow (Université de Paris VII) montre que les politiques sanitaires sont bâties sur une réflexion statistique concernant aussi bien l'urbanisme que le travail et l'univers domestique. Les systèmes descriptifs et les volontés politiques en matière sanitaire, conduisent à des résultats, parfois, très divergents. Par ailleurs les plaintes relatives à l'insalubrité de l'habitat parisien entre 1850 et 1955 reflètent l'hygiénisation de la vie quotidienne. Elles sont étudiées par Elsbeth Kalff (au sixième chapitre). Les considérations techniques et sanitaires – ventilation de l'air et circulation de l'eau préconisées par les hygiénistes au début du XIXe siècle – ont été rapidement dépassées par les nouveaux préceptes de désinfection de la théorie pastorienne à la fin du siècle. Le combat pour la salubrité des logements à Paris à partir de la seconde moitié du XIXe siècle est permanent. Les discours sont suivis d'effets. Les plaintes des habitants de Paris déposées aux instances administratives attestent la volonté de la population et des pouvoirs publics. L'assainissement de l'habitat conforte ainsi le mouvement hygiéniste dans ses positions et renforce son pouvoir d'action. Il ne faut pas oublier que le mouvement sanitaire trouve ses ancrages dans un combat concret, quotidien et permanent de la société française face aux besoins de propreté. Ces réalités correspondent aux premières bases de l'édification d'une véritable politique d'hygiénisation. La question de l'architecture et de l'hygiénisme à Paris au début du XXe siècle (abordée au septième chapitre) par Pascal Mory (École d'Architecture de Paris-Villemin) témoigne une nouvelle fois des fractionnements entre théorie et pratique. Les architectes et les ingénieurs définissent la notion d'hygiène avec des représentations techniques et scientifiques. Paradoxalement les hommes politiques insèrent dans leurs discours une dimension morale. Un bon nombre d'immeubles parisiens construits dans le courant du XIXe siècle sont au confluent de divergences entre les architectes, les médecins et les hommes politiques. Personne n'est d'accord ! Les contradictions abondent… L'administration de la fin du siècle doit articuler deux législations différentes. L'une est issue de la réforme d'un décret réglant la hauteur des bâtiments parisiens datant de 1884 et l'autre est une conséquence de l'application de la récente loi de santé publique votée le 13 février 1902 sur l'obligation de construire des immeubles dont la hauteur doit être proportionnée à la largeur des rues afin de permettre la circulation de l'air. Les problèmes d'organisation matérielle des villes et de l'habitat se multiplient et les solutions relatives à une « architecture sanitaire » n'aboutissent pas. Il faut attendre la veille de la Seconde Guerre mondiale, avec une politique d'expropriation indispensable, pour la reconstruction d'une ville salubre. Tous les textes issus de la deuxième partie du livre de Patrice Bourdelais – consacrés aux hygiénistes et au pouvoir politique – montrent bien les difficultés, les dictions, les contradictions (…) les complications de la transformation du mouvement hygiéniste en véritable force politique de santé publique. Ces récits historiques d'actions concrètes donnent un panorama des réalités, des changements de mentalités et de structures qui s'opèrent durant tout le XIXe siècle au nom du bien-être de la société française.

9 La santé publique et la médecine française dans la période contemporaine par quelques auteurs anglo-saxons

Un certain nombre d'auteurs anglo-américains ont étudié la question française. Il faut affirmer qu'ils ont même précédé les chercheurs français sur ces questions. Il s'agit de Martha L. Hildreth, *Doctors, Burocrats and Public Health in France, 1888-1902*[46] qui rend compte de l'histoire fusionnelle de l'Administration et des élites médicales en France vers la fin du XIXe siècle comme promotion des bureaucrates et de la santé publique. William Coleman, *Death is a Social Disease : Public Health and Political Economy in Early Industrial France*[47] consacre son ouvrage au personnage du Docteur Louis-

46 New-York, Garland, 1987.

47 Madison, University of Wisconsin Press, 1982.

René Villermé (1782-1863), médecin-hygiéniste et sociologue français. Membre de l'Académie de Médecine, il serait l'initiateur de quelques lois sociales comme la loi sur le travail des enfants dans les manufactures (1841) qui limite l'âge d'admission dans les entreprises de plus de vingt salariés aux enfants de huit ans et plus ou la loi d'urbanisme portant sur l'interdiction de la location de logements insalubres (1850). C'est un médecin connu pour son ouvrage majeur *Tableau de l'état physique et moral des ouvriers employés dans les manufactures de coton, de laine et de soie* (paru en 1837) grand spécialiste de la condition ouvrière au XIXe siècle. Andrew Cunningham et Perry Williams dans *The Laboratory revolution in medicine*[48] racontent l'histoire de l'évolution de la médecine par la pratique du laboratoire avec un pionnier de la médecine expérimentale : le médecin-physiologiste Claude Bernard (1813-1878) professeur au Collège de France. Ce livre se classe plus parmi les ouvrages de sociologie des sciences que d'histoire des sciences. George Weisz Professeur à l'Université Mac Gill au Canada propose une approche historique de l'Académie nationale de Médecine fondée en 1820 sous la Restauration par la fusion de deux institutions antérieures qui avaient été abolies par la Révolution française : la *Société Royale de médecine* et l'*Académie de chirurgie. The medical mandarins – The French Academy of Medecine in the nineteen and early twenty century* [49]. Il étudie la création de l'Académie de médecine française, ses structures et son fonctionnement, ses commissions, ses débats et ses communications. L'Académie nationale de Médecine comprend quatre commissions, qui fonctionnent sans intermittence, pendant tout le XIXe siècle. Il étudie aussi la Commission sur les remèdes secrets. Tout nouveau remède est soumis à l'approbation de l'Académie seule institution tenue informée des modes de fabrications et des nouveaux produits pharmaceutiques. Il cite la Commission sur les eaux minérales. Ces dernières sont considérées comme des produits à vertus doivent être examinées dans leur composition et leurs effets thérapeutiques. Il revient à l'Académie nationale de Médecine de les évaluer. La Commission des épidémies, quant à elle, doit être alertée des endémies et des épidémies et organiser les moyens de prévention. Il existe aussi une commission des vaccinations. L'Académie intervient dans le domaine de la prévention en rappelant qu'à cette époque (1809 : date de création de la commission) la vaccination n'est pas obligatoire en France. Elle le deviendra, un siècle après, avec la grande loi de protection sociale instaurée en 1902. Les commissions doivent produire des statistiques que George Weisz qualifie

---

48 Cambridge Press, 1992.

49 Oxford University Press, 1995.

de « critiques », dénonçant par exemple les recueils non homogènes, les mathématiques insuffisantes et le mauvais suivi des travaux.

Deux auteurs traitent également de la *dégénérescence* dont Robert A. Nye avec *Crime, madness and politics in modern France, the medicals of national decline*[50]. L'auteur étudie le crime essentiellement à partir de l'idée de décadence qui est pensée comme un modèle et qui justifie le rôle politique des médecins. Daniel Pick avec, *Faces of degeneration in mental disorders 1848-1918* [51], montre que le phénomène n'est pas une spécificité française et qu'il s'est développé en Europe. Erwin H. Ackernecht, dans *Medicine at the Paris Hospital 1794-1848*, [52] montre à quel point la médecine parisienne a été le fleuron de la médecine mondiale. L'auteur reprend la classification de Michel Foucault avec la médecine à domicile et la médecine hospitalière pratiquées dans la première moitié du XIXe siècle et la médecine de laboratoire pratiquée dans la seconde moitié du siècle. Il montre que cette médecine hospitalière voit apparaître de nouveaux concepts comme celui de lésions, les statistiques et de nouvelles techniques comme celle de l'auscultation, de la palpation, etc. L'auteur résume cette histoire de la médecine du XIXe siècle en quatre périodes. La première, entre 1794 et 1814, est dominée par l'aliéniste Philippe Pinel (1745-1826) et Jean Nicolas Corvisart (1755-1821) médecin de Napoléon, docteur régent de la Faculté de médecine de Paris, professeur de pathologie à la Charité puis de physiologie. À l'Hôpital de La Charité, Corvisart réorganisera son service en donnant la priorité au lit du malade et à l'anatomie pathologique. Il y fera, d'ailleurs, construire un amphithéâtre d'anatomie. En 1806, il publie un *Essai sur les maladies et les lésions organiques de l'aorte*. Puis, en 1808, il assure la traduction du livre d'Auenbrügger sur la percussion. Il fut l'un des flambeaux de la médecine parisienne et un des artisans de la renommée de la médecine française. Une deuxième période couvre la Restauration 1814-1830 et est dominée par François Joseph Victor (1772-1838), professeur de pathologie et de thérapeutique générale de la Faculté de médecine de Paris, qui fondera les *Annales physiologiques* et sera le défenseur de la physiologie et par René François Laënnec (1781-1826), l'un des tenants de la méthode anatomo-clinique de l'auscultation inventant le stéthoscope ou « cylindre ». Cette période s'achève avec l'épidémie de choléra de 1832. Ensuite il distingue le règne des éclectiques : 1830-1848 avec Andral (1797-1876), clinicien, professeur d'hygiène et de thérapeutique, Émile Louis (1787-1872), qui voulut appliquer la statistique à la médecine anatomo-clinique, Armand

---

50 Princeton University Press, 1984.

51 Cambridge University Press, 1989.

52 Johns Hopkins Press, 1967.

Trousseau (1801-1867), médecin des hôpitaux connu pour avoir pratiqué la trachéotomie. Tous ces médecins partagent en commun la méthode anatomo-pathologique. Après 1848, la médecine de laboratoire apparaît sous l'impulsion du physiologiste Claude Bernard (1813-1878) et du chimiste Louis Pasteur (1822-1895).

En 2000, deux historiennes américaines sont intervenues au séminaire de Gérard Jorland à l'École des Hautes Études en Sciences Sociales de Paris il s'agit de :

* Ann Fowler La Berge, auteur notamment de *Mission and Method. The Early-Nineteenth-Century French Public Health Movement.*[53] Elle intervint au séminaire les 7 et 14 mai 2001 pour y présenter une réévaluation des conseils de salubrité par une analyse de ces institutions à travers un carton d'archives de rapports manuscrits du Conseil de salubrité de Paris aux Archives de la Préfecture de Police et un rapport isolé des Archives Nationales en tentant de répondre à un certain nombre de questions : Que voulait dire être membre du conseil de salubrité ? Qu'ont donc fait ces hygiénistes ? Où, quand et combien de temps ont-ils été en fonction ? Quelle était la signification de leurs travaux ? Elle donnait à comprendre le rôle véritable de ces conseils de salubrité.

* Evelyn B. Ackerman, auteur de *Health care in the parisian country side, 1800-1914*[54], a présenté en partant de cette monographie du développement médical dans un département de la région parisienne qui est la Seine-et-Oise une analyse de l'offre médicale — en montrant comment petit à petit une demande de soins médicaux sous l'influence de la propagande des conseils d'hygiène — va habituer la population à une intervention médicale. Cette activité est proche de ce qu'on appellerait « l'écologie », en évoquant par exemple, les problèmes d'épandage.

Conclusion

Pour achever la présentation du sujet de ce livre, je souhaiterais inclure de manière détaillée la pensée de mon Directeur d'Études Gérard Jorland qui a consigné tous ses travaux de séminaire du début des années 2000 à l'EHESS de Paris consacrées à l'histoire de l'hygiène publique dans un ouvrage extrêmement documenté *Une société à soigner. Hygiène et salubrité publiques en France au XIXe siècle* (éditions Gallimard, 2010), une référence bibliographique préliminaire à mes travaux de recherche (de périodicité récente) très appréciable qui s'est imposée à mon travail de thèse parce que

53 Cambridge University Press, 1992.
54 Londres, Rutgers University Press, 1990.

Gérard Jorland s'est efforcé à exposer l'émergence de toute la mouvance hygiéniste en France au cours du XIXe siècle. Ses travaux sont particulièrement indispensables, pour comprendre l'engagement de la corporation médicale, au Parlement, sous la IIIe République. En complément de ses séminaires que j'ai suivis régulièrement à l'EHESS dès mon arrivée en l'an 2000 à Paris je voudrais reprendre le commentaire de cet ouvrage avec une lecture personnelle ; des points de connaissance et de réflexion que j'ai découverts grâce à lui. À l'occasion de ces travaux publiés aux éditions l'Harmattan, qu'il sache qu'une reconnaissance de l'apprenante vis-à-vis du maître lui est une nouvelle fois exprimée.

L'ouvrage présente une histoire de l'hygiène publique en France au XIXe siècle, mettant en exergue l'émergence d'un mouvement hygiéniste qui existe dans les autres pays européens aussi, mais qui prend une connotation bien particulière chez les Français puisque nous avons présent au pays, le savant Louis Pasteur, qui va révolutionner l'univers de la science et de la médecine avec la découverte de la microbiologie dont les répercussions directes sur les pratiques d'hygiène privée et d'hygiène publique seront conséquentes pour la reconnaissance d'une activité peu connue pendant tout le XIXe siècle, aboutissant à une véritable politique de santé à construire sous la IIIe République. L'ouvrage s'articule en quatre parties principales. La première partie tend à présenter la naissance de l'hygiène publique en France avec, notamment, l'*épistémè* hygiéniste du chimiste Lavoisier. Membre de la Société royale de médecine, la réflexion du savant Lavoisier est plurielle. Il s'essaie à l'économie politique et aux statistiques conjuguant ensemble les deux disciplines voisines de l'hygiène et tente par la même occasion d'appliquer la chimie à l'hygiène. Par cette présentation, Gérard Jorland nous rappelle que le chimiste avec ses expérimentations pratiques démontre la justesse de l'alliance de ces deux disciplines physiques. Prenons, l'exemple de l'expérimentation du renouvellement de l'air dans les salles de spectacle (Lavoisier est auteur d'un rapport d'étude sur le sujet) : il insuffle le principe même de l'hygiène à devoir appliquer à toute forme d'air viciée le renouvellement physique de son essence. Quelques chapitres suivants rendent compte des effets nocifs du miasme répandu dans l'air expliqué par la pestilence de germes pathogènes in vivo par décomposition organique. L'auteur du livre développe l'argumentation en prenant l'illustration du « miasme » produit dans les zones géo-sphériques de type marécageux. L'être humain vit en permanence dans un milieu malsain qui répand directement ou indirectement les microbes, dont il faut combattre le caractère infectieux afin de préserver l'individu des maladies. Avec cette description donnée, nous avons sous les yeux tout le princeps de la pensée hygiéniste du XIXe siècle développée par une communauté de chercheurs volontaires (horizons très divers), convaincue par la nécessité de tout nettoyer, de tout contrôler, pour éviter la propagation des microbes porteurs des maladies. Parmi ces hygiénistes, au fil du temps et surtout des découvertes en la matière, nous aurons deux clans qui vont s'afficher : les « infectionistes » et les « contagionistes ». Or à partir de 1855, les travaux du savant Louis Pasteur tentent d'éclaircir la méconnaissance sur le caractère infectieux des maladies et les conduites qu'il est nécessaire d'adopter en cas d'épidémies prophylactiques, et de montrer la nécessité caractéristique pour l'homme de vivre dans un milieu sain. L'activité hygiéniste se développe pendant tout le XIXe siècle cultivant les esprits à réviser le mode de vie des citoyens sur le plan d'une hygiène privée et la nécessité d'organiser une santé publique collective, pour épargner le groupe communautaire de la maladie et de la mort. Ensuite (dans une deuxième partie du livre), l'auteur livre aux lecteurs les chiffres de la misère, en soulignant le caractère gravissime, d'une population française déclinante par ses courbes de natalité avec une mort exponentielle très présente et des conditions matérielles des populations laborieuses plongées dans la saleté, en particulier dans les classes ouvrières. Fascinés par la misère, la maladie, la mort qui se répandent à des vitesses fulgurantes (par défaut de salubrité et de santé publiques propices dans les classes laborieuses), les hygiénistes vont jusqu'à organiser *une industrie des nourrices* afin que les ouvrières puissent librement enfanter et disposer de leurs forces physiques en confiant leurs enfants dans la journée, à une nourrice, pendant qu'elles travaillent à l'usine ou à la fabrique. Même, par substitution, l'alimentation au sein maternel garantit le développement de la croissance physique du rejeton dans les meilleures conditions pour échapper à la mort ou la maladie. Dans ces milieux modestes, le plus souvent exposé à des situations de maltraitance ou de négligence de ce type d'hygiène, le nouveau-né sera fréquemment exposé à des carences ou à des malnutritions de croissance conduisant à une mortalité infantile presque inévitable avant l'âge de neuf mois. C'est un phénomène dramatique (bien que très courant en France) pendant toute la durée du XIXe siècle. Dans une troisième partie du livre, Gérard Jorland se justifie sur le titre de son ouvrage en précisant que la société française du XIXe siècle est à soigner. Il démontre avant-tout qu'elle est malade ! Bien qu'au-delà des maux il s'agisse « d'une société dégénérée » empreinte de tous les vices, particulièrement développés et entretenus dans les bas-fonds populaires, il convient de se réapproprier les classes souffrantes laborieuses par une hygiène physique et morale en luttant contre toutes sortes de vices : alcool, analphabétisme, prostitution, crime, vagabondage, maltraitance de l'enfance, exploitation de l'homme au travail etc. L'auteur s'attarde longuement sur des épisodes narrant la médecine légiste du milieu du siècle, la typologie des sexualités décadentes désapprouvées par la morale hygiéniste et des enquêtes spécifiques consacrées à l'étude sur le goitre entreprises en 1851 pour l'exemple – pathologie particulièrement développée dans les zones montagnardes caractérisant les individus affectés de crétinisme. Enfin dans la quatrième et ultime partie de son livre, l'auteur insiste largement sur la circulation des germes que les hygiénistes (appuyés par l'administration) veulent combattre en expliquant le principe de contagion, les découvertes de Pasteur, la nécessité d'assainir l'environnement de l'homme dans chacune des dimensions de son univers vital : domicile, usine, école... mettant en relief l'existence d'un parti de l'hygiène qui serait contenu dans un texte fondamental de législation sanitaire (traduite spécialement par la loi de 1902 relative à la protection de la santé publique). Il s'agit d'une synthèse qui représente toutes les mesures de législation sanitaire prises sous la IIIe République comme « modèle républicain idéologique », souligne l'auteur, que les législateurs aimeraient voir appliquer à la lettre.

Avec cette publication récente sur l'histoire de l'hygiène publique en France au XIXe siècle, Gérard Jorland pose définitivement les jalons d'une pratique demeurée longtemps méconnue du grand public, voire des autorités tant l'intérêt des pratiques hygiénistes était antérieurement à caractère philanthropique et volontaire. Il nous explique toute la dimension d'extension que vont prendre ces activités d'étude, de contrôle et de prévention à l'égard de la santé publique qui ne sera pas véritablement organisée avant l'émergence d'une législation courante en la matière sous la IIIe République, malgré la volonté de l'État de prendre en charge les populations malades avec l'existence des Assistances Publiques fonctionnelles dans les grandes villes et les hôpitaux publics ou privés. Cette hygiène publique est très parlante dès qu'il faut évoquer le problème des épidémies humaines et animales qui finissent toujours pour celles-ci par se rapporter de manière tragique à l'homme, affectant l'individu dans son intégrité physique et mentale, le conduisant, inexorablement, à la maladie et à la mort. Nous voyons alors l'État, les autorités administratives, la médecine, comme des autorités toutes impuissantes face à la maladie infectieuse, contagieuse, qui décime des communautés entières d'individus. Indispensables à la société, les hygiénistes sont présents dès les débuts du XIXe siècle. Ce sont des hommes qui consignent, observent, préconisent, pour donner des explications aux maux ravageurs sans encore comprendre les véritables portées de leurs actions (du moins pas avant les découvertes de Pasteur en matière de microbiologie). Il faut donc attendre la deuxième partie du XIXe siècle pour que les pratiques hygiénistes donnent un sens concret de bienveillance et de protection aux populations à l'égard des dangers qui touchent à la santé des gens, à partir du moment où les activités sont prises au sérieux et reconnues par les autorités médicales et administratives. Les prouesses scientifiques de Pasteur sur le choléra des poules, les vers à soie, la maladie du mouton etc. expliquent le caractère infectieux et contagieux des germes pathogènes transmis à un certain nombre d'individus. Ces idées sont consignées dans un ouvrage très pertinent – avec une exposition des faits extrêmement originale et rigoureuse –, une documentation archivistique particulièrement fournie et hors du commun et je m'appuie, très volontiers, sur la thèse de mon Directeur d'Études qui n'hésite pas un seul instant à déclarer que la société française du XIXe siècle est malade. Plus grave, il déclare qu'elle est « décadente » !

* *Une société décadente*

La notion de « dégénérescence » est alors, colportée, par les moralistes hygiénistes philanthropes qui répandent les idées parmi les élites républicaines de la IIIe République dans les tribunes politiques, les sphères médicales, les salons… à une période de l'histoire fragilisée présentée sous l'angle de quelques écorchures profondes, puisque la France vient juste de sortir du conflit avec la Prusse (en 1870), grande défaite patriotique pour la Nation. Le moral des troupes et des élites dirigeantes, à la fois, est en berne. Il appartient donc aux hygiénistes bienfaiteurs de remettre un peu d'ordre dans une société à reconstruire, à sans cesse éduquer et surtout à solidariser pour combattre les maladies, face à une économie libérale dominante qu'ils doivent, très difficilement, contrer. L'enjeu pour ces derniers se joue au Parlement entre 1870 et 1914 où il est noté une abondance prodigieuse de textes sanitaires. Ce n'est donc pas par hasard qu'un certain nombre de médecins se sont engagés dans une carrière nationale de législateurs à cette période. C'est tout l'enjeu du sujet de cette thèse que Gérard Jorland m'a proposé de démontrer.

* *Louis Pasteur à l'Académie des Sciences et à l'Académie de Médecine*

Du point de vue purement critique et sans esprit partisan relatif à la question abordée, j'ai apprécié le récit et la plume acérée, pour lesquels je ne me fatiguerai jamais de lire ou de relire (en le recommandant aux lecteurs !) le moment par exemple de la décennie 1860 où Pasteur se présente à l'Académie des Sciences, puis plus tard décennie 1870 à l'Académie nationale de Médecine (rue Bonaparte), non seulement pour valider ses travaux à caractère scientifique, mais pour soumettre aux académiciens les idées neuves. La notion « du milieu microbien » est à gommer de la carte sanitaire par les divers principes de propreté formulés et exercés par les hygiénistes. Ces idées nouvelles vont impulser à la société française du XIXe siècle, un regard complètement neuf, sur des pratiques de vie qui vont désormais s'imposer dans les codes et les conventions sociales, au risque d'exposer la population à des maladies ou à la mort, si ces pratiques de salubrité ne sont pas appliquées. Cet épisode historique des faits est (je crois à mon avis) la clef de voûte qui se joue pour la reconnaissance de tout le mouvement hygiéniste français au XIXe siècle. Idée nouvelle présentée par le savant Pasteur à l'Académie nationale de Médecine, les pratiques d'hygiène publique nouvelles vont secouer la torpeur du monde médical sur le plan des hautes instances des sciences médicales. Une fois cette déclaration jetée dans les tribunes de l'Académie nationale de Médecine, il suffira d'arpenter quelques rues adjacentes à la Seine pour rejoindre les institutions politiques afin que la rumeur diffuse soit immédiate dans les chambres parlementaires. Dans un premier temps, au Palais-Bourbon, puis chemin faisant quelques bouches d'égout plus loin, au Palais du Luxembourg ! J'ignorais que le savant Louis Pasteur était membre du Conseil de Salubrité de la Seine, en 1876, membre également du Comité consultatif d'hygiène publique de France, en 1882, parce que l'auteur du livre révèle que cette communauté d'hygiénistes était indispensable au savant disposant ainsi de la collaboration des vétérinaires et des médecins présents au sein des conseils de salubrité – adeptes des pratiques – pour vérifier la théorie de la fermentation et la confronter aux animaux (cas du charbon) puis à l'homme (cas de la rage). Je crois qu'il est fondamental, de pointer ce passage du livre, qui donne le ton d'orientation de la mouvance hygiéniste en France peu avant et pendant la IIIe République, éléments d'éclairage aidant à comprendre les découvertes de la microbiologie à transmettre aux législateurs, eux-mêmes confrontés aux problèmes de santé publique qui leur sont soumis, surtout lorsque la question des épidémies (récurrence des maladies contagieuses de la société) est posée dans les chambres parlementaires.

** Une médecine légiste*

L'autre passage remarquable du livre qu'il faut lire avec beaucoup d'attention correspond au septième chapitre dédié aux médecins légistes en 1848. L'auteur rend compte d'une révolution internationale marquée par une crise économique produite originellement en Angleterre. Cette crise est étendue aux autres pays européens à l'échelon de la production industrielle aux secteurs métallurgique, textile et alimentaire, ce qui va provoquer une crise sociale conséquente imposant au milieu ouvrier une situation de chômage pérenne dont certains intellectuels n'hésitent pas à saisir la matière comme expérimentation d'études. Ils étudient ainsi la prolifération de toutes sortes de vices dont l'inévitable "délit criminel". Certains auteurs montrent comment les sociétés occidentales sont passées du "crime social" à la "médicalisation du crime". Agitant les esprits spécialistes de la médecine légiste sur un nouveau débat, la question du « criminel-né » affronte deux conceptions : la théorie darwinienne du criminologue italien Lombroso (1835-1909), qui explique l'acte criminel commis par un être humain de type primaire et la conception beaucoup plus subtile du médecin légiste français Lacassagne (1843-1924) pourtant formé à l'école de criminologie italienne (disciple de Lombroso), qui impose une théorie pastorienne en affirmant que le « milieu social » est le « terrain » et que le « criminel » est le « microbe » ! Gérard Jorland souligne que la dégénérescence n'est pas selon lui un retour à des comportements primaires des individus, mais qu'un individu déraciné de son milieu rural pour être transporté de force dans un milieu de vie urbain par exemple et sans travail, soumis malgré lui à la paresse et à la plus grande situation de promiscuité physique et morale, va inévitablement développer un instinct destructeur, le conduisant directement à adopter des conduites criminelles. C'est ainsi qu'il va y avoir pour cette période-là beaucoup d'études réalisées par les médecins légistes adeptes des croyances et des pratiques hygiénistes. La médecine légale effectue par définition du point de vue de la médecine et de la justice des comptes rendus obligatoires à la déclaration des décès survenus. Mais elle va désormais s'intéresser de plus près aux motivations et aux raisons des conduites des criminels sur le terrain, collaborant dès alors avec la police sanitaire pour se transformer peu à peu en une médecine légiste. Nous avons là une nouvelle fenêtre dessinée sur la communauté des hygiénistes prise en flagrant délit d'action au milieu du siècle ! Prostitution, sexualité décadente, vagabondage, délinquance, alcoolisme etc. aucun détail n'échappera à ces experts !!! Tout est noté, étudié et discuté. En temps opportun les hygiénistes sauront verbalement exposer la situation. N'ayant pas un regard très neuf en feuilletant et en découvrant ce livre (parce qu'ayant quelques notions sur le sujet et connaissant les activités intellectuelles de Gérard Jorland), il m'est très difficile de soumettre une critique linéaire et globaliste de l'ouvrage. Je ne peux que proposer un portrait parcellaire, en relevant des touches picturales chaudement colorées qui m'ont particulièrement interpellées.

* *La fièvre typhoïde*

Dans l'ensemble l'ouvrage reste complètement à découvrir parce que le sujet choisi est très novateur, traité si subtilement par l'auteur qu'il donne pour les sciences humaines un regard éclairant l'histoire de la société française du XIXe siècle, voire une vérité nous révélant bien des imperfections de notre organisation sociale, philosophique et morale. J'ai presque envie d'affirmer que tous les éléments d'informations appuyés à partir des sources archivistiques primaires et présentés de façon magistrale m'ont beaucoup intéressée et nourrie. Je m'attarderai sur un dernier point la question de la fièvre typhoïde qui reflète des réalités d'époque (chapitre intitulé « Ne plus boire ses excréments »)[55] visant à évoquer la situation dramatique en référence à la fièvre typhoïde qui frappe de manière très forte, la population française au cours du XIXe siècle, tant les médecins ou les autres experts scientifiques ne parviennent pas à comprendre l'origine du mal qui se transmet d'un individu à un autre. Un mal infectieux qui conduit de façon désespérée à la mort sans cesse grandissante au cours du temps, soit une mortalité parisienne deux fois supérieure en 1850 et cinq fois supérieure en 1890 à la mortalité par maladie de la ville de Londres ! Là beaucoup d'études sont consacrées à comprendre l'origine du mal. Le phénomène de la déferlante pathogène est remarqué dans les statistiques : dès l'année 1829. Elle anime la communauté scientifique européenne jusqu'à la fin du siècle (décennie 1890). À l'Académie de médecine française, les discussions vont bon train. Noël Guéneau de Mussy, médecin des hôpitaux (petit-fils du docteur hygiéniste Hallé, célèbre pour sa part pour avoir été en ce qui le concerne un des promoteurs de la vaccination…) reprenant les idées du médecin hygiéniste anglo-saxon Murchison (spécialiste de la typhoïde), pense que l'eau potable des nappes souterraines est polluée par les eaux excrémentielles ou l'air respiré des matières fécales dans les égouts ce qui expliquerait la maladie. Les pronostics vont bon train pendant tout le siècle, mettant en résonance les faits aux congrès internationaux d'hygiène, permettant d'étendre les études

55 Titre emprunté à un auteur anglo-saxon, p. 258.

à l'échelle mondiale et faisant s'accorder bon nombre d'hygiénistes pour imposer la théorie des « *circumfusa excreta* », comme ils les définissent eux-mêmes, voyant en ces matières organiques une possibilité de « miasmes infectieux » porteurs de maladies. C'est encore un sujet de santé publique hautement et longtemps traité du point de vue des sciences, de la médecine et de l'hygiénisme, donnant du grain à moudre pour les législateurs de la IIIe République qui vont avoir à traiter la question. Elle va se régler de manière tardive par la loi de 1902 relative à la protection de la santé publique imposant l'obligation pour les médecins de déclarer les individus touchés par la maladie et pour les communes de plus de 20 000 habitants d'imposer le tout-à-l'égout à chaque résident de la ville, afin d'éviter la contamination des eaux potables destinées à la consommation des habitants… Il est indispensable de prendre connaissance de l'ouvrage de Gérard Jorland qui n'est pas le dernier à écrire sur le paysage tourmenté de l'histoire sociale française (second pan du XIXe siècle) expliquant archives originales très exceptionnelles en main ce quotidien des Français d'un point de vue de la science, de la médecine et de la morale.

Après les préliminaires de présentation relevant d'une problématique sociétale majeure à la fin du XIXe siècle, les lecteurs peuvent tirer à présent le rideau de velours des deux scènes magistrales du pouvoir législatif pour y découvrir — un public de législateurs — en particulier celui des médecins à leur tour députés ou sénateurs. Hommes de loi ou de foi sur le plan national, hommes d'actions et de paroles sur le plan des localités, dès 1870, les médecins n'hésitent pas à engager leurs responsabilités personnelles civiles et politiques. Quelles ambitions convoitent-ils ? Il reste à décliner une collection de portraits (haute en couleurs), qui réflète une diversité, très contrastée, de cultures et de terroirs. Qui sont-ils vraiment ? Le bilan socio-démographique de leurs parcours politiques et de leurs pratiques médicales aidera à mieux comprendre les raisons de l'engagement.

PARTIE II

RÉPARTITION GÉOGRAPHIQUE DES MÉDECINS LÉGISLATEURS EN FRANCE ET PLACE OCCUPÉE PAR CE GROUPE PROFESSIONNEL IDENTITAIRE DANS LES CHAMBRES

CHAPITRE 1

RÉPARTITION GÉOGRAPHIQUE DES MÉDECINS SUR LE TERRITOIRE NATIONAL

L'étude suivante se résume à quelques données chiffrées. Elle se veut être complémentaire en nouveautés de l'approche socio-statistique, proposée par l'historien Ellis, sur le sujet. L'exercice n'est pas de réalisation facile en raison de matériaux d'archives peu homogènes et d'une base d'informations biographiques restée très lacunaire. Il me revient d'étudier la population médicale parlementaire répartie sur l'étendue géographique du pays.

1 Par département, par localité

À un échelon départemental, la division administrative du territoire français depuis les décrets de création du 15 et du 16 janvier 1790 des 83 départements originaux change au cours de l'Histoire marquée particulièrement en 1871 par le rattachement à l'Allemagne de l'Alsace-Lorraine, c'est-à-dire des quatre départements du Haut-Rhin, du Bas-Rhin, de la Moselle et de la Meurthe, à l'exception du Sud, du département du Haut-Rhin qui reste français sous le nom de « Territoire de Belfort » et d'une partie du département de la Meurthe conservée sous le nom de « Meurthe-et-Moselle ». Sous la IIIe République, Paris est représenté par le département de la Seine dont les départements limitrophes sont à l'ouest la Seine-et-Oise et à l'est la Seine-et-Marne. Le rattachement de Nice (Alpes-Maritimes) et de la Savoie partagée entre les départements de la Savoie et de la Haute-Savoie (en 1860) donne trois nouvelles unités départementales supplémentaires. La Loire-Atlantique actuelle est nommée pour la période étudiée « Loire-Inférieure » (changement en 1957) ; les Côtes-d'Armor actuelles sont nommées « Côtes-du-Nord » ; la Seine-Maritime actuelle s'appelle la « Seine-Inférieure » (changement effectué en 1955) ; la Charente-Maritime se nomme « Charente-Inférieure » (changement en

1941). La Corse du Nord et celle du Sud ne sont que des territoires unifiés. Les Pyrénées, se découpent, de la manière suivante : Hautes-Pyrénées, « Basses-Pyrénées » (Pyrénées-Atlantiques actuelles désignées sous cette appellation en 1969), Pyrénées-Orientales. De 1848 à 1962, l'Algérie compte trois départements : Oran, Alger et Constantine regroupés pour le traitement de l'étude en Algérie. L'Outre-Mer qui comptabilise quelques médecins législateurs comprend les départements de la Guadeloupe, de la Guyane, de la Martinique et de la Réunion. En fonction des recensements de la population française réalisés par les tutelles ministérielles entre 1870 et 1914 et employés pour les besoins de l'étude, la liste des départements n'est pas homogène. Certains tableaux d'analyse départementale contenus dans cette partie présentent des variations de présentation en fonction du découpage administratif de l'époque et des données que le ministère du Commerce veut bien renseigner.

À un échelon local, les communes sont administrées par un conseil municipal élu au suffrage direct depuis la loi municipale du 5 avril 1884. Le maire (ou premier magistrat de la commune) est désigné par le Conseil municipal. Auparavant selon un seuil démographique qui a varié au cours du XIXe siècle, il était nommé soit par le pouvoir central pour les communes les plus peuplées, soit par le préfet pour les autres. En 1806, la France compte 40 210 communes ; en 1876 : 37 745 ; en 1936 : 38 014[56]. Une des communes chefs-lieux d'arrondissement est désignée comme capitale du département sous le nom de préfecture, siège des administrations départementales. Les communes et les villes sont regroupées en arrondissements de type communal ou de type municipal. Les arrondissements du premier type sont divisés en cantons. Les cantons regroupent un nombre variable de communes. Les médecins législateurs de la IIIe République sont répartis dans chacune de ces unités. Nous examinerons la situation au travers de ce chapitre. Hygiénistes ou médecins cantonaux ou non pour la plupart d'entre eux, conseillers municipaux ou maires ou conseillers généraux et présidents de Conseil général, ces médecins ont fréquenté à un moment de leur carrière locale, départementale ou nationale les assemblées hygiénistes. Du point de vue politique, les données regroupées dans la base d'informations biographiques actuelle ne me permettent pas de garantir des études détaillées, touchant à une campagne électorale par exemple, sur le plan d'une petite commune ou d'une grande ville. Il faut insister sur le fait que

56 Cf. la base d'informations sur *Cassini* au sujet des communes de France. Internet : http://cassini.ehess.fr. Ce site électronique est animé par un collectif scientifique comprenant les grandes institutions nationales suivante : EHESS, BNF, CNRS, INED.

les données recueillies ne sont pas systématiques et homogènes. Cela supposerait d'autres recherches, notamment, relatives aux résultats des campagnes législatives ou relatives à la composition des circonscriptions électorales par exemple[57]. L'essentiel est de comprendre, aujourd'hui, la répartition et le rôle de cette population politique rapportée à l'ensemble de la population française sur l'ensemble du territoire national. Enfin nous devons évoquer une autre instance délibérante du département qui va jouer un rôle considérable dès sa création (par la loi du 22 décembre 1789), ce sont les conseils généraux composés de 36 élus. L'élection des conseillers généraux se fait au suffrage universel avec la loi du 3 juillet 1848. Initialement, le président de l'assemblée départementale était à l'origine renouvelé chaque année. Depuis la loi du 10 août 1871, le Conseil général élit son président à chaque renouvellement des conseillers généraux. Cette institution représente le dernier jalon avant d'accéder à une carrière parlementaire. Il semble judicieux de lui consacrer un temps d'observation. À l'échelon départemental, cette instance administrative joue un rôle relativement important dans le fonctionnement institutionnel de la nation. La lecture des débats parlementaires rend très vite compte des réalités renvoyant chaque organe institutionnel à ses propres responsabilités et à ses propres engagements. Nous ne manquerons pas de le voir au sujet de la législation sanitaire. Les parlementaires doivent définir le rôle et la responsabilité de chacune des représentations nationales, départementales, locales, malgré le pouvoir centralisateur de l'État assez fort sous la période étudiée.

Pour le moment, essayons de comprendre les origines, les parcours et l'évolution professionnelle médicale ou politique de la population étudiée à partir d'un certain nombre d'outils d'archives mis à disposition : la base de données biographiques concernant ces 406 médecins-pharmaciens et législateurs, les outils biographiques de l'Assemblée Nationale et du Sénat (en ligne sur Internet), la base de données biographiques des députés parlementaires français depuis 1789 (créée par le conservateur Dominique Anglès D'Auriac au service des Archives de l'Assemblée Nationale qui m'a très aimablement concédé une extraction informatique de la biographie des 4 888 députés français engagés entre 1870 et 1919 jusqu'à la fin pour celle-ci de la onzième législature)[58] et les différents matériaux d'archives

57 Cf. Ellis *Physician-candidacies, campaigns, and political labels*, Cambridge University Press, 1989, p.88.

58 Il n'y a pas d'équivalent pour le Sénat. Cependant, l'institution du Palais du Luxembourg présente un site Internet particulièrement bien fait. Il contient les biographies détaillées de tous les sénateurs et surtout les travaux législatifs numérisés de

mentionnés en bibliographie. La difficulté de ce travail consiste de façon essentielle à homogénéiser les matériaux disponibles en vue de les traiter d'un point de vue statistique. Malgré un corpus de données prosopographiques très riche en raison de sa diversité des informations, l'échantillon étudié n'a pas pu être homogénéisé par une connaissance systématique des carrières médicales et politiques[59] ! En consultant les résultats ci-dessous (d'après les travaux remarquables de l'historien Ellis), les limites de l'étude sont perceptibles mais la cartographie de la population étudiée montre quand même une densité de population médicale et de population médicale législatrice relativement importante sur l'ensemble du territoire en dépit toutefois de quelques disparités. La répartition de la population médicale politique ou non semble s'imposer pour comprendre les enjeux vitaux d'une politique sanitaire à construire à la fin du XIXe siècle. En premier lieu voyons comment cette population médico-politique se répartit sur l'ensemble du territoire.

2 Contrastes entre les villes et les campagnes

Il s'agit d'associer visuellement la population législatrice avec la population parlementaire totale et la population générale de la société française, pour chaque département, sous la IIIe République, ce qui permet d'appréhender les disparités entre le milieu rural et le milieu urbain par exemple.

---

ces derniers relatifs à la IIIe République, ce qui fait de ce site un outil de consultation fondamental et précieux pour le chercheur.

59 Cf. la partie méthodologie : édification de la base de données prosopographiques dans la partie « *Préliminaires* » de la thèse.

** Répartition des députés en poste entre 1870 et 1919 par département (population totale de législateurs au Palais-Bourbon sur la période considérée : 4 888 individus).*

Département	Nombre des députés	% des médecins députés compris dans la population parlementaire totale entre 1870 et 1919	Population Urbaine	Population Rurale	Population totale[60]	Population des députés classée par ordre décroissant du département
Ain	49	1,00 %	53.956	1,00 %	53.956	41e position
Aisne	67	1,37 %	156.604	388.889 +	545.493	16e
Algérie	40	0,81 %	Nr[61]	nr	nr	Nr
Allier	58	1,18 %	105.509	318.873 +	424.382	30e
Ardèche	53	1,08 %	67.220	304.049 +	371.269	34e
Ardennes	45	0,92 %	95.356	229.567 +	324.923	38e
Ariège	31	0,63 %	36.586	190.905 +	227.491	76e
Aube	43	0,87 %	82.340	173.208 +	255.548	71e
Aude	43	0,87 %	103.886	213.486 +	317.372	54e
Aveyron	53	1,08 %	72.034	328.433 +	400.467	34e
Basses-Alpes	43	0,87 %	19.867	104.418 +	124.285	81e
Basses-Pyrénées	56	1,14 %	19.867	104.418 +	124.285	82e
Bouches-du-Rhône	73	1,49 %	526.407 +	104.215	630.622	7e
Calvados	51	1,04 %	118.517	310.428 +	428.945	28e
Cantal	31	0,63 %	27.966	211.635 +	239.601	74e
Charente	98	2,00 %	72.610	287.649 +	360.259	39e
Charente-Inférieure	56	1,14 %	130.549	325.653 +	456.202	23e
Cher	83	1,69 %	99.658	259.618 +	359.276	40e
Corrèze	42	0,85 %	52.912	275.207 +	328.119	52e
Corse	48	0,98 %	71.466	217.930 +	288.596	63e
Côte-D'Or	49	1,00 %	113.729	263.138 +	376.866	36e
Côtes-du-Nord	85	1,73 %	61.976	556.676 +	618.652	11e
Creuse	40	0,81 %	29.874	254.786 +	284.000	66e
Deux-Sèvres	44	0,90 %	48.298	305.944 +	354.281	44e
Dordogne	58	1,18 %	67.369	411.102 +	478.471	20e

60 Cf. Densité de la population française en 1876 in *Atlas historique de la France contemporaine 1800-1965*, Paris, Armand Colin, 1966, série « histoire contemporaine » dirigée par René Rémond, p.34. Cependant les chiffres des populations du département renvoient à une autre année de recensement de la IIIe République, celle du dénombrement de 1891. Ministère du Commerce, de l'Industrie des Postes et des Télégraphes, *Annuaire statistique de la France*, quinzième volume, 1892, 1893, 1894, Paris, Imprimerie Nationale, 1894, p.5.

61 L'abréviation « nr » est employée pour désigner les informations « non renseignées ».

Doubs	38	0,77 %	97.317	205.764 +	303.081	57e
Drôme	40	0,81%	87.676	218.743 +	306.419	56e
Eure	72	1,47%	72.292	277.179 +	349.471	45e
Eure-et-Loir	30	0,61%	59.988	224.695 +	284.683	65e
Finistère	86	1,75%	172.127	554.012 +	727.012	5e
Gard	55	1,12%	205.249	214.139 +	419.388	31e
Gers	40	0,81%	43.734	217.350 +	261.084	67e
Gironde	107	2,18%	370.117	423.411 +	793.528	4e
Guade-loupe	16	0,32%	nr	nr	nr	nr
Guyane	7	0,14%	nr	nr	nr	nr
Haute-Garonne	57	1,16%	186.251	286.132 +	472.383	21e
Haute-Loire	44	0,90%	57.604	259.131 +	316.735	55e
Haute-Marne	27	0,55%	55.631	187.902 +	243.533	73e
Hautes-Alpes	28	0,57%	14.495	101.027 +	115.522	82e
Haute-Saône	42	0,85%	45.211	235.645 +	280.856	68e
Hautes-Pyrénées	33	0,67%	49.187	176.674 +	225.861	77e
Haute-Vienne	53	1,08%	113.975	258.903 +	372.876	37e
Hérault	61	1,24%	275.144	186.507 +	461.651	22e
Ille-et-Vilaine	67	1,37%	154.013	472.862 +	626.875	9e
Indre	76	1,55%	80.636	212.232 +	292.868	61e
Indre-et-Loire	36	0,73%	92.827	254.471 +	337.298	50e
Isère	71	1,45%	136.840	485.305 +	572.145	13e
Jura	38	0,77%	62.766	210.262 +	273.028	70e
Landes	34	0,69%	34.212	263.630 +	297.842	59e
Loire	132	2,70%	300.937	315.290 +	616.227	12e
Loire-Inférieure	52	1,06%	208.406	436.857 +	645.263	6e
Loiret	35	0,71%	116.543	161.275 +	377.718	35e
Loir-et-Cher	36	0,73%	58.956	221.402 +	280.358	69e
Lot	55	1,12%	33.653	220.232 +	253.883	72e
Lot-et-Garonne	30	0,61%	72.279	223.081 +	295.360	60e
Lozère	23	0,57%	16.202	119.325 +	135.527	80e
Maine-et-Loire	54	1,10%	138.008	380.581 +	518.589	18e
Manche	48	0,98%	116.406	397.409 +	513.815	19e
Marne	45	0,92%	195.959	238.733 +	434.692	26e
Martinique	15	0,30%	nr	nr	nr	26e
Mayenne	40	0,81%	65.066	267.321 +	332.387	51e
Meurthe-et-Moselle	44	0,90%	176.103	268.047 +	444.150	24e
Meuse	35	0,71%	64.024	228.229 +	292.233	62e
Morbihan	63	1,28%	97.795	446.675 +	544.476	17e
Nièvre	44	0,90%	77.597	265.984 +	343.581	49e
Nord	202	4,13%	1.126.914+	609.427 +	1.736.341	2e

Oise	57	1,16%	99.734	302.101 +	401.835	33e
Orne	27	0,55%	75.961	278.426 +	354.387	43e
Pas-de-Calais	101	2,06%	342.227	532.137 +	874.364	nr
Puy-de-Dôme	60	1,22%	125.248	439.018 +	564.266	14e
Pyrénées-Orientales	29	0,59%	87.023	123.102 +	210.425	78e
Rhône	102	2,08%	564.212 +	242.525	806.737	3e
Saône-et-Loire	67	1,37%	155.432	464.091 +	619.523	10e
Sarthe	45	0,92%	106.687	323.050 +	429.737	27e
Seine	278	5,68%	3.141.595 +	-	3.141.595	1e
Seine-et-Marne	51	1,04%	84.779	27.930 +	356.709	42e
Seine-et-Oise	102	2,08%	247.750	380.840 +	628.590	8e
Seine-Inférieure	94	1,92%	457.988 +	381.888	839.876	Nr
Somme	73	1,49%	174.270	372.225 +	546.495	15e
Tarn	82	1,67%	105.524	241.215 +	346.739	46e
Tarn-et-Garonne	31	0,63%	62.285	144.311 +	206.596	79e
Territoire-de-Belfort	10	0,20%	40.472	43.198 +	83.670	83e
Var	41	0,83%	169.132	119.204 +	288.336	64e
Vaucluse	37	0,75%	112.582	122.829 +	235.411	75e
Vendée	47	0,96%	55.512	386.843 +	442.355	25e
Vienne	48	0,98%	77.360	266.995 +	344.355	48e
Vosges	53	1,08%	101.116	309.080 +	410.196	32e
Yonne	43	0,87%	68.042	276.646 +	344.688	47e

Avec ce tableau (à classement alphabétique des départements), notons quelques constats :

1 Les départements où les médecins députés élus sont le plus représentés sont : la Seine, le Nord, la Loire, la Gironde, le Rhône, la Seine-et-Oise et le Pas-de-Calais. Les départements où les médecins législateurs sont inexistants ou très faiblement représentés sont la Loire-Inférieure et la Guyane (aucun), le Lot-et-Garonne, le Lot, les Landes, la Marne, la Haute-

Marne, la Guadeloupe, l'Ille-et-Vilaine, les Deux-Sèvres, le Cher, le Calvados et l'Ardèche (1 médecin législateur)[62].

2 Les départements français sont dans l'ensemble ruraux à l'exception des Bouches-du-Rhône, de la Gironde, du Nord, du Rhône, de la Seine et de la Seine-Inférieure qui connaissent une population urbaine plus importante.

3 Les départements de France les plus peuplés sont dans l'ordre décroissant : la Seine, le Nord, le Rhône, la Gironde, le Finistère, la Loire-Inférieure, les Bouches-du-Rhône, la Seine-et-Oise, l'Ille-et-Vilaine et les Côtes-du-Nord.

4 Les départements les moins peuplés sont : le Territoire de Belfort, les Hautes-Alpes, les Basses-Alpes, la Lozère, le Tarn-et-Garonne, les Pyrénées-Orientales, les Hautes-Pyrénées, l'Ariège et le Vaucluse.

On observe alors que la population politique médicale la plus élevée par département est issue autant des départements les plus urbanisés de France (3/5) que des départements majoritairement ruraux ! Nous avons une population médicale parfaitement représentative de l'hétérogénéité de la population française entre 1870 et 1914. La population médicale parlementaire la plus importante (rapport corrélé au département) se retrouve principalement dans le département du Nord et dans celui de la Seine : les deux départements les plus peuplés de France. Peu de surprises donc pour ce rapport proportionnel ! La population rurale française entre 1806 et 1906, plus importante que la population urbaine, connaît une chute progressive dès 1866, faisant place à la croissance constante de la population urbaine à travers le siècle. Avec le XXe siècle les courbes des populations respectives se rejoignent et les tendances s'inversent. La population urbaine est supérieure à la population rurale[63]. Dans son histoire de la démographie française (volume 3, 1995), Jacques Dupâquier commente :

> *«Nous avons comparé les natalités urbaine et rurale dans chacun des 87 départements français entre 1896 et 1901. Elles sont sensiblement équivalentes dans 37 départements ; dans 23 autres, la natalité rurale est significativement plus forte ; dans 28, la natalité urbaine l'emporte. On observe généralement ce dernier cas dans les zones de faible ou très faible natalité rurale (régions marquées par le vieillissement et l'antériorité de la chute des naissances, telles que Bourgogne, Normandie, Sud-Ouest), mais il y a trois exceptions notables : le Nord, le Pas-de-Calais et la*

---

62 Au sujet de la population des médecins législateurs, il faut comprendre trois cas de figure :
- les médecins députés ;
- les médecins sénateurs ;
- les médecins qui ont été successivement députés puis sénateurs.

63 Cf. J. Dupâquier, « Population rurale et population urbaine (1806-1911) » (figure 16, p.135) in *Histoire de la population française*, tome 3 : de 1789 à 1914, Paris, Quadrige, PUF, 1995.

Loire dont l'urbanisation progresse très rapidement, avec une natalité très supérieure à celle des campagnes avoisinantes. Le recrutement local des nouveaux citadins et en même temps l'arrivée dans les villes minières et industrielles d'immigrants étrangers expliquent ces taux de natalité élevés, encore que l'on ressente les premières baisses dans le Nord et dans la Loire après 1900. »[64]

Les zones de croissance démographique sont fonction des pôles de croissance industrielle tels que l'agglomération parisienne et le Nord – Pas-de-Calais[65]. Les zones les plus déprimées correspondent au Sud-Ouest aquitain dont la Gironde, aux régions normandes dont la Seine-Inférieure, à la Bretagne dont la Loire-Inférieure et l'Ille-et-Vilaine. Les auteurs soulignent :

« Les trois grands ensembles régionaux majoritairement ruraux recouvrent la presque totalité de la France de l'Ouest : 26 départements qui regroupent dans les années 1800-1820 environ 10 millions d'habitants, soit un peu plus du tiers de la population française. Un siècle plus tard, leur population a légèrement augmenté et dépasse 11 millions, mais leur poids relatif a beaucoup diminué (26,86% au lieu de 33,53%) avec de fortes similitudes entre les deux premières (Sud-Ouest et régions normandes) et singularité connue de la Bretagne.»[66]

Même si l'évolution démographique dépend d'un solde naturel, elle doit prendre en considération le solde migratoire des étrangers mais aussi de l'émigration rurale vers les villes pour des raisons d'emploi et aussi en conséquence du refus des réformes du métayage et du fermage qui n'aura pas lieu avant 1914. Par exemple dans l'Allier, le fermier général perçoit « l'impôt colonique » selon Georges Duby et Armand Wallon (1976) : l'équivalent d'un droit féodal[67]. En outre, les conditions de la production agricole se détériorent. Pour les céréaliers avec la rareté et la cherté de la main-d'œuvre et l'amorce de concurrence internationale ou pour les viticulteurs à cause du phylloxéra, malgré le soutien financier de l'État, entre l'année 1879 et l'année 1899. Au milieu du siècle les séricículteurs du Midi avaient subi les maladies du ver à soie : pébrine, flacherie, muscardine, malgré les recherches de Louis Pasteur sur le sujet. Désormais s'y ajoute la concurrence internationale. Duby et Wallon commentent en effet :

---

64 *Ibid.* J. Dupâquier, p.133.

65 Représentant notamment les deux zones les plus industrialisées de France. Voir tableau 11, J. DÛPÂQUIER, *Histoire de la population française*, Tome 3 : de 1789 à 1914, Paris, Quadrige, PUF, 1995, p.141.

66 *Ibid.* J. Dupâquier, p.142.

67 G. Duby et A. Wallon, *Histoire de la France rurale, Paris (1789-1914)*, Paris, Seuil, 1976, volume 3. Pour seconde référence, il faut consulter la notion de 'faire-valoir direct' (en 1882) la carte géographique de la proportion des propriétaires-exploitants par rapport à l'ensemble des exploitants agricoles, in l'*Atlas Historique de la France contemporaine*, Paris, Armand Colin, 1966, collection U, série « Histoire contemporaine » dirigée par René Rémond, p.50.

« Le prix national du kilogramme de cocons diminue de 40% entre 1867 et 1882 tandis que les cours à l'importation refluent de 46%. La sériciculture française ne peut faire face. Elle souffre du manque de main-d'œuvre et de sa cherté.» [68]

Nos médecins législateurs engagés sous la IIIe République défendront autant la cause rurale que la cause ouvrière.

** Corrélation entre le département de naissance et le lieu de formation des médecins législateurs*

Quelle est la corrélation entre le département de naissance et le lieu de formation pour les départements les plus riches en médecins législateurs ? Prenons l'exemple du Puy-de-Dôme, qui comprend treize médecins parlementaires. Sa formation se décompose de la manière suivante :

- Six médecins sont partis à Paris pour la Faculté de médecine ;
- Deux médecins sont partis à Montpellier pour la Faculté de médecine ;
- Trois médecins sont passés par l'École de santé basée à Clermont-Ferrand dont l'un s'est rendu à la Faculté de médecine de Paris et l'autre à Lyon pour achever leurs études.
- Deux médecins dont on ignore les parcours puisque les données jusqu'à ce jour sont inconnues.

Il resterait à vérifier pour chacun d'eux les éventuelles inscriptions dans les écoles préparatoires de santé du Puy-de-Dôme et des départements voisins. Pour les autres médecins législateurs dont le lieu et le type de formation ne sont pas connus, nous avons l'embarras de nous interroger sur les trajectoires de formation. Par exemple, le parlementaire Sigallas (né dans le département du Var) a le choix entre les Facultés de médecine de Montpellier, Lyon ou Paris ou encore l'école navale militaire de Toulon ou les écoles de santé d'Avignon, de Nice, de Valence ou de Grenoble. Quel sera son parcours ? Les trois candidats futurs parlementaires et Chevalier, Gueneau et Guillemaut originaires de Saône-et-Loire prendront-ils la direction la plus courte qui se partage entre les Écoles de Besançon et de Colmar ou iront-ils un peu plus loin en se rendant à l'École de santé de Dijon ? Autre alternative de choix possible ils peuvent s'inscrire dans les Facultés de Nancy, de Lyon et de Paris ? En fonction des dates de naissance, des créations postérieures de facultés de médecine au cours de la seconde moitié du XIXe siècle, les hypothèses sont trop aléatoires malgré

---

68 La culture de la vigne avant le phylloxéra (1873) ; après le phylloxéra (1892), *cf.* R. Rémond, *Atlas historique de la France contemporaine*, 1800-1965, Paris, Armand Colin, 1966, collection U, série « histoire contemporaine » pp.58-59.

les indices sociaux et géographiques de chaque homme originaire de tel département.

** Répartition des médecins législateurs en fonction de la taille des communes*[69]

À l'égard des médecins ayant participé à une vie politique locale, les situations sont extrêmement variables. Ils sont conseillers municipaux, adjoints au maire ou maires dans des communes ou des villes de toutes envergures confondues. Néanmoins voici la synthèse chiffrée qu'il est possible de proposer.

Il est à remarquer que 18 médecins législateurs sur une population totale de 295 individus (pour laquelle nous disposons de l'information) ont occupé des fonctions municipales dans des villes de plus de 100 000 habitants, dont 14 en ont plus de 500 000. 80 médecins législateurs ont occupé de telles fonctions dans des communes de moins de 5 000 habitants dont 2 médecins représentent les plus petites communes comprises entre 10 et 200 habitants. Majoritairement la population médicale parlementaire est issue des zones rurales dont les habitudes de vie et de culture sont ancrées dans le terroir local à l'image d'une France agricole et champêtre, reflétant, les réalités, du XIXe siècle. Il ne faut pas oublier la mutation démographique qui s'est opérée durant tout le siècle de la campagne vers les villes ayant pour conséquence l'exode d'une population rurale y compris des médecins. À la différence des populations, les médecins n'ont pas attendu ce phénomène pour migrer rejoignant les villes à l'occasion de leur ascension sociale politique nationale. Dans son ouvrage sur la croissance des villes au XIXe siècle, Jean-Pierre Poussou précise que (1992) :

> *« [...] au bout du compte, en France, l'industrie n'a entraîné directement que peu de croissances urbaines importantes à la différence des autres pays. Le nombre des villes de plus de 20 000 habitants (Paris exceptée) est passé de 30 en 1811, à 41 en 1851 et 87 en 1911, soit un accroissement numérique de 57 unités. Sur cet ensemble, huit seulement peuvent être définies stricto sensu comme des villes industrielles ; trois seulement sont importantes en 1911 : Saint-Étienne, Roubaix et Tourcoing ; les cinq autres ont moins de 35 000 habitants.»*[70]

Il faudrait procéder, à des analyses beaucoup plus détaillées, pour savoir à quels types de villes ou de communes la population médicale appartenait. Les observations auraient pu être consignées notamment pour les villes du secteur industriel. Cette première étude reproduit bien le partage démographique entre ville et campagne de la France au cours de cette seconde partie du XIXe siècle.

---

[69] Cf. détails des données en annexe 2 du livre.

[70] J.-P. Poussou, *La croissance des villes au XIXe siècle*, Paris, SEDES, 1992, p.85.

CHAPITRE 2

PLACE DE LA CORPORATION MÉDICALE DANS LES CHAMBRES LÉGISLATIVES

Combien la population médicale engagée au Parlement occupe-t-elle de sièges à la Chambre des députés ? Quel pourcentage représente-t-elle pour chaque département à chaque élection ? Combien de médecins faut-il comptabiliser par législature à partir de 1871 ? Quel est l'état des lieux des fonctions politiques investies par ces médecins du point de vue des deux Chambres et sur le plan d'un engagement local et départemental ? Quelle est la part de profession médicale en comparaison avec les autres professions des députés ? Jusqu'à présent, peu de littératures, répondent de manière véritable à ces questions. Les classements de données statistiques sur la période considérée n'existent pas dans les bibliothèques des Chambres et nulle part ailleurs non plus. Avec beaucoup de tableaux recoupés, des schémas et quelques illustrations des histoires de vie, ce chapitre tente de manière générale de répondre à toutes ces questions. Nous pouvons voir que la population retenue pour l'étude, après avoir entrepris des études supérieures longues (en termes d'années investies) et amorcé une carrière professionnelle presque bien établie, s'engage dans sa localité de résidence et va accéder de manière progressive marche par marche (commune, arrondissement, conseil général, présidence de conseil général) à l'échelon national de député puis de sénateur, voire pour quelques-uns de mandataire-législateur : secrétaire de commission ou de comité, questeur et parfois ministre ou président du Conseil ! [71] Les

[71] Ellis commente : "Although many doctors utilized public posts as a springboard to local political office, this was not the typical pattern for those who succedeed in going on to parliament. Most had built solid practices and were seen as men of substance within their communities, which offer them mayor. Others led dual careers as towns doctors and gentlemen farmers, overseeing fields, vine-yards, orchards, and herds on their country estates. An example was Amédée Girard of Puy-de-Dôme, offspring of an old family in Riom, who donated money for schools, roads, monuments. The source of his wealth was land, and like others, he was careful to note his popular roots :

ambitions des médecins sont très grandes et certaines au même titre désormais que les professions d'avocat, de chef d'entreprise et d'industriel, d'agriculteur qui détiennent, par leurs représentativités en effectifs, les populations d'élus *les plus influentes en leaderships* de la Chambre. Remarquées en occupant un nombre de sièges importants, elles ne témoignent pas du jeu législatif à elles seules ! Chaque élu a le droit de prendre la parole dans l'hémicycle et l'étape décisive du dépôt du bulletin dans l'urne est également très déterminante. C'est pourquoi il a été important de fouiller l'ensemble des documents pour un projet de loi en cours d'élaboration et de voir comment cette population fort représentée était impliquée dans les débats et les commissions d'étude. Et nous voyons qu'il existe bien des clivages d'attitudes et d'adéquations de résultats entre les rangs occupés à la Chambre et les représentativités à chacune des étapes de fabrication des textes législatifs et du jeu réglementaire imposé aux législateurs.

1 Répartition des députés médicaux par législature et par rapport au nombre total des sièges à pourvoir

Période	Période	Nombre de médecins députés	Nombre total de sièges
1871	Assemblée Nationale[72]	24	768 sièges
1871-1876	Assemblée Nationale[73]	6	533 sièges
1876-1877	1re législature	55	533 sièges
1877-1881	2e législature	59	545 sièges
1881-1885	3e législature	87	584 sièges
1885-1889	4e législature	87	576 sièges
1889-1893	5e législature	83	581 sièges
1893-1898	6e législature	92	585 sièges
1898-1902	7e législature	150	589 sièges
1902-1906	8e législature	93	585 sièges

"I am a child of the people like my father, like my grandfather," his said in his campaign for parliament ; "If I possess anything, I owe it to my labor and to my economies."[71] At Falaise, in Calvados, Dr Turgis served as president of the local society of agriculture and was also mayor, chief physician of the town hospital, and vice-president of the conseil général. Eugène Dufour, who built a model farm next to the asylum he directed near Grenoble, was secretary of the local society of agriculture, the largest in the department." Part II. *Early medical careers*, Cambridge University Press, 1989, p.61.

72 Période de siège de l'Assemblée à Bordeaux.

73 Période de siège de l'Assemblée à Versailles.

1906-1910	9e législature	106	590 sièges
1910-1914	10e législature	123	601 sièges
1914 et plus	11e législature	115	613 sièges

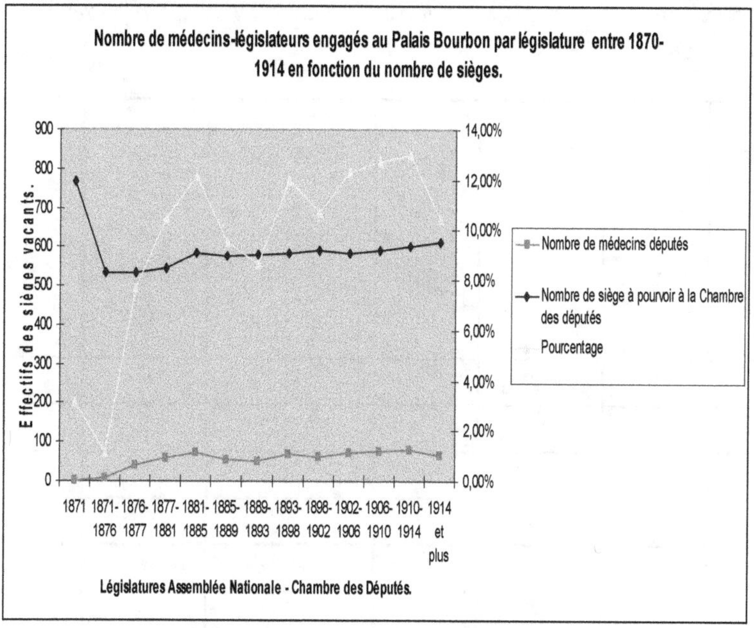

L'engagement certain des médecins dans le corps législatif commence véritablement à partir de la première législature sous la désignation de Chambre des députés en 1876-1877, pour se réaliser pleinement sur les quatre premières législatures jusqu'en 1885. Passé ce cap les effectifs redescendent à la sixième législature atteignant le plus faible pourcentage de la période étudiée en 1889. À partir de cette date l'effectif de la population médicale se rehausse atteignant un nouveau pic en 1893 (septième législature) puis une baisse en 1898 (huitième législature) et une augmentation progressive jusqu'en 1914. À partir de 1914 une nouvelle chute s'opère. L'engagement des médecins dans le corps politique rapporté au renouvellement des élections législatives au cours de la période ne présente aucune incidence d'une augmentation éventuelle de ces médecins relative au renouvellement progressif des législatures. Pour comprendre l'évolution historique du dénombrement, il faudrait corréler cette courbe avec les années de naissance, la carrière médicale, l'engagement et la longévité politique à l'échelon local, l'entrée des médecins à la Chambre des députés et la longévité législatrice de ces derniers sur le plan national, puis comparer sur l'ensemble des législatures la population des médecins représentée avec celle des avocats, des propriétaires, des agriculteurs et des entrepreneurs législateurs (classes professionnelles les plus représentées à la Chambre) pour constater les similitudes ou les différences.

** Répartition de la population médicale législatrice à l'échelon départemental pour les deux chambres*

Département	Nombre des députés[74]	%	Nombre des médecins députés	%	Nombre des médecins sénateurs	%
Ain	49	1,00%	8	0,16%	2	0,04%
Aisne	67	1,37%	2	0,04%	0	0,00%
Algérie	40	0,81%	4	0,32%	3	0,06%
Allier	58	1,18%	11	0,22%	2	0,04%
Ardèche	53	1,08%	1	0,02%	1	0,02%
Ardennes	45	0,92%	3	0,06%	2	0,04%
Ariège	31	0,63%	4	0,08%	2	0,04%
Aube	43	0,87%	5	0,10%	0	0,00%
Aude	43	0,87%	4	0,08%	2	0,04%
Aveyron	53	1,08%	7	0,14%	2	0,04%
Basses-Alpes	43	0,87%	6	0,12%	1	0,02%
Basses-Pyrénées	56	1,14%	3	0,06%	1	0,02%
Bouches-du-Rhône	73	1,49%	5	0,10%	3	0,06%
Calvados	51	1,04%	1	0,02%	1	0,02%
Cantal	31	0,63%	7	0,14%	3	0,06%
Charente (*)	98	2,00%	5	0,10%	5	0,10%
Charente-Inférieure	56	1,14%	5	0,10%	3	0,06%

74 Toutes professions confondues total : 4888.

Cher	83	1,69%	1	0,02%	0	0,00%
Corrèze	42	0,85%	9	0,18%	4	0,08%
Corse	48	0,98%	5	0,10%	1	0,02%
Côte-d'Or	49	1,00%	5	0,10%	3	0,06%
Côtes-du-Nord	85	1,73%	3	0,06%	4	0,08%
Creuse	40	0,81%	3	0,06%	1	0,02%
Deux-Sèvres	44	0,90%	1	0,02%	0	0,00%
Dordogne (*)	58	1,18%	13	0,26%	6	0,12%
Doubs	38	0,77%	4	0,08%	3	0,06%
Drôme	40	0,81%	4	0,08%	3	0,06%
Eure	72	1,47%	2	0,04%	1	0,02%
Eure-et-Loir	30	0,61%	2	0,04%	1	0,02%
Finistère	86	1,75%	7	0,14%	1	0,02%
Gard	55	1,12%	2	0,04%	1	0,02%
Gers	40	0,81%	3	0,06%	4	0,08%
Gironde	107	2,18%	5	0,10%	0	0,00%
Guade-loupe	16	0,32%	1	0,02%	0	0,00%
Guyane	7	0,14%	0	0,00%	0	0,00%
Haute-Garonne	57	1,16%	2	0,04%	0	0,00%
Haute-Loire	44	0,90%	5	0,10%	1	0,02%
Haute-Marne	27	0,55%	1	0,02%	0	0,00%
Hautes-Alpes	28	0,57%	2	0,04%	1	0,02%
Haute-Saône (*)	42	0,85%	4	0,08%	6	0,12%
Hautes-Pyrénées	33	0,67%	4	0,08%	3	0,06%
Haute-Vienne (*)	53	1,08%	12	0,24%	5	0,10%

Hérault	61	1,24%	9	0,18%	4	0,08%
Ille-et-Vilaine	67	1,37%	1	0,02%	0	0,00%
Indre	76	1,55%	3	0,06%	0	0,00%
Indre-et-Loire	36	0,73%	2	0,04%	1	0,02%
Isère	71	0,04%	5	0,10%	1	0,02%
Jura	38	0,77%	5	0,10%	0	0,00%
Landes	34	0,69%	1	0,02%	1	0,02%
Loire	132	2,70%	5	0,10%	2	0,04%
Loire-Inférieure	52	1,06%	0	0,00%	0	0,00%
Loiret	35	0,71%	4	0,08%	1	0,02%
Loir-et-Cher	36	0,73%	3	0,06%	2	0,04%
Lot	55	1,12%	1	0,02%	1	0,02%
Lot-et-Garonne	30	0,61%	1	0,02%	0	0,00%
Lozère	23	0,47%	3	0,06%	1	0,02%
Maine-et-Loire	54	1,10%	4	0,08%	0	0,00%
Manche	48	0,98%	3	0,06%	3	0,06%
Marne	45	0,92%	5	0,10%	0	0,00%
Martini-que	15	0,30%	3	0,06%	0	0,00%
Mayenne	40	0,81%	3	0,06%	1	0,02%
Meurthe-et-Moselle	44	0,90%	4	0,08%	1	0,02%
Meuse	35	0,71%	2	0,04%	0	0,00%
Morbihan	63	1,28%	3	0,06%	0	0,00%
Nièvre	44	0,90%	4	0,08%	2	0,04%
Nord	202	4,13%	10	0,20%	2	0,04%
Oise	57	1,16%	5	0,10%	1	0,02%
Orne	27	0,55%	5	0,10%	3	0,06%

Pas-de-Calais	101	2,06%	4	0,08%	0	0,00%
Puy-de-Dôme	60	1,22%	13	0,26%	4	0,08%
Pyrénées-Orientales	29	0,59%	3	0,06%	0	0,00%
Rhône	102	2,08%	7	0,14%	3	0,06%
Saône-et-Loire	67	1,37%	7	0,14%	3	0,06%
Sarthe	45	0,92%	3	0,06%	0	0,00%
Seine (*)	278	5,68%	29	0,59%	6	0,12%
Seine-et-Marne	51	1,04%	4	0,08%	2	0,04%
Seine-et-Oise	102	2,08%	3	0,06%	0	0,00%
Seine-Inférieure	94	1,92%	2	0,04%	1	0,02%
Somme	73	1,49%	2	0,04%	0	0,00%
Tarn	82	1,67%	4	0,08%	3	0,06%
Tarn-et-Garonne	31	0,63%	5	0,10%	2	0,04%
Territoire-de-Belfort	10	0,20%	6	0,12%	1	0,02%
Var	41	0,83%	6	0,12%	2	0,04%
Vaucluse	37	0,75%	7	0,14%	3	0,06%
Vendée	47	0,96%	3	0,06%	0	0,00%
Vienne	48	0,98%	4	0,08%	1	0,02%
Vosges	53	1,08%	3	0,06%	1	0,02%
Yonne	43	0,87%	7	0,14%	2	0,04%

La population des médecins sénateurs n'est pas à comparer avec la population des médecins députés dans la mesure où les mêmes individus occupent de façon consécutive les deux fonctions. Ce tableau est intéressant parce qu'il renseigne les effectifs de la population étudiée au département en fonction des postes occupés. Notons simplement les cinq départements (signalés par une étoile) dont la proportion de médecins à la Chambre Haute est la plus importante au regard des départements entre eux.

Présentons ces mêmes résultats par importance des chiffres décroissants par département, ce qui donne le tableau suivant.

** Répartition décroissante des effectifs de la population médicale par département entre 1870 et 1919 selon trois cas de figure.*

-1 Les députés parlementaires (toutes professions confondues),
- 2 Les députés médecins,
- 3 Les sénateurs médecins[75]

1 Départements par nombre de députés		Nombre de médecins députés	Nombre de médecins sénateurs	2 Départements par nombre de médecins députés		3 Départements par nombre de médecins sénateurs	
Seine	278	29	6	Seine	29	Seine	6
Nord	202	10	2	Dordogne	13	Dordogne	6
Loire	132	5	2	Puy-de-Dôme	13	Haute-Saône	6
Gironde	107		0	Haute-Vienne	12	Haute-Vienne	5
Rhône	102	7	3	Allier	11	Charente	5
Seine-et-Oise	102	3	0	Nord	10	Puy-de-Dôme	4
Pas-de-Calais	101	4	0	Corrèze	9	Corrèze	4
Charente	98	5	5	Hérault	9	Hérault	4
Seine-Inférieure	94	2	1	Ain	8	Côtes-du-Nord	4
Finistère	86	7	1	Aveyron	7	Gers	4
Côtes-du-Nord	85	3	4	Cantal	7	Cantal	3
Cher	83	1	0	Finistère	7	Rhône	3
Tarn	82	4	3	Rhône	7	Saône-et-Loire	3
Indre	76	3	0	Saône-et-Loire	7	Vaucluse	3
Bouches-du-Rhône	73	5	3	Vaucluse	7	Bouches-du-Rhône	3
Somme	73	2	0	Yonne	7	Charente-Inférieure	3
Eure	72	2	1	Basses-Alpes	6	Côte-d'Or	3

75 Étudiés à partir de 1876 pour ces derniers, puisque le Palais du Luxembourg prend la dénomination nouvelle de « Sénat » sous la IIIe République.

Isère	71	5	1	Territoire-de-Belfort	6	Orne	3
Aisne	67	2	0	Var	6	Algérie	3
Ille-et-Vilaine	67	1	0	Aube	5	Doubs	3
Saône-et-Loire	67	7	3	Bouches-du-Rhône	5	Drôme	3
Morbihan	63	3	0	Charente	5	Hautes-Pyrénées	3
Hérault	61	9	4	Charente-Inférieure	5	Tarn	3
Puy-de-Dôme	60	13	4	Corse	5	Manche	3
Allier	58	11	2	Côte-d'Or	5	Allier	2
Dordogne	58	13	6	Haute-Loire	5	Nord	2
Haute-Garonne	57	2	0	Isère	5	Ain	2
Oise	57	5	1	Jura	5	Aveyron	2
Basses-Pyrénées	56	3	1	Loire	5	Yonne	2
Charente-Inférieure	56	5	3	Marne	5	Var	2
Gard	55	2	1	Oise	5	Loire	2
Lot	55	1	1	Orne	5	Tarn-et-Garonne	2
Maine-et-Loire	54	4	0	Tarn-et-Garonne	5	Ariège	2
Ardèche	53	1	1	Algérie	4	Aude	2
Aveyron	53	7	2	Ariège	4	Nièvre	2
Haute-Vienne	53	12	5	Aude	4	Seine-et-Marne	2
Vosges	53	3	1	Doubs	4	Ardennes	2
Loire-Inférieure	52	0	0	Drôme	4	Loir-et-Cher	2
Calvados	51	1	1	Haute-Saône	4	Finistère	1
Seine-et-Marne	51	4	2	Hautes-Pyrénées	4	Basses-Alpes	1
Ain	49	8	2	Loiret	4	Territoire-de-Belfort	1
Côte-d'Or	49	5	3	Maine-et-Loire	4	Corse	1
Corse	48	5	1	Meurthe-et-Moselle	4	Haute-Loire	1
Manche	48	3	3	Nièvre	4	Isère	1
Vienne	48	4	1	Pas-de-Calais	4	Oise	1
Vendée	47	3	0	Seine-et-Marne	4	Loiret	1
Ardennes	45	3	2	Tarn	4	Meurthe-et-Moselle	1
Marne	45	5	0	Vienne	4	Vienne	1
Sarthe	45	3	0	Ardennes	3	Basses-Pyrénées	1
Deux-Sèvres	44	1	0	Basses-Pyrénées	3	Creuse	1
Haute-Loire	44	5	1	Côtes-du-Nord	3	Lozère	1
Meurthe-et-Moselle	44	4	1	Creuse	3	Mayenne	1
Nièvre	44	4	2	Gers	3	Vosges	1
Aube	43	5	0	Indre	3	Eure	1
Aude	43	4	2	Loir-et-Cher	3	Eure-et-Loir	1
Basses-Alpes	43	6	1	Lozère	3	Gard	1

Yonne	43	7	2	Manche	3	Hautes-Alpes	1
Corrèze	42	9	4	Martinique	3	Indre-et-Loire	1
Haute-Saône	42	4	6	Mayenne	3	Seine-Inférieure	1
Var	41	6	2	Morbihan	3	Ardèche	1
Algérie	40	4	3	Pyrénées-Orientales	3	Calvados	1
Creuse	40	3	1	Sarthe	3	Landes	1
Drôme	40	4	3	Seine-et-Oise	3	Lot	1
Gers	40	3	4	Vendée	3	Aube	0
Mayenne	40	3	1	Vosges	3	Jura	0
Doubs	38	4	3	Aisne	2	Marne	0
Jura	38	5	0	Eure	2	Maine-et-Loire	0
Vaucluse	37	7	3	Eure-et-Loir	2	Pas-de-Calais	0
Indre-et-Loire	36	2	1	Gard	2	Indre	0
Loir-et-Cher	36	3	2	Haute-Garonne	2	Martinique	0
Loiret	35	4	1	Hautes-Alpes	2	Morbihan	0
Meuse	35	2	0	Indre-et-Loire	2	Pyrénées-Orientales	0
Landes	34	1	1	Meuse	2	Sarthe	0
Hautes-Pyrénées	33	4	3	Seine-Inférieure	2	Seine-et-Oise	0
Ariège	31	4	2	Somme	2	Vendée	0
Cantal	31	7	3	Ardèche	1	Aisne	0
Tarn-et-Garonne	31	5	2	Calvados	1	Haute-Garonne	0
Eure-et-Loir	30	2	1	Cher	1	Meuse	0
Lot-et-Garonne	30	1	0	Deux-Sèvres	1	Somme	0
Pyrénées-Orientales	29	3	0	Guadeloupe	1	Cher	0
Hautes-Alpes	28	2	1	Haute-Marne	1	Deux-Sèvres	0
Haute-Marne	27	1	0	Ille-et-Vilaine	1	Guadeloupe	0
Orne	27	5	3	Landes	1	Haute-Marne	0
Lozère	23	3	1	Lot	1	Ille-et-Vilaine	0
Guadeloupe	16	1	0	Lot-et-Garonne	1	Lot-et-Garonne	0
Martinique	15	3	0	Guyane	0	Guyane	0
Territoire-de-Belfort	10	6	1	Loire-Inférieure	0	Loire-Inférieure	0
Guyane	7	0	0	Gironde	0	Gironde	0

Une répartition des médecins législateurs a été effectuée à l'échelon départemental. Chaque département français (en incluant les départements d'Outre-Mer et l'Algérie) se voit représenté par au moins un médecin législateur au Parlement entre 1870 et 1914. Les constats sont les suivants :

- À l'exception de trois départements au total - la Loire-Atlantique (anciennement Loire-Inférieure), la Guadeloupe et la Guyane - la population médicale parlementaire sous la IIIe République recouvre l'étendue du territoire français.

- Une forte concentration est démontrée pour 14 départements répartis dans la moitié sud du pays à l'exception des départements du Finistère, du Nord, de la Seine et de l'Yonne, dotés également d'un pourcentage important de la population politique médicale. Le département de la Seine détient le score le plus haut avec une population de 29 médecins législateurs.

- Le reste du territoire géographique est homogène. La population des médecins, par département, oscille entre deux catégories[76] :

* Pour 4 à 6 médecins, 28 départements concernés dont :

- 9 départements de 6 médecins

-10 départements de 5 médecins

- 9 départements de 4 médecins.

* Pour 1 à 3 médecins par département, 27 départements concernés dont :

- 13 départements de 3 médecins

- 9 départements de 2 médecins

- 5 départements de 1 médecin.

Pour le moment, il est prématuré de corréler les départements à forte concentration politique médicale aux lieux de formation médicale comme les facultés de médecine de Paris, Montpellier, Strasbourg, seules facultés de médecine jusqu'au dernier tiers du XIXe siècle[77]. Cinq nouvelles facultés de médecine ont été créées à la fin du XIXe siècle : Nancy à la place de Strasbourg (1872), Bordeaux (1874), Lille (1875), Lyon (1877) et Toulouse (1878). De même est-il possible de comparer cette répartition avec la densité de la population médicale de la période ? Dans son ouvrage l'historien contemporain Olivier Faure spécialiste de la santé publique au XIXe siècle donne une explication du phénomène de « démédicalisation » puis de « remédicalisation ». Il commente à cet effet :

> *« Profession libérale bousculée par la loi de l'offre et de la demande, le corps médical, travaillé par la concurrence interne et par celle de l'exercice illégal, voit ses effectifs diminuer dans le troisième quart du siècle. « L'encombrement », dont les médecins continuent de se plaindre, n'est plus une réalité notamment parce qu'à partir de la réforme de l'officiat, en 1854, les praticiens du second ordre se font de plus en plus discrets.»*[78]

Dans le dernier quart du XIXe siècle, l'effet inverse, se produit. La concentration médicale augmente de moitié en raison du meilleur taux d'encadrement médical. Olivier Faure (1993) précise :

---

76 Députés et sénateurs confondus.

77 Cf. C-R. COURY, *L'enseignement de la médecine en France, des origines à nos jours*, Paris, l'Expansion scientifique française, 1968, p.126.

78 Cf. O. Faure, *Les Français et leur médecine au XIXe siècle*, Paris, Belin, 1993, p.186.

« Dans une population faiblement croissante, cette hausse se traduit par une nette poussée du taux d'encadrement. De moins de trois médecins pour 10 000 habitants, on passe à plus de quatre. L'augmentation est particulièrement spectaculaire dans les départements urbanisés.»

Comment expliquer ce revirement de situation ? Ne serait-ce pas (de façon soudaine) une conséquence de la loi du 30 novembre 1892 sur la réorganisation médicale comme l'historien Jacques Léonard l'a justement montré dans sa thèse sur les médecins de l'Ouest au XIXe siècle ? Mais cette faible densité médicale, au cours de l'année 1881 permet-t-elle d'expliquer, la répartition des médecins législateurs entre 1870 et 1914 ? En tout cas aucune corrélation n'apparaît entre les deux types de densité. Autrement dit les départements n'envoient pas d'autant plus de médecins au Parlement que leur densité médicale est forte. La représentation médicale n'est pas un phénomène démographique. Il doit y avoir une raison plus profonde et des réalités plus complexes.

2 Panorama des fonctions politiques occupées

Sur le plan politique les médecins sont de plus en plus nombreux à s'engager dans la vie parlementaire entre 1870 et 1914. La décomposition de la population étudiée est la suivante :

- 243 médecins occupent la fonction de député (61%) ;
- 81 médecins occupent la fonction de député-sénateur (20%) ;
- 74 médecins occupent la fonction de sénateur (19%).

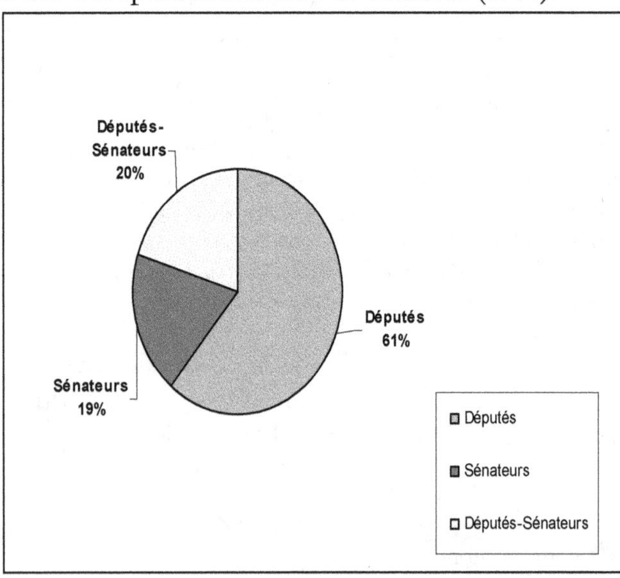

Figure 1 *Composition parlementaire des médecins législateurs engagés au Parlement entre 1870 et 1914*

Tous les médecins parlementaires commencent leur carrière politique à l'échelon local. Dès qu'ils en ont l'occasion, ils s'engagent au premier niveau de la vie politique locale dans leurs municipalités de naissance ou dans la commune où ils pratiquent la médecine, ce qui ne serait pas le cas de leurs homologues parlementaires de formation juridique qui sortent directement des facultés de droit pour devenir tout juste diplômés du titre d'avocat, les futurs hommes de législation. Le député-avocat ne sera pas maire, mais conseiller général avant de devenir député ou sénateur[79]. La pratique médicale des médecins parlementaires ne les empêche pas de concilier médecine et politique. Dans leur commune ou dans leur ville respective, ils occupent majoritairement des fonctions au conseil municipal en tant que conseiller, adjoint ou maire. Puis ils gravissent tous les échelons pour parvenir aux chambres parlementaires. Le tableau qui suit donne la répartition de l'ensemble de la population médicale législatrice dans les différents postes politiques locaux :

- Adjoints au maire : 29 soit 7,17% ;
- Maires : 196 soit 48,51% ;
- Conseillers d'arrondissement : 46 soit 11,38% ;
- Conseillers généraux : 276 soit 68,31% ;
- Vice-présidents du Conseil général : 40 soit 9,90% ;
- Présidents du Conseil général : 56 soit 13,86% ;

ce qui peut se représenter graphiquement de la manière suivante :

[79] Cf. l'ouvrage de G. Le Béguec, *La République des avocats*, Paris, Amand Colin, 2003 et l'ouvrage collectif sous la direction de J.-M. Mayeur, J.-P. Chaline et A. Corbin, *Les Parlementaires de la Troisième République*, Paris, Publications de la Sorbonne, 2003 en témoignent tous les deux. L'ouvrage de J. Joana, *Pratiques politiques des députés français au XIXe siècle. Du dilettante au spécialiste*, Paris, L'Harmattan, 1999, l'illustre tout autant. Ces trois références (avec le livre d'Ellis inclus) à propos des médecins législateurs livrent un large aperçu du profil sociologique des parlementaires à forte consonance élitiste, bien que quelques lignes plus loin je nuancerai le profil socioprofessionnel en soulignant que les médecins appartiennent à des milieux sociaux très privilégiés. Seulement une bonne partie de ces médecins sont d'origine modeste ayant accédé à leur rang grâce à leur cursus et aux bourses d'études.

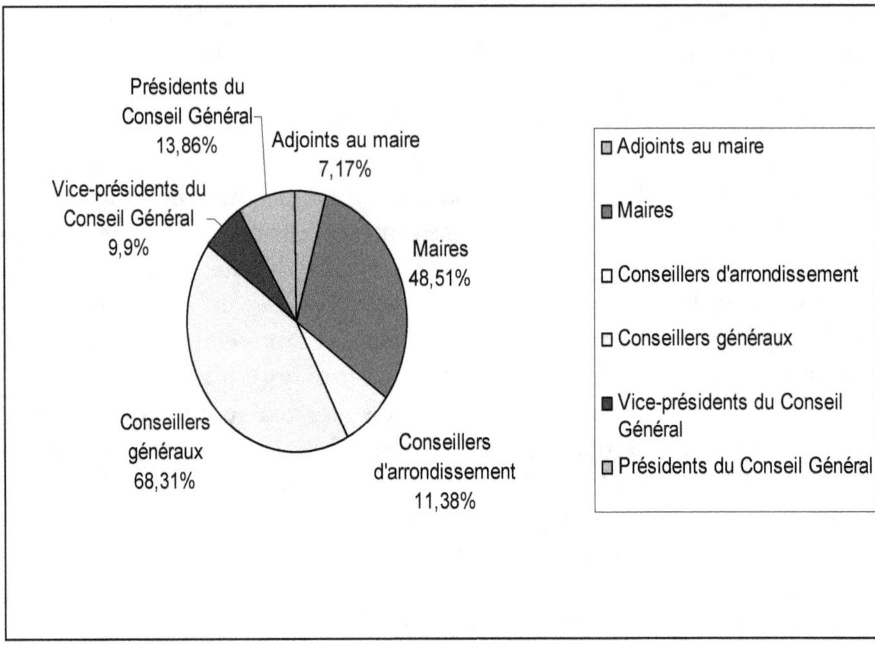

Figure 1 Répartition des députés médecins à l'échelon d'une carrière politique locale ou départementale

La carrière-type *pour un médecin* consiste à gravir un à un les échelons des statuts d'élus locaux et nationaux ! Sur l'ensemble des 406 individus, 161 médecins ont entrepris ce parcours ascensionnel (soit 40,25%)[80]. À l'analyse de ces résultats, il apparaît que les médecins entreprennent une véritable carrière politique. Sur le plan national, certains occuperont des postes de diplomates, de cadres des chambres (soit questeur, soit secrétaire, soit président), de ministres (nous possédons 20 ministres d'origine médicale), soit 5,03% dans des domaines aussi divers que l'agriculture, les affaires étrangères, l'instruction publique, le commerce, l'industrie, les finances, le travail et la prévoyance sociale. Le plus célèbre étant le Docteur Georges Clemenceau Président du Conseil en 1906 mais aussi des notabilités du

80 Inventaire de la population des médecins législateurs arrêté en 2005 (complété définitivement en 2008) grâce à la récupération de la base de données biographique concernant la population totale des députés (1870-1919) dénombrant 406 médecins législateurs entre 1870 et 1914. Les individus de l'échantillon d'étude possèdent un diplôme de médecine ou de pharmacie à l'exception de quelques individus au profil de scientifiques. Citons le cas du proche collaborateur de Louis Pasteur, Charles Chamberland (1851-1908) ou le célèbre chimiste-pharmacien Marcellin Berthelot (1827-1907) ayant abandonné lui ses études de médecine au bout de deux années, au détriment, des sciences physiques et chimiques.

milieu médical comme le Docteur Victor Augagneur, Professeur de médecine à la Faculté de Lyon et député du Rhône, ou plus tardivement le député-sénateur de la Corrèze le Docteur Henri Queuille, plusieurs fois ministre de l'Agriculture et de la Santé Publique et président du Conseil (la plus longue longévité ministérielle). La catégorie de médecins entreprenant directement une carrière parlementaire comptabilise 72 cas sur un total de 406 individus (soit 17,82%). L'évolution des parcours prouve bien les déterminations individuelles à embrasser une véritable carrière politique gravissant étape par étape les échelons des fonctions politiques. Ces médecins auraient très bien pu pratiquer leur profession tranquillement toute leur vie en se cantonnant à un poste de maire ou de conseiller général ! Or la réalité est différente, puisque de façon générale ils sont mandataires à la fois sur le plan local et sur le plan national. Un véritable profil de carrière apparaît bien. Désormais les motivations, les raisons, les convictions de ce schéma d'action restent à élucider. Les chiffres (ci-dessous) nous renseignent davantage sur les parcours politiques ascensionnels.

155 sur 406 sont maires puis deviennent conseillers généraux.

119 sur 406 se présentent comme conseillers généraux.

33 sur 406 individus occupent des fonctions de maire sans devenir conseillers généraux.

Ces chiffres témoignent, une nouvelle fois, d'une ambition politique de ces médecins. 36 médecins parlementaires briguent tous les postes locaux et nationaux, allant occuper 6 à 9 fonctions différentes pour onze d'entre eux. Les profils de ces derniers sont les suivants :

Louis Devins, né le 28 décembre 1850 à Beaumont (commune de 362 habitants en 1901), dans la Haute-Loire. Décédé à l'âge de 67 ans, député de la Haute-Loire (1898-1913), sénateur de la Haute-Loire (1913-1917 année de décès). Études médicales à Paris. Il pratique la médecine à Brioude (en Haute-Loire) où il occupe le poste de médecin en chef de l'hôpital de Brioude. Il sera également médecin des épidémies et médecin légiste. Membre du conseil d'hygiène.

Il assumera sept fonctions politiques : conseiller municipal, maire, conseiller d'arrondissement, conseiller général, président du Conseil général, député et sénateur.

Félix Francoz, né le 3 juillet 1847 à Trévignin, en Savoie (commune de 412 habitants en 1896) décédé à l'âge de 74 ans. Sénateur de la Haute-Savoie (1893-1909 non réélu). Études médicales à Paris. Il pratique la médecine à Annecy (en Haute-Savoie) où il est médecin à l'hôpital d'Annecy et médecin-inspecteur des enfants du premier âge. Membre du conseil d'hygiène de la Haute-Savoie. Auteur d'un certain nombre de rapports parlementaires.

Il assumera sept fonctions politiques : conseiller municipal, adjoint au maire, conseiller général, président du Conseil général, député et sénateur, secrétaire du Sénat.

Antoine Gadaud, né le 26 avril 1841 à Saint-Mayme-de-Pereyrol, en Dordogne. Décédé à l'âge de 56 ans. Député de la Dordogne (1885-1889). Sénateur de la Dordogne (1891-1897). Ministre de l'Agriculture (cabinet Ribot 1894-1895). Études médicales à Paris. Il pratique la médecine à Périgueux. Membre du conseil d'hygiène d'arrondissement de Périgueux.

Il assumera sept fonctions politiques : conseiller municipal, maire, conseiller général, député, sénateur, secrétaire du Sénat, ministre.

Elzéar Gauthier, né le 28 septembre 1850 à Fitou (commune de 1072 habitants en 1896), dans l'Aude. Décédé à l'âge de 76 ans. Sénateur de l'Aude. Ministre des Travaux publics. Cabinet Maurice Rouvier (1905-1906). Ministre de la Marine, cabinet Ribot, cabinet Viviani (1914). Études médicales à Montpellier. Il pratique la médecine à Sijean (dans l'Aude). Membre du conseil d'hygiène publique et de salubrité de la Seine.

Il assumera sept fonctions politiques : conseiller municipal, maire, conseiller général, président du Conseil général, député, sénateur, ministre.

Anatole Guindey, né le 16 janvier 1834 à Langres, en Haute-Marne et décédé à l'âge de 64 ans. Sénateur de l'Eure (1891-1898, année de décès). Études médicales à Paris. Il pratique la médecine à Évreux (dans l'Eure) où il devient chirurgien en chef de l'hospice d'Évreux. Membre de la commission d'hygiène d'Évreux dont il est le secrétaire.

Il assumera sept fonctions politiques : conseiller municipal, adjoint au maire, maire, conseiller d'arrondissement, conseiller général, vice-président du Conseil général, sénateur.

Albert Viger, né le 19 octobre 1843 à Jargeau, dans le Loiret, décédé à l'âge de 83 ans. Député du Loiret (1885-1900). Sénateur du Loiret (1900-1920). Ministre de l'Agriculture, deuxième cabinet Ribot, cabinet Charles Dupuy (1895-1896), ministre de l'Agriculture cabinet Henri Brisson (1898). Études médicales à Paris. Il pratique la médecine à Châteauneuf-sur-Loire (dans le Loiret). Il collabore à divers journaux républicains de la région.

Il assumera sept fonctions politiques : maire, conseiller d'arrondissement, conseiller général, vice-président, député, sénateur, ministre.

Ferdinand Villard, né le 5 octobre 1842 à Saint-Christophe, dans la Creuse, décédé à l'âge de 65 ans. Sénateur de la Creuse (1894-1907). Études médicales à Paris. Il pratique la médecine à Guéret (dans la Creuse). Secrétaire du conseil central d'hygiène de la Creuse arrondissement de Guéret.

Il assumera sept fonctions politiques : conseiller municipal, adjoint au maire, maire, conseiller d'arrondissement, conseiller général, président du Conseil général, sénateur.

Élie Denoix, né le 29 juin 1848 à La Bachellerie, en Dordogne, décédé à l'âge de 69 ans. Député de la Dordogne (1891-1896). Sénateur de la Dordogne (1896-1917). Secrétaire du Sénat (1900-1902). Questeur du Sénat (1911-1914). Études médicales à Paris. Il pratique la médecine du travail dans les houillères de Cublac (commune du Lardin Saint-Lazare) en Dordogne.

Il assumera huit fonctions politiques : conseiller municipal maire, conseiller d'arrondissement, conseiller général, député, sénateur, questeur du Sénat, secrétaire du Sénat.

Paul Peytral, pharmacien, né le 20 janvier 1842 à Marseille, dans les Bouches-du-Rhône, décédé à l'âge de 77 ans. Député des Bouches-du-Rhône (1881-1894). Sénateur des Bouches-du-Rhône (1894-1919). Vice-président de la Chambre des députés (1889-1893). Vice-président du Sénat (1895-1898). Sous-secrétaire d'État aux Finances. Troisième ministère Freycinet (1886). Ministre des Finances, cabinet Floquet (1888-1889). Ministre des Finances ; cabinet Charles Dupuy (1893). Ministre des Finances ; deuxième cabinet Brisson (1898). Ministre des Finances ; troisième cabinet Dupuy (1898-1899). Président de la Commission des finances du Sénat (1914). Ministre de l'Intérieur, cabinet Ribot (1914). Ministre de l'Intérieur, cabinet Painlevé (1917). Études médicales non connues. Il devient directeur, d'une importante maison de produits pharmaceutiques, à Marseille.

Il assumera huit fonctions politiques : conseiller municipal, adjoint au maire, conseiller général, vice-président, président du Conseil général, député, sénateur, ministre.

Maurice Signard, né le 3 août 1840 à Bléneau, dans l'Yonne, décédé à l'âge de 63 ans. Député du département de la Haute-Saône (1889-1897). Sénateur de la Haute-Saône (1897-1900). Études médicales à Paris. Il pratique la chirurgie à l'hôpital de Gray en Haute-Saône. Il collabore à l'*Indépendant* de la Haute-Saône, premier journal républicain à paraître dans le département après la chute de l'Empire.

Il assumera huit fonctions politiques : conseiller municipal, adjoint au maire, maire, conseiller d'arrondissement, conseiller général, président du Conseil général, député, sénateur.

Jean Durand, né le 8 janvier 1865 à Cammazès, dans le Tarn, décédé à l'âge de 71 ans. Député de l'Aude (1906-1920). Questeur de la Chambre des députés (1911-1914). Sénateur de l'Aude (1921-1936). Ministre de l'Agriculture (1925-1926). Ministre de l'Intérieur (1926). Ministre de l'Instruction publique et des Beaux-Arts (1930). Études médicales à

Toulouse puis à Montpellier. Il pratique la médecine militaire à Castelnaudary (dans le Tarn). Membre du conseil d'hygiène départemental du Tarn.

Il occupera neuf fonctions politiques : conseiller municipal, maire, conseiller général, vice-président, président du Conseil général, député et sénateur, questeur de l'Assemblée nationale et ministre.

Il vient d'être présenté onze médecins parlementaires entre 1870 et 1914. Quels sont leurs points communs ?

9/11 législateurs sont députés et sénateurs (les deux autres sont seulement sénateurs) – (variable 1).

9/11 législateurs naissent, pratiquent, mènent une carrière politique dans leur département d'origine – (variable 2).

8/11 législateurs sont inscrits à la Faculté de médecine de Paris – (variable 3).

7/11 législateurs sont membres d'une institution hygiéniste locale – (variable 4).

7/11 législateurs occupent une fonction de ministre ou un poste de secrétaire ou de questeur dans l'une des deux Chambres – (variable 5).

Tous ces médecins proviennent d'horizons différents à l'exception de deux législateurs, originaires, du département de la Dordogne. Arrêtons-nous sur la variable 2. Malgré des études à Paris ou dans les autres grandes villes ayant une faculté de médecine, les *médecins législateurs* restent attachés à leurs terroirs. Cet échantillon peut signifier que la population étudiée est issue d'un milieu social favorisé pour envoyer le jeune homme entreprendre des études à Paris, le financer, le loger, bien que nous sachions aussi beaucoup devaient gagner leur vie tout en assistant aux cours[81]. Paradoxalement, en milieu privilégié, nous savons aussi que le jeune homme de bonne famille était pris en charge par des cousins ou des amis afin d'assurer son confort matériel et sa réussite universitaire. Le jeune candidat possède probablement un mentor recommandé par son père lui-même médecin et lorsque celui-ci n'est pas issu du milieu, l'épouse de ce dernier, possède un grand-oncle ou un oncle influent jouant de ses relations pour placer le jeune promis. Même si l'inventaire de recherche biographique est incomplet à ce jour, la variable 4 montre bien que ces médecins législateurs, participent presque tous, à une activité locale hygiéniste, ce qui signifie qu'ils connaissent presque tous la question sanitaire et les besoins médicaux et sociaux des populations modestes, cela

81 Cf. les études historiennes sur la médecine du XIXe siècle de Jacques Léonard, de Pierre Guillaume et d'Olivier Faure, trois historiens spécialistes de l'histoire de la médecine du XIXe siècle qui témoignent de l'épisode.

ne veut pas dire pour autant qu'ils vont incarner une force d'action au Parlement pour sauver et soigner les misères du pays. Nous verrons que malgré la direction commune de certaines tangentes, le fonctionnement institutionnel ne permet pas la coalition ou le rassemblement d'un même corps professionnel au sein des Chambres. Le Parlement présente une réglementation et le travail législatif s'élabore dans un cadre de fonctionnement très structuré. Seuls les convictions, l'engagement et la motivation de ces hommes peuvent bousculer les événements et les faire basculer en faveur des travaux sanitaires[82].

* *Répartition des médecins par législature à la Chambre des députés*

La période historique étudiée comprend la période où la Chambre du Palais-Bourbon fonctionne sous la désignation d'Assemblée Nationale puis sous la désignation de Chambre des députés, notion redessinée par la Constitution de 1875 qui devient opérationnelle, en 1876, sous forme de législatures : périodes de sièges pour les députés d'une durée de cinq ans. La répartition des médecins législateurs, pour chacune, des périodes est la suivante.

[82] Cf. J. Joana, Institution parlementaire et spécialisation de l'activité des députés : les réunions d'élus (chapitre 7) in *Pratiques politiques des députés français au XIXe siècle. Du dilettante au spécialiste*, Paris, L'Harmattan, 1999, p.241.

Période	Désignation de la période étudiée[83]	Nombre de médecins députés	Nombre de sièges au Palais Bourbon	Pourcentage des députés médecins[84]
1871[85]	Assemblée Nationale	24	768 sièges	3,12%
1871-1876	Assemblée Nationale	6	533 sièges	1,12%
1876-1877	1re législature	41	533 sièges	7,69%
1877-1881	2e législature	57	545 sièges	10,45%
1881-1885	3e législature	71	584 sièges	12,15%
1885-1889	4e législature	11	576 sièges	9,54%
1889-1893	5e législature	50	581 sièges	8,60%
1893-1898	6e législature	70	585 sièges	11,96%
1898-1902	7e législature	63	589 sièges	10,69%

83 Les dates des législatures sous la IIIe République sont les suivantes :
- 2/12/1871 au 3/07/1876 Assemblée nationale.
- 3/08/1876 au 6/05/1877 Première législature.
- 11/07/1877 au 10/07/1881 Deuxième législature.
- 28/10/1881 au 11/09/1885 Troisième législature.
- 11/10/1885 au 11/11/1889 Quatrième législature.
- 11/12/1889 au 14/10/1893 Cinquième législature.
- 15/10/1893 au 31/05/1898 Sixième législature.
- 06/01/1898 au 31/05/1902 Septième législature.
- 06/01/1902 au 31/05/1906 Huitième législature.
- 06/01/1906 au 05/31/1910 Neuvième législature.
- 06/01/1910 au 31/05/1914 Dixième législature.

Source : Site officiel de l'Assemblée Nationale : http://www.assemblee-nationale.fr/sycomore/index.asp

84 Pourcentage de la population médicale calculé en fonction du nombre des sièges de l'Assemblée au cours d'une législature.

85 Il existe deux périodes concernant l'Assemblée Nationale : la première période correspond à celle où les députés siègent à Bordeaux en 1871 et la seconde celle où ils siègent à Versailles du 10 mars 1871 jusqu'à la fin de l'année 1875. Les députés retrouveront le Palais-Bourbon en 1879. Cf. le précis de présentation historique sur le site Internet de l'Assemblée Nationale :
(http://www.assemblee-nationale.fr/histoire/7da.asp.)

1902-1906	8e législature	72	585 sièges	12,30%
1906-1910	9e législature	75	590 sièges	12,71%
1910-1914	10e législature	78	601 sièges	12,97%
1914 et plus	11e législature	64	613 sièges	10,44%

Durant la période de l'Assemblée Nationale, l'engagement des médecins pour devenir députés est timide. Notons quelques baisses d'effectifs pour les 4e, 5e, 7e et 11e législatures. Peut-on expliquer, par conséquent, ces baisses ? Il est difficile d'y voir des interférences de régime corrélées aux événements fonctionnels et à l'actualité de la Chambre. Pour appréhender ces disparités, il faut comparer les effectifs au titre des catégories professionnelles présentes au sein de l'hémicycle. Notons la progression de l'engagement des médecins députés par le cumul éventuel des législatures :

-10 députés connaîtront l'Assemblée en 1848 ;

- 24 députés connaîtront l'Assemblée en 1871 ;

- 166 députés cumuleront 2 législatures (10 ans d'activité parlementaire au Palais-Bourbon) ;

- 96 députés cumuleront 3 législatures (15 ans d'activité) ;

- 42 députés cumuleront 4 législatures (20 ans d'activité) ;

- 15 députés cumuleront 5 législatures (25 ans d'activité) ;

- 5 députés cumuleront 6 législatures (30 ans d'activité) ;

- 1 député cumulera jusqu'à 7 législatures (35 ans d'activité).

Sous la IIIe République, le médecin législateur s'engage, au minimum, pour huit ans au Palais-Bourbon (voir vingt ans pour quinze d'entre eux). Cinq députés cumuleront vingt-quatre ans de carrière et un médecin vingt-huit ans. Après un poste occupé au Palais-Bourbon, beaucoup d'entre eux prétendent à une place de sénateur, de ministre ou de président du Conseil. Est-ce par ambition politique ou bien parce que l'élaboration d'une législation sanitaire s'étendra sur sept législatures ? Vraisemblablement les deux ! Il reste que leur notoriété électorale passe par leur notoriété d'homme de médecine (doté d'une clientèle naturelle) du fait de leur profession.

** Répartition des médecins par mandature au Sénat*

Les mandatures des médecins au Sénat entre 1876 et 1914 se répartissent de la manière suivante :

1876-1879	7 sénateurs
1879-1882	10 sénateurs
1882-1885	13 sénateurs
1885-1888	16 sénateurs
1888-1891	20 sénateurs
1891-1894	29 sénateurs
1894-1897	33 sénateurs
1897-1900	40 sénateurs
1900-1903	59 sénateurs
1903-1906	49 sénateurs
1906-1909	47 sénateurs
1909-1912	51 sénateurs

Donnant la répartition graphique suivante :

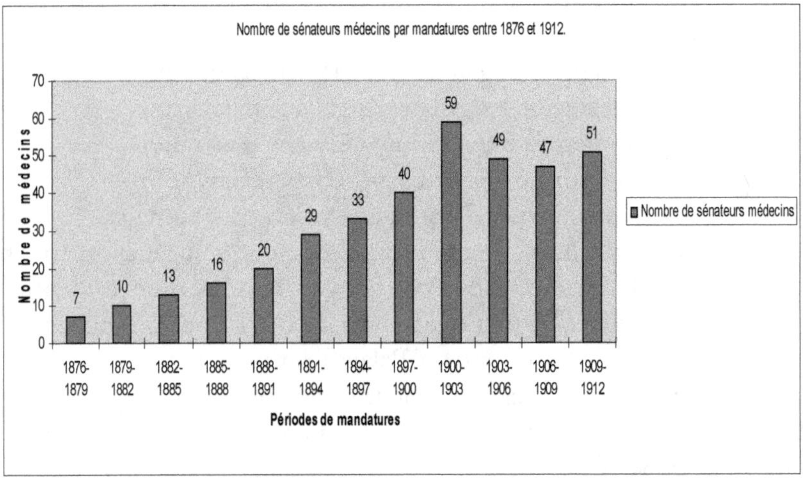

Légende : *Engagement politique de la population médicale au Sénat entre 1876 et 1914.*

Les mandatures au Sénat se renouvellent tous les trois ans au tiers sur une durée de neuf ans. Entre 1876 et 1912, le nombre de mandatures s'élève à douze. À noter la plus forte recrudescence de sénateurs médecins qui se situe dans la vague du renouvellement entre 1900 et 1903. Nous voyons qu'au fil de la période le nombre de médecins sénateurs est en constante augmentation. Il resterait à voir le départ entre les députés qui deviennent sénateurs et les médecins qui s'engagent toujours plus nombreux dans une carrière politique, les deux phénomènes conjuguant leurs effets. Parmi les médecins législateurs ayant cumulé les fonctions consécutives de député et de sénateur nous possédons le détail suivant :

- 2 législatures de mandat de député :... 166 députés, parmi lesquels 50 occuperont un poste de sénateur ;
- 3 législatures de mandat de député :... 96 députés, parmi lesquels 32 occuperont un poste de sénateur ;
- 4 législatures de mandat de député :... 42 députés, parmi lesquels 14 occuperont un poste de sénateur ;
- 5 législatures de mandat de député :... 15 députés, parmi lesquels 4 occuperont un poste de sénateur ;
- 6 législatures de mandat de député :... 5 députés, parmi lesquels 3 occuperont un poste de sénateur ;
- 7 législatures de mandat de député :... 4 députés, parmi lesquels 1 occupera un poste de sénateur ;
- 8 législatures de mandat de député :... 2 occuperont seulement un siège de député.

Il est fort impressionnant de remarquer qu'à partir du moment où les médecins vont accéder à une carrière politique nationale, ils ne lâcheront plus la fonction jusqu'à leur décès ou leur non- réélection. La population médicale élue dénombrant 406 individus entre 1870 et 1914 compte pas moins de 17 ministres de compétences diverses : Affaires étrangères, Agriculture, Colonies, Commerce, Finances, Instruction publique, Marine (...)

Pour les deux députés cumulant huit législatures, Paul Bourgeois n'est que député de la Vendée (1871-1898) certes ! mais aussi maire et conseiller général, tandis que François-Césaire de Mahy originaire d'Outre-Mer et député de La Réunion entre 1871 et 1902 est ministre dans cinq cabinets soit de l'Agriculture, soit de la Marine. Il commence sa carrière directement sur le plan national. Pourquoi ces médecins vont-ils avoir, au fil des années, plus fréquemment un mandat de sénateur ? 18,32% d'entre eux sont sénateurs ; 20,30% sont à la fois députés et sénateurs. Il est difficile de répondre à la question. Nous comptons parmi nos 406 médecins-législateurs :

→ 162 conseillers municipaux, soit 40,09% de conseillers municipaux ;

29 adjoints au maire, soit 7,17% d'adjoints au maire ;

→ 196 maires, soit 48,51 % de maires ;

46 conseillers d'arrondissements, soit 11,38% de conseillers d'arrondissements ;

40 vice-présidents du Conseil Général, soit 9,90% de vice-présidents du Conseil Général ;

→ 56 présidents du Conseil Général, soit 13,86% de présidents du Conseil Général ;

276 conseillers généraux, soit 68,31% de conseillers généraux ;
6 sous-préfets, soit 1,49% de sous-préfets ;
5 préfets soit 1,24% de préfets.

Ces chiffres ont déjà été cités mais je me plais à insister sur le fait que la participation à la politique locale est aussi importante qu'à l'échelon national. À défaut de posséder l'information définitive relative à l'inventaire d'informations sur les fonctions de maires occupées par ces médecins, nous possédons 40% de conseillers municipaux soit presque la moitié de la population médicale étudiée ayant participé à la vie d'un conseil municipal. La donnée n'est pas négligeable à souligner. Si nous prenons le cas des maires (selon l'inventaire actuel), 48% des médecins législateurs ont occupé cette fonction, soit à 2% près la moitié de la population concernée. Le chiffre est énorme. Avec ces deux résultats, nous nous rendons compte que la population étudiée connaît parfaitement les problématiques de vie des citoyens, même si les dimensions peuvent être sensiblement différentes en fonction des contrées géographiques, prenant en considération respectivement les facteurs d'environnement quotidien climatiques, économiques, démographiques, sociaux, urbains, ruraux, des individus donnés. Praticiens médicaux ou mandataires locaux, comment ces hommes peuvent-ils ignorer les difficultés vitales et sociales de leurs citoyens ? À l'échelon départemental la situation est tout aussi remarquable avec 68% d'engagement à occuper la fonction de conseillers généraux dont 13% de médecins-législateurs auraient présidé le Conseil Général. Au fil des chapitres nous verrons que l'engagement politique à un niveau des réalités locales du pays par ce corps médical n'est pas du tout anodin, naturellement à charge pour ces médecins d'assumer une carrière politique complète en endossant les rôles de parlementaires ; l'expérience de mandataire sur l'ensemble d'un département tout entier permet encore beaucoup mieux d'appréhender, de façon globale, les problématiques citoyennes.

* *Comparaison de la catégorie médicale avec les autres C.S.P.*

Les bibliothèques et les archives de l'Assemblée Nationale comme du Sénat ne contiennent aucune information sur la profession des députés et sénateurs sous la IIIe République jusqu'au début du XXe siècle. Les « catégories socioprofessionnelles » est une notion relativement récente qui a été établie et exploitée par les sciences sociales dont la sociologie en premier lieu. Il demeure bien difficile d'homogénéiser ce type d'informations sur une période donnée quand le profil des métiers et des professions ne cesse de changer au fil du temps ! En consultant les dictionnaires biographiques parlementaires, les procès-verbaux des élections ou les professions de foi des candidats, il aurait été probablement possible de connaître la profession exercée par chaque député mais à valeur indicative seulement. Tel individu a bien pu être identifié sous des professions différentes. C'est ce que donne à constater la base de données informatique biographique des députés (conçue par D. Anglès D'Auriac ancien conservateur au service des Archives de l'Assemblée Nationale) sur les années comprises entre 1870 et 1919 donnant plusieurs professions pour un même député ; quand il ne s'agit pas de notations un peu floues désignant l'activité professionnelle de chacun. Ainsi un candidat est-il tout à la fois consigné dans le fichier comme « écrivain », « journaliste », « propriétaire », « rentier »... Il est difficile de savoir si le député vivait uniquement de ses rentes ou de son activité journalistique, bien que la presse éditoriale professionnelle ou exercée à titre secondaire occupait une véritable activité lucrative pour l'époque. Comme nous le verrons dans les prochaines parties, quelque soit leur profession, les législateurs sont très engagés du point de vue idéologique. Il n'est pas étonnant de voir ces médecins s'engager dans la presse politique ou dans l'écriture de romans ou d'ouvrages d'érudition, de réflexion sur des problèmes sociaux, politiques, économiques, comme le phylloxéra des vignes, les grèves ouvrières ou encore l'indigence dans les campagnes par exemple.

Quant à l'aspect « rentier » et « propriétaire », il est évident que certains hommes politiques héritaient de patrimoines fonciers et immobiliers importants percevant des revenus sur les fermages ou les locations d'habitation.

Ne disposant d'aucune information homogène sur le sujet – les données chiffrées qui vont suivre s'appuient sur une étude sociologique – réalisée par Vincent Loonis (sociologue politique) portant sur les déterminants de la réélection des députés français de 1871 à 2002 mis en adéquation avec les données de la base informatique de Dominique Anglès D'Auriac[86]. La nomenclature des professions parlementaires dégagée par Loonis s'inspire des députés en 1848. L'auteur précise que les effectifs des libellés « sont donnés à titre indicatif et ne reflètent pas les effectifs des professions concernées. » Ces chiffres sont donc donnés à titre indicatif avec valeur relative et ne se prétendent pas être à visée définitive et exacte. Pour cela, il faudrait passer en revue toutes les catégories de professions et de métiers pour tenter de les homogénéiser. Toutefois, avec ces deux sources, les résultats donnés ci-dessous présentent une cohérence relative.

---

86 Revue *Histoire et Mesure*, 2006, XXI-1. Voir tableau p.254.

** Tableaux de présentation des professions les plus représentées en nombre à la Chambre*

Professions	Effectif total à la Chambre des Députés	Libellés des professions les plus fréquents
Agriculteurs, Cultivateurs exploitants	577	- agriculteurs (403) - cultivateurs (25) - exploitants agricoles (6) - éleveurs (32) - horticulteurs (7) - viticulteurs (104)
Propriétaires	1204	- propriétaires (866) - propriétaires agriculteurs (250) - propriétaires éleveurs (18) - propriétaires viticulteurs (70)
Chefs d'entreprise	779	- administrateurs de sociétés (45) - armateurs (32) - brasseurs (9) - chefs d'entreprise (28) - éditeurs (8) - entrepreneurs de travaux publics (19) - imprimeurs (27) - industriels (391) - industriels sucrier (24) - industriels textile (21) - industriels filateur (22) - industriels papetier (10) - manufacturiers (52) - maîtres de forges (41) - minotiers (5)
Négociants	269	- négociants (214) - négociants en grains (8) - négociants en tissus (5) - négociants en vins (42)
Financiers	43	- assureurs (4) - banquiers (39)
Commerçants	31	- commerçants (22) - hôteliers (9) - libraire (0)

Artisans	14	- artisans (4) - charpentiers (2) - cordonniers (3) - menuisiers (5)
Avocats	1271	- avocats (1271)
Avoués, notaires	234	- avoués (102) - notaires (132)
Professeurs de droit	48	- professeurs à la faculté de droit de Paris (12) - professeurs à la faculté de droit (36)
Autres professions Juridiques	1	- conseiller juridique (1)
Médecins	516	- chirurgiens (23) - médecins (398) catégorie à laquelle il faut ajouter la catégorie des professeurs de médecine (38) - médecins militaires (6) - pharmaciens (51)
Autres professions libérales	17	- architectes (17)
Enseignants du primaire	80	- instituteurs (59) - directeurs d'école (16) - directeurs d'école publique (5)
Magistrats	238	- magistrats (238)
Journalistes	403	- journalistes (250) - directeurs de journal (153)
Publicistes	248	- publicistes (248)
Professeurs du secondaire	335	- principaux de collège (2) - professeurs (269) - professeur d'anglais (0) - professeurs de collège (10) - professeurs d'école normale (7) - professeurs de lettres (12) - professeurs de lycée (11) - professeurs de mathématiques (0) - professeurs de

		philosophie (21) - professeurs d'éducation physique (0) - professeurs de cours complémentaire (1) - professeurs d'histoire et géographie (0) - professeurs de l'enseignement technique (2) - professeurs d'enseignement général des collèges (0)
Professeurs du supérieur	26	- archéologues (10) - assistants d'université (0) - maîtres assistants d'université (0) - maîtres de conférences (0) - professeurs à l'université (16)
Ingénieurs	434	- agronomes (38) - chimistes (11) - ingénieurs (241) - ingénieurs agronomes (27) - ingénieurs civils (36) - ingénieurs des Mines (24) - ingénieurs des Ponts et Chaussées (25) - ingénieurs des travaux publics (2) - ingénieurs civils des Mines (5) - ingénieurs des Arts et manufactures (11) - ingénieurs conseil (5) - ingénieurs des Arts et métiers (4)
Hauts-fonctionnaires	287	- administrateurs civils (6) - chambellans de l'Empereur (3) - conseillers d'État (37) - conseillers référendaires à la Cour des comptes (1) - conseillers maîtres à la Cour des comptes (0) - diplomates (89) - inspecteurs des finances (9) - inspecteur général des finances (1) - maîtres des requêtes au Conseil d'État (28) - ministres plénipotentiaires (26) - préfets (163) - secrétaires d'ambassade (13) - secrétaires généraux de préfecture (4)

		- sous-préfets (70)
Cadres moyens privés	55	- agents d'assurances (6) - agents généraux d'assurances (3) - cadres d'entreprise (0) - cadres (2) - cadres administratifs (0) - cadres commerciaux (0) - cadres de banque (0) - comptables (22) - dessinateurs industriels (0) - représentants (0) - représentants de commerce (22)
Cadres dirigeants privés	17	- capitaines au long cours (4) - directeurs de coopérative agricole (1) - directeurs de société (6) - directeurs commerciaux (0) - directeurs de sociétés (3) - experts-comptables (3) - gérants de société (0)
Employés	237	- agents de maîtrise (0) - agents techniques (1) - ajusteurs (11) - cheminots (12) - électriciens (5) - employés (47) - employés de commerce (14) - employés des chemins de fer (2) - employés de banque (4) - employé de bureau (0) - mécaniciens (37) - métallurgistes (0) - ouvriers agricoles (0) - ouvriers du bâtiment (2) - ouvriers mécaniciens (14) - ouvriers-typographes (0) - ouvriers métallurgistes (0) - ouvriers (85) - tourneurs sur métaux (3)
Officiers supérieurs	245	- amiraux (16) - colonels (35) - colonels de la garde nationale (1) - commandants (9) - généraux (145) - généraux de corps d'armée (2) - généraux de division (14)

		- généraux de brigade (6) - lieutenants-colonels (17) - vice-amiral (0)
Officiers subalternes	443	- anciens officiers (6) - anciens officiers de cavalerie (0) - capitaines (35) - capitaines d'artillerie (8) - officiers (267) - officiers de cavalerie (37) - officiers de Marine (42) - officiers d'artillerie (32) - officiers du Génie (14) - officiers en retraite (2)

Au final nous disposons des données suivantes :

D'un tableau des catégories socioprofessionnelles les plus représentées à la Chambre des députés

1re position : les Avocats	1271
2e position : les Propriétaires	1204
3e position : les Chefs d'entreprise	779
4e position : les Agriculteurs, cultivateurs Exploitants	577
5e position : les Médecins généralistes	516
6e position : les Officiers subalternes	443
7e position : les Ingénieurs	434
8e position : les Journalistes	403
9e position : les Professeurs du secondaire	335
10e position : les Hauts-fonctionnaires	287
11e position : les Négociants	269
12e position : les Publicistes	248

13e position : les Officiers supérieurs	245
14e position : les Magistrats	238
15e position : les Employés	237
16e position : les Avoués, notaires	234
17e position : les Enseignants primaires	80
18e position : les Cadres moyens privés	55
19e position : les Professeurs de droit	48
20e position : les Financiers	43
21e position : les Commerçants	31
22e position : les Professeurs du supérieur	26
23e position : Autres professions libérales	17
24e position : Cadres dirigeants du privé	17
25e position : Artisans	14

(Présentation par ordre décroissant d'effectifs.
IIIe République : 1870-1919)

Il semble assez naturel que les professions juridiques aient une vocation parlementaire. C'est la raison pour laquelle les avocats, les avoués ou corps de professions assimilés sont fortement représentés au Parlement sous la IIIe République (tradition bien gardée à travers l'Histoire) si nous en croyons, par exemple, l'étude proposographique d'Éric Anceau à propos des avocats sous le Second Empire ou l'étude socio-historique plus contemporaine des avocats parlementaires de Gilles Le Béguec[87]. Les propriétaires viennent en seconde position. Peut-être faut-il y inclure tous

87 É. Anceau, *Les députés du Second Empire, Prosopographie d'une élite du XIXe siècle*, Paris, Champion et Slatkine, 2000 et aussi G. LE BÉGUEC, *La République des avocats*, Paris, A. Colin, 2003.

les propriétaires du patrimoine mobilier et immobilier y compris certains exploitants agricoles. Il s'agit de comprendre dans cette population des individus pouvant vivre de leurs biens sans avoir à travailler ! Engagés au Parlement cette catégorie spécifique tient à leurs fonctions politiques pour défendre leurs propres patrimoines et capitaux. Les chefs d'entreprise apparaissent en troisième position. Cette catégorie comprend tous les industriels ou dirigeants - des moyennes et petites entreprises - des manufactures quelques soient les modes et les finalités de production. En quatrième position nous possédons les « agriculteurs ». Quoi de plus évident de constater, leur présence au Parlement, dans un pays aussi rural comptabilisant une population de 17 435 888 individus vivant exclusivement de l'agriculture contre une population industrielle de 9 532 560 individus (chiffres de 1891) par exemple[88]. Les chiffres sont plus importants au Sénat reflétant les valeurs conservatrices de « terroir ». Enfin, les médecins généralistes occupent la cinquième position en nombre dans les rangs de l'hémicycle de la Chambre. Issus des milieux aisés, mais aussi modestes, beaucoup d'entre eux connaissent une ascension sociale par les diplômes d'études supérieures. Grâce à la base de données informatisée du conservateur D. Anglès D'Auriac (au service des archives du Palais-Bourbon) j'ai pu garantir la répartition des professions dans l'hémicycle par législature. La comparaison avec la population dominante des avocats, des industriels et des agriculteurs va permettre de mieux cerner la place de la population médicale.

Les médecins

Période	Désignation de la période étudiée	Nombre de médecins députés	Nombre de sièges au Palais Bourbon	Pourcentage des députés médecins[89]
1871[90]	Assemblée nationale	24	768 sièges	3,12%
1871-1876	Assemblée nationale	6	533 sièges	1,12%
1876-1877	1re législature	3	533 sièges	0,56%
1877-1881	2e législature	3	545 sièges	0,55%

88 Source : *Résultats statistiques du dénombrement de 1891*. Ministère du Commerce, de l'Industrie, des Postes et des Télégraphes.

89 Pourcentage de la population médicale calculée en fonction du nombre des sièges de l'Assemblée au cours d'une législature.

90 *Ibidem*, p.31.

1881-1885	3e législature	9	584 sièges	1,54%
1885-1889	4e législature	11	576 sièges	1,90%
1889-1893	5e législature	5	581 sièges	0,86%
1893-1898	6e législature	9	585 sièges	1,53%
1898-1902	7e législature	7	589 sièges	1,18%
1902-1906	8e législature	8	585 sièges	1,36%
1906-1910	9e législature	8	590 sièges	1,35%
1910-1914	10e législature	8	601 sièges	1,33%
1914 et plus	11e législature	9	613 sièges	1,46%

Ce tableau devrait être la réplique conforme des données du tableau des commencements de ce chapitre. Or ce n'est pas la réalité ! Dans l'exemple (donné au-dessus) le mode de remplissage est extrait de la base de données biographiques informatisée du conservateur au service des archives de l'Assemblée Nationale. Il permet d'afficher les résultats en utilisant avec le moteur de recherche un vocabulaire-type. Pour trouver la population des médecins, il est donc entré le mot « médecin » ; il a été procédé ainsi de la même façon pour les tableaux de populations parlementaires évoquées ci-dessous. Point important à considérer : il n'est pas possible d'affirmer que la démarche des résultats obtenus soit complète et définitive sachant qu'il faudrait associer au mot "d'entrée-type" le vocabulaire de professions assimilées au domaine évoqué. Comme pour les médecins, il faudrait, par exemple, y ajouter également les officiers de santé ou les chirurgiens. Chaque biographie des législateurs présente beaucoup de disparités informatives. Cependant ces tableaux réalisés sur la composition des professions des législateurs au Palais-Bourbon nous permettent de donner un léger aperçu des catégories professionnelles comparées entre elles prises au fil des législatures. Ce sont les effets recherchés. Pour le tableau contenu ci-dessus nous ne ferons aucun commentaire qui n'ait été livré dans le premier point du chapitre. Voyons à présent quels sont les effectifs par législature pour la population des avocats.

Les avocats[91]

Période	Désignation de la période étudiée	Nombre d'avocats députés	Nombre de sièges au Palais Bourbon	% des avocats députés [92]
1871	Assemblée nationale	39	768 sièges	5,07%
1871-1876	Assemblée nationale	79	533 sièges	14,82%
1876-1877	1re législature	79	533 sièges	14,82%
1877-1881	2e législature	Nombre inconnu[93]	545 sièges	Pas de calcul possible
1881-1885	3e législature	14	584 sièges	2,39%
1885-1889	4e législature	29	576 sièges	5,03%
1889-1893	5e législature	17	581 sièges	2,92%
1893-1898	6e législature	16	585 sièges	2,73%
1898-1902	7e législature	18	589 sièges	3,05%
1902-1906	8e législature	15	585 sièges	2,56%
1906-1910	9e législature	11	590 sièges	1,86%
1910-1914	10e législature	16	601 sièges	2,66%
1914 et plus	11e législature	20	613 sièges	3,26%

À l'encontre de l'engagement progressif des médecins au Palais-Bourbon sur la période considérée (1870-1914) et d'une stabilité d'effectifs à partir de la sixième législature, nous voyons bien que la situation des avocats n'est pas du tout la même que celle des médecins. Ils sont en position dominante sur la durée des législatures avec des chiffres tout aussi constants à chaque législature renouvelée.

91 J'insiste pour faire remarquer qu'il s'agit purement de la catégorie des avocats députés engagés au Palais-Bourbon entre 1870 et 1914 avec l'entrée du terme générique : « avocat ». Ne sont pas compris dans cette population : les juristes, les avoués, les magistrats. Données informatives extraites de la base de données biographiques Anglès-D'Auriac au service des archives de l'Assemblée Nationale.

92 Pourcentage de la population avocate calculée en fonction du nombre des sièges de l'Assemblée au cours d'une législature.

93 Aucune donnée à livrer. Le logiciel de la base de données informatique refuse de comptabiliser la variante programmée.

Les industriels[94]

Période	Désignation de la période étudiée	Nombre d'industriels députés	Nombre de sièges au Palais Bourbon	% d'indus-triels députés[95]
1871	Assemblée nationale	8	768 sièges	1,04%
1871-1876	Assemblée nationale	24	533 sièges	4,40%
1876-1877	1re législature	8	533 sièges	1,50%
1877-1881	2e législature	21	545 sièges	3,85%
1881-1885	3e législature	7	584 sièges	1,19%
1885-1889	4e législature	5	576 sièges	0,86%
1889-1893	5e législature	12	581 sièges	2,06%
1893-1898	6e législature	7	585 sièges	1,19%
1898-1902	7e législature	6	589 sièges	1,01%
1902-1906	8e législature	3	585 sièges	0,51%
1906-1910	9e législature	4	590 sièges	0,67%
1910-1914	10e législature	10	601 sièges	1,66%
1914 et plus	11e législature	11	613 sièges	1,79%

Une fois de plus (en comparaison avec la population médicale) la catégorie des industriels répartis sur l'ensemble des législatures n'est pas croissante et ne s'homogénéise pas avec les deux populations précédentes. Il n'est pas possible de penser que la stabilité du régime politique interfère sur les effectifs de ces députés toutes catégories socioprofessionnelles confondues. Les explications se trouvent ailleurs. Voyons, le cas, pour la population des agriculteurs.

94 Une fois de plus j'ignore ce qu'il faut entendre par la catégorie des industries. – Faut-il inclure dans cette catégorie les commerçants, les négociants, les manufacturiers ? Quels sont les types de fabrication ? Tout reste à éclaircir. Simplement nous savons qu'il existe une population désignée sous le terme « industriel » qui renseigne sur le type de la classification professionnelle.

95 Pourcentage de la population des industriels calculé en fonction du nombre des sièges de l'Assemblée nationale au cours d'une législature.

Les agriculteurs[96]

Période	Désignation de la période étudiée	Nombre d'agriculteurs députés	Nombre de sièges au Palais Bourbon	% des agriculteurs législateurs[97]
1871	Assemblée nationale	46	768 sièges	5,98%
1871-1876	Assemblée nationale	30	533 sièges	5,62%
1876-1877	1re législature	3	533 sièges	0,56%
1877-1881	2e législature	0	545 sièges	0,00%
1881-1885	3e législature	1	584 sièges	0,17%
1885-1889	4e législature	16	576 sièges	2,77%
1889-1893	5e législature	8	581 sièges	1,37%
1893-1898	6e législature	7	585 sièges	1,19%
1898-1902	7e législature	10	589 sièges	1,69%
1902-1906	8e législature	4	585 sièges	0,68%
1906-1910	9e législature	4	590 sièges	0,67%
1910-1914	10e législature	8	601 sièges	1,33%
1914 et plus	11e législature	3	613 sièges	0,48%

Les chiffres de la catégorie afférente de la population professionnelle agricole à la Chambre des députés ne présentent aucun lien avec les chiffres des autres catégories professionnelles de celle-ci. Nous remarquons un contraste d'engagement assez fort sous le régime de l'Assemblée Nationale (voir les pourcentages) puis une baisse brutale des effectifs dès la première législature sous le régime de la Chambre des députés. Cette différence entre les deux périodes de régime est-elle liée à la nature même de l'évolution de la population agricole française qui aurait connu une chute d'effectifs à partir de 1876 (agrégation peu pertinente d'explication entre ces deux variables) ou à la nomination des agriculteurs à la Chambre Haute au détriment de la Chambre des députés ? Cette explication semblerait plus probable.

96 Il faut prendre une nouvelle fois la désignation professionnelle citée comme « une entité générique » du mot qui renvoie aux travailleurs de la terre qui vivent de l'activité ; a-t-elle a été homogénéisée ? Probablement pas ! Faudrait-il inscrire à ce corps de métier la notion de « propriétaire terrien » par exemple ?

97 Pourcentage de la population des agriculteurs calculé en fonction du nombre des sièges de l'Assemblée au cours d'une législature.

À défaut de variable à corréler, il est difficile d'expliquer l'évolution de l'engagement de la population médicale à la Chambre des députés au regard de cette profession ni de celle des autres[98]. Aucune cohérence ne se présente précisément ! Toutefois la population des médecins législateurs dénombre un total de 248 députés (soit 61,39% de la population totale des médecins parlementaires étudiée qui comptabilise 406 élus et 82 médecins députés-sénateurs, soit 20,30% de la population totale des médecins parlementaires étudiée) ; 11 médecins ont participé à la législature de 1848. Contrairement à ces professions dominantes de la Chambre, l'engagement des médecins, au cours des législatures est croissant. J'ai déjà précisé que l'effectif de population médicale doit tenir compte de l'âge d'entrée à la Chambre des députés. La profession médicale est singulière par son parcours de formation. Les études de médecine sont les plus longues de tous les cursus d'enseignement supérieur. Il faut donner, au jeune candidat futur parlementaire, le temps de se former et d'exercer qui retarde la date à laquelle il commence à s'engager dans une vie politique locale pour parvenir à une carrière nationale, ce qui n'est pas le cas pour les autres professions parlementaires. Parallèlement cette progression des effectifs médicaux au cours des législatures peut s'expliquer par la conviction des progrès de la science et de la médecine légitimant la législation sanitaire.

Conclusion

Ce chapitre offre un éclairage du mode et de la nature de l'engagement médical dans les chambres législatives. Les tableaux et les graphiques très évocateurs parlent à eux seuls. Nous comprenons (désormais un peu mieux) la répartition par exemple des élus médicaux sur l'ensemble du territoire national qui suit les tendances du profil de la population française générale regroupée dans les grandes villes, mais dont la caractéristique principale demeure un mode de vie rural très prégnant à l'exception de quelques départements désertés. Cependant les médecins occupent géographiquement toute la moitié sud du pays à l'exception des départements de la Seine et du Nord qui représentent les départements de

---

[98] Peu d'études ont porté sur l'ensemble du personnel parlementaire de la IIIe République comme le rappelle à juste titre Bernard LACHAISE dans son article : « Les parlementaires de la Dordogne sous la Troisième République », Revue *Annales du Midi*, 1988, tome 100, n°183, pp.265-286.
Il faut savoir que la Dordogne est le premier département français à fournir le plus grand nombre de médecins-législateurs sous la IIIe République après le département de la Seine et à égalité avec le département de l'Allier.

populations les plus importants en nombres d'habitants et également en lien avec les activités industrielles et manufacturières les plus prospères du pays[99], départements dans lesquels il faut faire remarquer une population ouvrière d'enfants qui est des plus élevées[100]. Ces médecins élus sont des candidats battants, disposés à conduire des carrières locales départementales de longue durée (reflet de leurs carrières nationales de législateurs). Un certain nombre d'entre eux n'hésitent pas à cumuler des mandats en vue des échéances d'épreuves législatives à couvrir de succès tous les cinq ans. Ces conduites d'engagement très déterminées, en comparaison de celles des avocats par exemple, sont d'autant plus troublantes, méritoires et moins faciles, parce que ceux-ci accèdent directement aux fonctions d'élus législateurs après leurs études supérieures. Il convient de le signaler. Cette partie témoigne d'une configuration socio-spatiale générale du corpus médical engagé dans les chambres. Elle n'exclut pas d'autres motivations personnelles pour chacun d'eux à conduire une carrière parlementaire. L'aspect de cette question renvoie immédiatement aux profils individuels singuliers de la cohorte biographique collective qui formeront le projet d'un dictionnaire biographique numérique futur. Sur le plan des réalités sociologiques, les profils de ces médecins sont très différents ; les uns, s'engagent, par obligation de devoir conventionnel et civique, comme ce médecin législateur du département d'Ille-et-Vilaine, le député Lelièvre, élu pendant deux ans à la Chambre des députés. Il fallait un candidat d'adversité : il s'est présenté… Les autres (une très faible minorité !) s'engagent par convictions politiques très fortes, comme le Docteur Lafargue, gendre de Marx. Il est alors aisé de deviner les profondes motivations de cet homme…[101]

Pour prolonger la réflexion, la longévité en termes d'identités et de carrières médicales de ces derniers est évoquée dans la partie suivante. Cette étude consacrée à la population médicale parlementaire dans le cadre de la

---

99 Cf. A. Corneille, *La Seine Inférieure industrielle et commerciale. Étude historique, statistique et économique*, Rouen, Herpin, 1873 et A. Guillerme, *La naissance de l'industrie à Paris. Entre sueurs et vapeurs 1780-1830*, Paris, Champ Vallon, 2007 (Partie III du livre).

100 Archives Nationales. Série C 5429 dossiers 2030-2037, travail des enfants et des femmes.

101 De son côté, Ellis note la même chose : "Some doctors (…) belonged to families that had a long tradition of officeholding. Jean Dêche, physician-mayor of Calonges, was careful to invokes his father's during the campaign of 1902, reminding voters that he was a « republican by tradition »and that the seat he held on the conseil général was the one that his father had occupied in 1848.' The importance of family political ties can be seen in the proportion relatives in the Chamber or Senate (13 percent), wich included several fathers and sons, such as the Allemands of Basses-Alpes and the Reymonds of Loire." Ellis, Part 3. *Early political careers*, pp.79-80.

première moitié de la IIIe République reste à couvrir sur l'ensemble du régime politique considéré, mais elle présente l'avantage d'être une des premières études consacrées à l'une des catégories socioprofessionnelles des chambres législatives sur la période définie. Une voie d'exploration est désormais ouverte !

PARTIE III

LE PORTRAIT MÉDICAL

CHAPITRE 1

IDENTITÉ MÉDICALE DE LA POPULATION ÉTUDIÉE

1 État civil des médecins législateurs

* *Population étudiée sous l'angle des naissances*

En consultant la figure schématique ci-dessous visant à présenter la population étudiée - par les années de naissance -, nous restons sur le fait d'évoquer une population médicale qui s'est engagée au Parlement entre 1870 et 1914. Les premiers médecins à s'engager en politique sous la IIIe République naissent dès le début du XIXe siècle au cours de l'année 1800. Ils sont précisément 48 sur 406 à être nés dans les vingt premières années du XIXe siècle, ce qui laisse présager une carrière politique nationale assez tardive en âge à partir de 1870. Ces médecins connaîtront, de manière successive, plusieurs régimes politiques et plusieurs luttes de classes sociales. Notons que nous avons autant de médecins nés dans la première partie du siècle (1800-1840) que dans la deuxième (1855-1885) tout en relevant des pics d'effectifs au milieu du XIXe siècle entre 1840 et 1855.

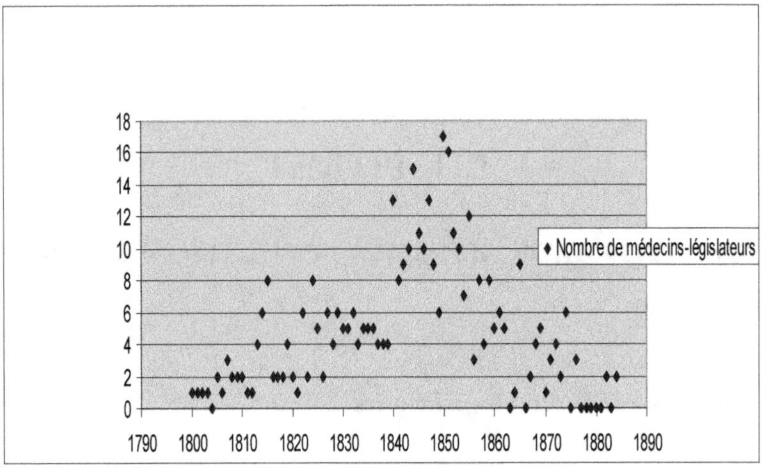

Figure 2 *Répartition des naissances annuelles de la population médicale parlementaire en exercice entre 1870 et 1914*

Il est certain que cette population législatrice née dans la première partie du siècle est très sensible à toutes les initiatives à caractère sanitaire ou social qui vont être proposées dès la première décennie de la IIIe République même si l'amorce de ces questions sanitaires et sociales reste très fragile au démarrage ainsi que la connaissance des enjeux en la matière sur la première partie du siècle. De leur côté, Pasteur et ses collaborateurs commencent à faire connaître leurs travaux au milieu du siècle. Peu reconnus dans leurs activités du point de vue de l'État, mais progressivement mieux connus dans la société quotidienne, les hygiénistes réclament des moyens juridiques pour appliquer leurs mesures. Les travaux de Pasteur vont participer à fonder l'intérêt disciplinaire peu reconnu avant 1850 - car peu applicable avant la moitié du siècle - par manque de juridiction adaptée en la matière[102]. En 1849, au même moment que les expérimentations par Pasteur, les revendications ouvrières vont participer à étendre *la mouvance hygiéniste* en termes de santé et d'éducation physique et morale en réclamant toujours les mêmes clauses du contrat social : décence des conditions de vie et de travail par une meilleure qualité salariale rapportée aux heures effectuées, suppression de l'exploitation par le travail en abusant des forces physiques et morales de l'individu, conditions d'exécution des tâches au travail un peu plus dignes, confort d'hygiène sanitaire et de sécurité à l'égard des individus, accès à des logements salubres… Tous ces aspects

[102] C. Richet, *L'œuvre de Pasteur, leçons professées à la Faculté de médecine de Paris,* Paris, F. Alcan, 1924.

vont contribuer à poser des questions du même ordre au Parlement sous la IIIe République et à forger la détermination de certains médecins (hygiénistes ou non) pour un engagement de carrière parlementaire dans la même période sans pour autant que l'on puisse affirmer qu'ils s'engagent de façon exclusive en vue de faire émerger la politique sanitaire et sociale du pays ! À partir de 1870, l'engagement politique médical est, conséquent, en matière de représentation des catégories professionnelles à l'Assemblée Nationale. Il faut y voir des motivations personnelles plurielles même si ces médecins nés à partir de 1800 sont très proches pour soigner la clientèle des classes populaires et possèdent de bons outils de lecture des problématiques des populations laborieuses ou indigentes... Parmi cette population médicale de législateurs une dizaine de médecins seront députés en 1848. Le reste de cette population traversera le temps et les régimes avant de participer à la législation sanitaire du nouveau modèle démocratique républicain mis en place après le Second Empire. Entre 1820 et 1840, il faut dénombrer 102 naissances sur une population médicale parlementaire de 406 individus en poste au Parlement entre 1870 et 1914. Ce sont là les futurs médecins parlementaires qui vont amplifier de manière considérable la production législatrice en la matière et faire émerger l'organisation sanitaire du pays. La deuxième figure (représentation graphique ci-dessous) présente les décès annuels de la population étudiée.

* *Population étudiée sous l'angle des décès*

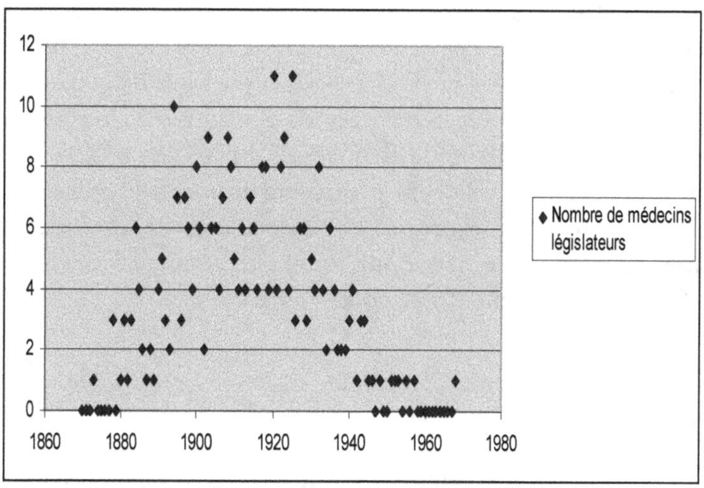

Figure 3 *Répartition des décès annuels de la population médicale parlementaire en exercice entre 1870* et *1914*

La population médicale de la IIIe République connaît son premier décès en 1873. Les années 1894, 1920 et 1925 enregistrent les taux de mortalité les plus forts et dont le dernier médecin de la population législative disparaîtra en 1968. Parmi ces médecins à partir de 60 ans nous comptabilisons deux individus centenaires. Il s'agit du Docteur Cot (député de l'Hérault) qui quitte le monde à l'âge de 101 ans et du Docteur Delelis-Fabien (député du Pas-de-Calais) qui, lui, à 102 ans. Quatre-vingt-huit médecins législateurs sur la population totale (406 individus) s'inscrivent dans la catégorie des octogénaires. Sur le plan géographique, le département de la Drôme comprend la population médicale parlementaire la plus jeune avec une moyenne de 52 ans. Les députés du Tarn et de l'Hérault sont les plus âgés avec des moyennes respectives de 88 et 89 ans. Les députés de la Seine (département le plus peuplé de France) compte une moyenne de 68 ans contre 80 ans qui correspond à la moyenne d'âge de la population médicale législatrice (calculée au décès) sur l'ensemble du territoire français. Les médecins-législateurs français vieillissent relativement bien battant surtout des records de longévité politique que nous examinerons dans un des points suivants. Sur un plan échelonné, la population médicale parlementaire considérée couvrira une période d'au moins un siècle et demi témoin de toute une histoire sociale, sinon économique, politique et scientifique, de la société française dans le second versant du XIXe siècle. Les premiers médecins engagés verront la reconnaissance de l'activité hygiéniste et les seconds contribueront à mettre en place une organisation et une institutionnalisation de l'hygiène et de la santé publiques en France jusqu'en 1914, qui laisseront la place entre les deux grandes guerres mondiales à la fondation des structures ministérielles. La question des assurances sociales posée dès les commencements de la IIIe République aboutira un demi-siècle plus tard en 1945 à la création de la Sécurité sociale, même si c'est pendant que cette période les grandes lois de protection sociale émergent. Passée la ligne frontalière du XIXe au XXe siècle, Léon Bourgeois (Président du Conseil) proposera le modèle politique solidaire. Les institutions tutélaires déjà mises en place avec la création des ministères (travail, prévoyance sociale, santé publique) permettront à ces investigateurs de la bienfai-sance publique d'agir concrètement.

** Tableau des lieux de formation médicale en France sous le régime politique de la IIIe République étudié par département*

Les lieux de formation médicale comprennent les villes universitaires dotées d'une faculté de médecine, mais aussi les écoles de santé très nombreuses au XIXe siècle, tandis que les études médicales se présentent sous deux formes : « l'officiat de santé » pour la première formule et « le doctorat de médecine » (grade diplômant supérieur au précédent préparé dans les universités) pour la seconde. Pour ne plus voir ces différences, il faut attendre la suppression du diplôme de l'"officiat de santé" au profit du diplôme de doctorat de médecine qui va se préparer systématiquement dans les facultés à partir de la loi de 1892 révisant à la fois l'exercice et l'enseignement médical (texte législatif initié par le médecin législateur Chevandier). La création des facultés de médecine en nombre préparant au diplôme de doctorat de médecine se profile dès les débuts de la IIIe République dans les grandes villes françaises, en complément des trois grandes villes de formation médicale originelles que sont Paris, Montpellier et Strasbourg. Indépen-damment d'une inscription dans les écoles de médecine, l'officiat de santé pouvait être délivré par l'armée dans le cadre d'un engagement du candidat militaire pour les activités navales. Le tableau qui suit ne présente qu'un intérêt d'information. Nous évoquerons la formation médicale de manière plus large dans les prochaines parties.

103	Désignation	Colonne 3 [104]	Lieux de formation médicale dans ce département	Ville de Formation	Possi-bilité d'études dans les départements
1	Seine	29	Oui	Paris	-
2	Dordogne	13	Non	-	-
3	Puy-de-Dôme	13	Oui	Clermont-Ferrand	-
4	Haute-Vienne	12	Oui	Limoges	-
5	Allier	11	Non	-	-
6	Nord	10	Oui	-	-
7	Corrèze	9	Non	-	-
8	Hérault	9	Oui	Montpellier	-
9	Ain	8	Non	-	-
10	Aveyron	7	Non	-	-
11	Cantal	7	Non	-	Oui
12	Finistère	7	Oui	Brest	-
13	Rhône	7	Oui	Lyon	-
14	Saône-et-Loire	7	Non	-	Oui
15	Vaucluse	7	Non	-	Oui
16	Yonne	7	Non	-	Oui
17	Basses-Alpes	6	Non	-	Oui
18	Haute-Saône	6	Non	-	Oui
19	Territoire de Belfort	6	Non	-	Oui
20	Var	6	Oui	Toulon	-
21	Aube	5	Non	-	Oui
22	Bouches-du-Rhône	5	Oui	Aix	-
23	Charente	5	Non	-	Oui
24	Charente-Inférieure	5	Oui	Rochefort	-
25	Corse	5	Non		Oui
26	Côte-D'Or	5	Oui	Dijon	-
27	Gironde	5	Oui	Bordeaux	-
28	Haute-Loire	5	Non	-	Oui
29	Isère	5	Oui	Grenoble	-
30	Jura	5	Non	-	Oui
40	Loire	5	Non	-	Oui
41	Marne	5	Oui	Reims	-
42	Oise	5	Non	-	Oui
43	Orne	5	Non	-	Oui
44	Tarn-et-Garonne	5	Non	-	-

[103] Classement décroissant des départements en fonction de la population des médecins législateurs définie à l'échelon des départements français.

[104] Nombre de médecins législateurs (1870-1919).

45	Algérie	4	Oui	Sétif	-
46	Ariège	4	Non	-	Oui
47	Aude	4	Non	-	Oui
48	Doubs	4	Oui	Besançon	-
49	Drôme	4	Non	-	Oui
50	Hautes-Pyrénées	4	Non	-	Oui
51	Loiret	4	Oui	Orléans	-
52	Maine-et-Loire	4	Oui	Angers	-
53	Meurthe-et-Moselle	4	Oui	-	-
54	Nièvre	4	Non	-	Oui
55	Pas-de-Calais	4	Oui	Arras	-
56	Seine-et-Marne	4	Non	-	Oui
57	Tarn	4	Non	-	-
58	Vienne	4	Oui	Poitiers	-
59	Ardennes	3	Non	-	Oui
60	Basses-Pyrénées	3	Non	-	Oui
61	Côtes-du-Nord	3	Non	-	Oui
62	Creuse	3	Non	-	Oui
63	Gers	3	Non	-	Oui
64	Indre	3	Non	-	Oui
65	Loir-et-Cher	3	Non	-	Oui
66	Lozère	3	Non	-	Oui
67	Manche	3	Oui	Cherbourg	-
68	Martinique	3	Non	-	Oui
69	Mayenne	3	Non	-	Oui
70	Morbihan	3	Oui	Lorient	-
71	Pyrénées-Orientales	3	Non	-	Oui
72	Réunion	3	Non	-	Oui
73	Sarthe	3	Non	-	Oui
74	Seine-et-Oise	3	Non	-	-
75	Vendée	3	Non	-	Oui
76	Vosges	3	Non	-	Oui
77	Aisne	2	Non	-	Oui
78	Eure	2	Non	-	Oui
79	Eure-et-Loir	2	Non	-	Oui
80	Indre-et-Loire	2	Oui	Tours	
81	Gard	2	Non	-	Oui
82	Hautes-Alpes	2	Non	-	Oui
83	Haute-Garonne	2	Oui	Toulouse	-
84	Meuse	2	Oui	Metz	-
85	Seine-Inférieure	2	Non	-	Oui
86	Somme	2	Oui	Amiens	-
87	Ardèche	1	Non	-	Oui
88	Calvados	1	Oui	Caen	
89	Cher	1	Non	-	Oui

90	Deux-Sèvres	1	Non	-	Oui
91	Ille-et-Vilaine	1	Oui	Rennes	-
92	Guadeloupe	1	Non	-	-
93	Haute-Marne	1	Non	-	Oui
95	Landes	1	Non	-	Oui
96	Lot	1	Non	-	Oui
97	Lot-et-Garonne	1	Non	-	-
98	Guyane	0	Non	-	-
99	Loire-Inférieure	0	Oui	Nantes	-

Les possibilités de se former à la médecine dans son département d'origine pour cette population sont grandes, puisque 40 départements sur 89 (presque la moitié) sont dotés soit d'une université, soit d'une école de médecine. Or la corrélation "naissance-formation" est complexe à comprendre. D'emblée la trajectoire d'un médecin parlementaire originaire d'un département formé médicalement et exerçant son métier dans ce même département (pour devenir ensuite législateur de son département d'origine) est une hypothèse qui n'est pas envisageable d'autant que les trois quarts des médecins législateurs titulaires d'un doctorat de médecine devaient se rendre obligatoirement dans une des grandes villes préparant à ce diplôme. La proximité de l'individu (né dans un département disposant une école ou d'une faculté de médecine) est loin de le prédéterminer à se former et à exercer sa pratique dans son département d'origine ! De même, une carrière parlementaire dans le département de naissance est souvent possible indépendamment du lieu de formation. Nous le verrons dans les points suivants. Donc, aucune incidence n'est à noter entre la représentation législatrice du médecin et la proximité géographique de ses lieux d'études.

2 Répartition géographique de la population médicale parlementaire et densité médicale

À 'exception de deux départements, la Loire-Atlantique (anciennement Loire-Inférieure) et la Guyane, la population médicale politique recouvre l'étendue du territoire français. Une forte concentration est démontrée pour treize départements répartis dans le Sud du territoire français à l'exception des départements du Finistère, du Nord, de la Seine et de l'Yonne, dotés également d'un pourcentage important de la population politique médicale. Le département de la Seine détient le score le plus haut avec une population de 29 médecins législateurs. Le reste du territoire est homogène.

La population des médecins par département oscille entre deux catégories constantes :

* 4 à 6 médecins par département, soit 32 départements concernés dont :
- 4 départements de 6 médecins
- 14 départements de 5 médecins
- 14 départements de 4 médecins

* 1 à 3 médecins par département, soit 38 départements concernés dont :
- 18 départements de 3 médecins
- 10 départements de 2 médecins
- 10 départements de 1 médecin

La densité de médecins législateurs la plus forte sur l'ensemble du territoire n'épouse pas la configuration géographique de la densité de la population médicale (présentée ci-dessous). Elle se concentre dans la partie Sud du pays en partant respectivement de la Saône-et-Loire, de l'Allier, de l'Ain, du Rhône, du Puy-de-Dôme, de la Haute-Vienne, de la Dordogne, de la Corrèze, du Cantal, de l'Aveyron et de l'Hérault. Le Finistère, le Nord, la Seine et l'Yonne sont également les autres départements pourvus de la plus importante population de médecins législateurs. Dans ce cas de figure, il ne s'agit pas d'évoquer un lien avec la population démographique départementale plus ou moins conséquente en fonction des unités départementales mais de savoir qu'elle se définit en fonction des circonscriptions électorales.

** Densité médicale en 1881*[105]

Total des départements comprenant plus de 10 médecins législateurs : 5

Département	**Nombre de médecins législateurs**	**Indice de densité exprimé par des étoiles**[106]	**Densité médicale pour le département (données de 1881)**
Seine	29	****	1médecin pour moins 1 500 à 2 000 habitants
Puy-de-Dôme	13	***	1 médecin pour 1 500 à 3 000 habitants
Haute-Vienne	12	***	1 médecin pour 1 500 à 3 000 habitants
Allier	11	**	1 médecin pour 3 000 à 4 000 habitants
Nord	10	***	1 médecin pour 1 500 à 2 000 habitants

Total des départements comprenant 9 médecins législateurs : 2

Corrèze	9	**	1 médecin pour 3 000 à 4 000 habitants
Hérault	9	****	1 médecin pour moins de 1 500 à 2 000 habitants

Total des départements comprenant 8 médecins législateurs : 1

Ain	8	**	1 médecin pour 3 000 à 4 000 habitants

105 Source : O. Faure, *Les Français et leur médecine au XIXe siècle*, Paris, Belin, 1993, p.186. Seules données chiffrées trouvées sur le sujet. Les départements dotés de la plus forte concentration médicale en 1881 sont notés en bleu dans les tableaux.

106 La signification des étoiles est la suivante (découpage repris d'Olivier Faure cf. ci-dessus) :

[*] densité médicale faible ou nulle : 1 médecin pour plus de 4000 habitants.

[**] densité parlante rapportée à la concentration des habitants (soit par exemple un médecin pour 3 000 à 4 000 habitants) ;

[***] densité moyenne : 1 médecin pour 1 500 à 2 000 habitants.

[****] densité importante : 1médecin pour moins de 1 500 à 2 000 habitants.

Total des départements comprenant 7 médecins législateurs : 7

Aveyron	7	***	1 médecin pour 1 500 à 3 000 habitants
Cantal	7	***	1 médecin pour 1 500 à 3 000 habitants
Finistère	7	*	1 médecin pour plus de 4 000 habitants
Rhône	7	*	1 médecin pour plus de 4 000 habitants
Saône-et-Loire	7	**	1 médecin pour 3 000 à 4000 habitants
Vaucluse	7	***	1 médecin pour 1 500 à 3000 habitants
Yonne	7	***	1 médecin pour 1 500 à 3000 habitants

Total des départements comprenant 6 médecins législateurs : 4

Basses-Alpes	6	****	1 médecin pour moins de 1 500 à 2 000 habitants
Haute-Saône	6	***	1 médecin pour 1 500 à 3 000 habitants
Territoire de Belfort	6	*	1 médecin pour plus de 4 000 habitants
Var	6	****	1 médecin pour moins de 1 500 à 2 000 habitants

Total des départements comprenant 5 médecins législateurs : 15

Aube	5	***	1 médecin pour 1 500 à 3 000 habitants
Bouches-du-Rhône	5	****	1 médecin pour moins de 1 500 à 2 000 habitants
Charente	5	***	1 médecin pour 1 500 à 3 000 habitants
Charente-Inférieure	5	***	1 médecin pour 1 500 à 3 000 habitants
Corse	5	****	1 médecin pour moins de 1 500 à 2 000 habitants
Côte-d'Or	5	***	1 médecin pour 1 500 à 3 000 habitants
Gironde	5	****	1 médecin pour moins de 1 500 à 2 000 habitants

Haute-Loire	5	*	1 médecin pour plus de 4 000 habitants
Isère	5	**	1 médecin pour 3 000 à 4 000 habitants
Jura	5	**	1 médecin pour 3 000 à 4 000 habitants
Loire	5	*	1 médecin pour plus de 4 000 habitants
Marne	5	***	1 médecin pour 1 500 à 3 000 habitants
Oise	5	***	1 médecin pour 1 500 à 3 000 habitants
Orne	5	**	1 médecin pour 3 000 à 4 000 habitants
Tarn-et-Garonne	5	***	1 médecin pour 1 500 à 3 000 habitants

Total des départements comprenant 4 médecins législateurs : 14

Algérie	4	Inconnu	1 médecin pour ?
Ariège	4	*	1 médecin pour plus de 4 000 habitants
Aude	4	***	1 médecin pour 1 500 à 3 000 habitants
Doubs	4	***	1 médecin pour 1 500 à 3 000 habitants
Drôme	4	**	1 médecin pour 3 000 à 4 000 habitants
Hautes-Pyrénées	4	****	1 médecin pour moins de 1 500 à 2 000 habitants
Loiret	4	***	1 médecin pour 1 500 à 3 000 habitants
Maine-et-Loire	4	***	1 médecin pour 1 500 à 3 000 habitants
Meurthe-et-Moselle	4	*	1 médecin pour plus de 4 000 habitants
Nièvre	4	*	1 médecin pour plus de 4 000 habitants
Pas-de-Calais	4	****	1 médecin pour 1 500 à 3 000 habitants
Seine-et-Marne	4	****	1 médecin pour 1 500 à 3 000 habitants
Tarn	4	***	1 médecin pour 1 500 à 3 000 habitants
Vienne	4	***	1 médecin pour 1 500 à 3 000 habitants

Total des départements comprenant 3 médecins législateurs : 18

Ardennes	3	**	1 médecin pour 3 000 à 4 000 habitants
Basses-Pyrénées	3	****	1 médecin pour moins de 1 500 à 2 000 habitants
Côtes-du-Nord	3	*	1 médecin pour plus de 4 000 habitants
Creuse	3	**	1 médecin pour 3 000 à 4 000 habitants
Gers	3	****	1 médecin pour moins de 1 500 à 2 000 habitants
Indre	3	**	1 médecin pour 3 000 à 4 000 habitants
Loir-et-Cher	3	**	1 médecin pour 3 000 à 4 000 habitants
Lozère	3	**	1 médecin pour plus de 4 000 habitants
Manche	3	***	1 médecin pour 1 500 à 3 000 habitants
Martinique	3	Inconnu	Inconnu
Mayenne	3	*	1 médecin pour plus de 4 000 habitants
Morbihan	3	*	1 médecin pour plus de 4 000 habitants
Pyrénées-Orientales	3	****	1 médecin pour moins de 1 500 à 2 000 habitants
Réunion	3	Inconnu	Inconnu
Sarthe	3	**	1 médecin pour 3 000 à 4 000 habitants
Seine-et-Oise	3	***	1 médecin pour 1 500 à 3 000 habitants
Vendée	3	*	1 médecin pour plus de 4 000 habitants
Vosges	3	**	1 médecin pour 3 000 à 4 000 habitants

Total des départements comprenant 2 médecins législateurs : 10

Aisne	2	***	1 médecin pour 1 500 à 3 000 habitants
Eure	2	**	1 médecin pour 3 000 à 4 000 habitants
Eure-et-Loir	2	***	1 médecin pour 1 500 à 3 000 habitants
Indre-et-Loire	2	***	1 médecin pour 1 500 à 3 000 habitants
Gard	2	***	1 médecin pour 1 500 à 3 000 habitants
Hautes-Alpes	2	*	1 médecin pour plus de 4 000 habitants
Haute-Garonne	2	****	1 médecin pour moins de 1 500 à 2 000 habitants
Meuse	2	***	1 médecin pour 1 500 à 3 000 habitants
Seine-Inférieure	2	***	1 médecin pour 1 500 à 3 000 habitants
Somme	2	***	1 médecin pour 1 500 à 3 000 habitants

Total des départements comprenant 1 médecin législateur : 10

Ardèche	1	*	1 médecin pour plus de 4 000 habitants
Calvados	1	***	1 médecin pour 1 500 à 3 000 habitants
Cher	1	*	1 médecin pour plus de 4 000 habitants
Deux-Sèvres	1	***	1 médecin pour 1 500 à 3 000 habitants
Ille-et-Vilaine	1	**	1 médecin pour 3 000 à 4 000 habitants
Guadeloupe	1	Inconnu	Inconnu
Haute-Marne	1	***	1 médecin pour 1 500 à 3 000 habitants
Landes	1	****	1 médecin pour moins de 1 500 à 2 000 habitants
Lot	1	***	1 médecin pour 1 500 à 3 000 habitants
Lot-et-Garonne	1	****	1 médecin pour moins de 1 500 à 2 000 habitants

Total des départements ne comprenant aucun médecin : 2

Guyane	0	Inconnu	Inconnu
Loire-Inférieure	0	*	1 médecin pour plus de 4 000 habitants

** Densité de la plus importante à la plus faible (liste des départements concernés) au cours de l'année 1881. Récapitulatif des données précédentes*[107]

À représenter sur une carte des départements, les docteurs exercent leur fonction professionnelle dans le Sud du pays de l'ouest à l'est, en partant de l'Atlantique avec les départements respectifs de la Gironde, des Landes, du Lot-et-Garonne, du Gers, des Basses-Pyrénées, des Hautes-Pyrénées, de la Haute-Garonne, en passant par les Pyrénées-Orientales afin de regagner l'est en occupant l'Hérault puis les Bouches-du-Rhône, le Var, la Corse et les Basses-Alpes. Trois autres départements présentent des taux de concentration médicale aussi importants. Il s'agit de la Seine, de la Seine-et-Marne et du Pas-de-Calais (départements les plus peuplés de France) à l'exception de la Seine-et-Marne, département classé 42e sur 83 pour la concentration démographique. La répartition médicale ne s'explique pas en fonction du nombre d'habitants pour un département désigné, pas plus qu'elle ne s'explique par les lieux de formation de proximité. Les médecins à la fin du XIXe siècle s'installent dans le Sud de la France pour des raisons personnelles. Sans doute le climat est-il meilleur ?

107 Cf. la composition politique des élections législatives dans l'ouvrage de F. SALMON, *Atlas de la France, 1848-2001*, Paris, Seuil, 2001.

** Densité médicale par département comprenant le taux de médecins députés et le nombre de médecins et de pharmaciens, rapportée à une population de 100 000 habitants*[108]

A/ Classement des départements effectué à partir de la population politique médicale (colonne 2)

Colonne 1	2	3	4	5	6	7	8	9
Seine	24	6/56	1	3	1	(+)	31,41%000	3 141 595
Nord	15	4/23	1	2	1	(+)	17,36%000	1 736 341
Dordogne	14	3/6	3	8	4	(+)	4,78%000	478 471
Haute-Vienne	11	3/5	3	8	5	(+)	3,72%000	372 876
Allier	10	6	2	7	5	(+)	4,24%000	424 382
Rhône	10	12	1	5	4	(+)	8,08%000	806 737
Ain	9	6	3	8	5	(+)	3,56%000	356 907
Finistère	9	4/11	1	2	1	(+)	7,27%000	727 012
Puy-de-Dôme	8	5/9	1	6	3	(+)	5,64%000	564 266
Corrèze	8	2/5	2	11	4	(+)	3,28%000	328 119
Charente	8	6	2	9	5	(+)	3,60%000	360 259
Cantal	7	¾	0	14	6	(+)	2,39%000	239 601
Saône-et-Loire	7	4/9	1	4	3	(+)	6,19%000	619 523
Hérault	6	7	1	13	7	(+)	4,61%000	461 651
Aveyron	6	2/7	1,5	7	4	(+)	4,00%000	400 467
Charente-Inférieure	6	2/7	1	9	5	(+)	4,56%000	456 202
Nièvre	6	5	2	8	5	(+)	3,43%000	343 581
Vaucluse	5	4	2	17	10	(+)	2,35%000	235 411
Basses-Alpes	5	2/3	4	34	12	(+)	1,24%000	124 285
Aube	5	2/6	2	14	5	(+)	2,55%000	255 548
Bouches-du-Rhône	5	9	1	10	5	(+)	6,30%000	630 622
Corse	5	3/5	2	20	5	(+)	2,88%000	288 596
Jura	5	¾	2	10	6	(+)	2,73%000	273 628
Oise	5	6	1	9	5	(+)	4,01%000	401 835
Loiret	5	5	1	10	4	(+)	3,77%000	377 718
Basses-Pyrénées	5	7	1	9	4	(+)	4,25%000	425 027

108 Cf. *Annuaire de la Presse* de 1894.

Côtes-du-Nord	5	9	1	3	1	(+)	6,18%000	618 652
Lozère	5	3	4	14	5	(+)	1,35%000	135 527
Aisne	5	8	1	6	4	(+)	5,45%000	545 493
Yonne	4	6	1	7	4	(+)	3,44%000	344 688
Haute-Saône	4	4	1	12	7	(+)	2,80%000	280 856
Territoire de Belfort	4	1	0,50	3	2	(+)	8,36%000	83 670
Var	4	5	1	18	12	(+)	2,88%000	288 336
Côte-d'Or	4	5	1	1	5	(-)	3,76%000	376 866
Haute-Loire	4	4	1	5	3	(+)	3,16%000	316 735
Isère	4	8	1	5	4	(+)	5,72%000	572 145
Tarn-et-Garonne	4	3/3	2	21	14	(+)	2,06%000	206 596
Aude	4	5	1	14	9	(+)	3,17%000	317 372
Doubs	4	5	1	11	6	(+)	3,03%000	303 081
Hautes-Pyrénées	4	7	2	25	10	(+)	2,25%000	225 861
Maine-et-Loire	4	3/7	1	7	3	(+)	5,18%000	518 589
Meurthe-et-Moselle	4	2/7	1	8	4	(+)	4,44%000	444 150
Pas-de-Calais	4	14	0	4	2	(+)	8,74%000	874 364
Seine-et-Marne	4	6	1	11	6	(+)	3,56%000	356 709
Tarn	4	6	1	12	7	(+)	3,46%000	346 739
Vienne	4	3/6	1	10	5	(+)	3,44%000	344 355
Pyrénées-Orientales	4	4	2	23	11	(+)	2,10%000	210 125
Réunion	4	nr	nr	nr	nr	nr	nr	nr
Sarthe	4	5	0	7	4	(+)	4,29%000	429 737
Vendée	4	6	1	7	3	(+)	4,42%000	442 355
Haute-Garonne	4	7	1	11	6	(+)	4,72%000	472 383
Gironde	3	12	0	7	5	(+)	7,93%000	793 528
Loire	3	8	0	2	3	(-)	6,16%000	616 227
Marne	3	7	1	9	5	(+)	4,34%000	434 692
Algérie	3	nr	nr	nr	nr	nr	nr	nr
Ariège	3	3	1	14	6	(+)	2,27%000	227 491
Drôme	3	5	1	10	6	(+)	3,06%000	306 419
Gers	3	5	1	28	12	(+)	2,81%000	281 084
Indre	3	5	1	10	6	(+)	2,92%000	292 868
Loir-et-Cher	3	4	1	11	5	(+)	2,80%000	280 358
Manche	3	6	1	5	4	(+)	5,13%000	513 815
Martinique	3	nr	nr	nr	nr	nr	nr	nr

Morbihan	3	3/8	1	2	1	(+)	5,44%000	544 470
Seine-et-Oise	3	12	1	7	5	(+)	6,28%000	628 590
Eure	3	6	1	10	8	(+)	3,49%000	349 471
Indre-et-Loire	3	5	1	11	5	(+)	3,37%000	337 298
Gard	3	6	1	9	5	(+)	4,19%000	419 388
Meuse	3	4	1	11	5	(+)	2,92%000	292 253
Seine-Inférieure	3	11	0	6	4	(+)	8,39%000	839 876
Ardennes	2	6	1	9	5	(+)	3,24%000	324 923
Creuse	2	4	1	10	6	(+)	2,84%000	284 660
Mayenne	2	5	1	7	3	(+)	3,32%000	332 387
Vosges	2	7	0	6	4	(+)	4,10%000	410 196
Somme	2	7	0	3	4	(-)	5,46%000	546 495
Ardèche	2	5	0	4	3	(+)	3,71%000	371 269
Deux-Sèvres	2	5	1	9	3,50	(+)	3,54%000	354 282
Ille-et-Vilaine	2	8	0	5	2	(+)	6,26%000	626 875
Guadeloupe	2	nr	nr	nr	nr	nr	nr	nr
Haute-Marne	2	3	1	16	6	(+)	2,43%000	243 533
Landes	2	5	1	18	5	(+)	2,97%000	297 842
Orne	1	4	0	8	5	(+)	3,54%000	354 387
Eure-et-Loir	1	5	0	8	4	(+)	3,84%000	284 683
Hautes-Alpes	1	3	1	18	9	(+)	1,15%000	115 522
Calvados	1	7	0	8	6	(+)	4,28%000	428 945
Cher	1	5	0	6	5	(+)	3,59%000	359 276
Lot	1	3	0	13	9	(+)	2,53%000	253 885
Lot-et-Garonne	1	4	0	16	11	(+)	2,95%000	295 360
Guyane	0	nr	nr	nr	nr	nr	nr	nr
Loire-Inférieure	0	9	0	6	3	(+)	6,45%000	645 263

Ce tableau permet de corréler la densité de la population des médecins députés (colonne 2) avec la densité médicale du département calculée sur 100 000 habitants (colonne 5) sur des statistiques de la population médicale fournies par le ministère du Commerce au moment du recensement de la population française en 1894. Aussi ce tableau permet-il d'apprécier la densité médicale (colonne 5) au regard de la densité des pharmaciens (colonne 6) tout en veillant à la démographie française répartie par département (colonne 9). Nous constatons que les classements des départements pour chacune des colonnes ne présentent aucune spécificité commune. La colonne 2 indique par classement départemental l'importance du nombre des médecins qui ont été députés au Palais-Bourbon entre 1870 et 1919. On constate que les départements de la Seine, du Nord, de la Dordogne, de la Haute-Vienne, de l'Allier et du Rhône sont les plus dotés en apparence d'effectifs au cours des onze législatures étudiées. Simplement si nous observons le contenu de la colonne 3 qui correspond au nombre de circonscriptions électorales par département entre 1875 et 1919, puis si nous prenons le cas des médecins élus une seule fois dans le département entre 1870 et 1919 (le premier chiffre sur deux colonne 3 : départements du Nord, de la Haute-Vienne, des Basses-Alpes, du Jura, du Tarn-et-Garonne concernés), nous affinons de manière intéressante l'analyse en termes de représentation de la population médicale au Palais-Bourbon entre 1875 et 1919.

Commentons simplement les rapports de corrélation (colonne 3 : départements du Nord, de la Haute-Vienne, des Basses-Alpes, du Jura, du Tarn-et-Garonne concernés) ; le Nord est bien classé en effectifs de médecins au Palais-Bourbon sur l'ensemble des onze législatures il présente paradoxalement une représentation de la population médicale au Palais-Bourbon relativement faible (4 médecins sur 23 sièges à pourvoir) contrairement à la Haute-Vienne (3 médecins sur 5 sièges à pourvoir), les Basses-Alpes (2 médecins sur 3 sièges à pourvoir), le Jura (3 médecins sur 4 sièges à pourvoir) et le Tarn-et-Garonne (3 médecins sur 3 sièges à pourvoir) qui possèdent une sur-représentativité (surtout pour ce dernier).

Le Tarn-et-Garonne fait partie des départements les mieux lotis de France en terme de densité médicale (nombre de docteurs en médecine) car situé géographiquement près de Toulouse (lieu de formation médicale quasi permanent sur l'ensemble du XIXe siècle). Toutefois, il semble mystérieux de constater la « disproportion » de sa population médicale en nombre de sièges occupés à la Chambre des députés entre 1875 et 1919. S'agit-il d'une tradition du corps médical pour ce département à s'engager en politique sous la IIIe République ? Sous l'angle des étiquettes politiques, il s'agit d'un département de « République modérée » (courant de Gauche poussé de plus en plus vers la Droite à partir de 1880). Aux élections législatrices de 1893, ce courant est formé de 67,5% d'opportunistes laissant peu de place à la Gauche et à la Gauche radicale avec 15% de radicaux-socialistes en 1910 en passant à 20% en 1914, un pourcentage nul concernant les socialistes S.F.I.O. et les révolutionnaires aux élections législatrices de 1910 et de 1914[109]. Il est intéressant de noter également qu'il s'agit d'un des

[109] Cf. la composition politique des élections législatives dans l'ouvrage de F. Salmon, *Atlas de la France, 1848-2001*, Paris, Seuil, 2001.

départements les plus faiblement peuplés de France occupant la 79e position en nombre d'habitants sur l'ensemble des 85 départements du territoire national. Selon des statistiques de recensement de l'état de la presse, c'est un département peu doté en journaux politiques qui connaissent une très faible progression de leurs diffusions (4 journaux de type politique en 1880, 6 en 1890, 6 en 1894) par rapport à un département voisin comme celui de la Gironde bien pourvu (23 journaux politiques en 1880, 40 en 1890, 42 en 1894)[109]. Dans ce département, la politique est une affaire pratique voyant les élus sur le terrain. Elle ne passe pas ou peu par la presse.

Et même, en fouillant de plus près dans les trois biographies respectives de ces députés médecins concernés par la situation, il n'existe pas beaucoup de liens communs qui pourraient justifier de l'adhésion politique médicale nationale, à la Chambre, pendant la période étudiée ! Les docteurs Benjamin Louis *Bories*, Adrien *Constans* et Jean-Henri Marie *Pottevin* se présentent comme députés à partir de 1910 et de 1914. Ils sont tous les trois médecins hygiénistes au Palais-Bourbon proches des populations locales - indigentes ou paysannes – pour lesquelles ils réclament une santé publique et une éducation deux domaines d'investigation bien reconnus après 1900. Voyons de plus près les profils de ces derniers.

De condition sociale modeste (un père maréchal-ferrant, une mère ménagère), le Docteur Bories entreprend ses études à Paris. Il s'affiche « républicain progressiste » à la Chambre. Propriétaire d'un domaine viticole, il défend la cause à l'hémicycle des viticulteurs touchés par les maladies cryptogamiques, les insectes et les rongeurs. Il réclame également une réforme de l'enseignement primaire à la campagne permettant de former les instituteurs pour qu'ils délivrent de véritables formations professionnelles aux ruraux. Le Docteur Constans prend la relève du premier au Palais-Bourbon à partir de 1914. Son profil diffère un peu puisqu'il est d'origine sociale favorisée appartenant à l'une des vieilles familles traditionnelles bourgeoises du département. C'est un médecin de Droite, se réclamant, d'« Action libérale ». Il entreprend ses études de médecine à la Faculté de Bordeaux puis à la Faculté de Paris. Au Palais-Bourbon, il consacre beaucoup de son énergie à mettre en place une santé publique et à améliorer le sort des soldats. Comme le précédent c'est un médecin dévoué à la population des campagnards. Enfin le Docteur Pottevin (fils de serrurier) entreprend ses études médicales à Paris. Très investi dans les questions d'hygiène, il est directeur de l'*Office international d'hygiène publique*, auditeur au *Conseil supérieur d'hygiène publique de France*, membre de la Commission d'hygiène industrielle au ministère du Travail. À la Chambre des députés, il est inscrit « gauche démocratique ». Il œuvre pour la santé publique et l'enseignement, se portant en faveur de l'organisation de l'enseignement des sciences appliquées, des enseignements techniques, du développement des recherches scientifiques industrielles et agricoles et de l'organisation des services départementaux d'hygiène publique. Il s'agit de trois médecins assez proches des populations locales mettant au service de la cause nationale leurs compétences de formation professionnelle tournées vers l'organisation de la santé publique. Cette analyse qualitative sur le département cité n'explique toujours pas l'engagement du corps médical à vocation politique. Elle ajoute une touche colorée au portrait de la population étudiée.

Il reste à noter que la population médicale législatrice varie d'un département à l'autre sans lien apparent avec la population démographique du département.

B/ Même tableau que précédemment (voir tableau A). Classement des départements effectué à partir de la population politique médicale calculée sur 100 000 habitants (colonne 4)

Colonne 1	2	3	4	5	6	7	8	9
Basses-Alpes	5		4	34	12	+	1,24%000	124 285
Lozère	5		4	14	5	+	1,35%000	135 527
Dordogne	14		3	8	4	+	4,78%000	478 471
Haute-Vienne	11		3	8	5	+	3,72%000	372 876
Ain	9		3	8	5	+	3,56%000	356 907
Allier	10		2	7	5	+	4,24%000	424 382
Corrèze	8		2	11	4	+	3,28%000	328 119
Charente	8		2	9		+	3,60%000	360 259
Nièvre	6		2	8		+	3,43%000	343 581
Vaucluse	5		2	17	10	+	2,35%000	235 411
Aube	5		2	14	5	+	2,55%000	255 548
Corse	5		2	20	5	+	2,88%000	288 596
Jura	5		2	10	6	+	2,73%000	273 628
Tarn-et-Garonne	4		2	21	14	+	2,06%000	206 596
Hautes-Pyrénées	4		2	25	10	+	2,25%000	225 861
Pyrénées-Orientales	4		2	23	11	+	2,10%000	210 125
Aveyron	6		1,5	7	4	+	4,00%000	400 467
Seine	24		1	3	1	+	31,41%000	3 141 595
Nord	15		1	2	1	+	17,36%000	1 736 341
Rhône	10		1	5	4	+	8,08%000	806 737

Finistère	9		1	2	1	+	7,27%000	727 012
Puy-de-Dôme	8		1	6	3	+	5,64%000	564 266
Saône-et-Loire	7		1	4	3	+	6,19%000	619 523
Hérault	6			13	7		4,61%000	461 651
Charente-Inférieure	6		1	9	5	+	4,56%000	456 202
Bouches-du-Rhône	5		1	10	5	+	6,30%000	630 622
Oise	5		1	9	5	+	4,01%000	401 835
Loiret	5		1	10	4	+	3,77%000	377 718
Basses-Pyrénées	5		1	9	4	+	4,25%000	425 027
Côtes-Du-Nord	5		1	3	1	+	6,18%000	618 652
Aisne	5		1	6	4	+	5,45%000	545 493
Yonne	4		1	7	4	+	3,44%000	344 688
Haute-Saône	4		1	12	7	+	2,80%000	280 856
Var	4		1	18	12	+	2,88%000	288 336
Côte-d'Or	4		1	1	5	-	3,76%000	376 866
Haute-Loire	4		1	5	3	+	3,16%000	316 735
Isère	4		1	5	4	+	5,72%000	572 145
Aude	4		1	14	9	+	3,17%000	317 372
Doubs	4		1	11	6	+	3,03%000	303 081
Maine-et-Loire	4		1	7	3	+	5,18%000	518 589
Meurthe-et-Moselle	4		1	8	4	+	4,44%000	444 150
Seine-et-Marne	4		1	11	6	+	3,56%000	356 709
Tarn	4		1	12	7	+	3,46%000	346 739
Vienne	4		1	10	5	+	3,44%000	344 355
Vendée	4		1	7	3	+	4,42%000	442 355
Haute-Garonne	4		1	11	6	+	4,72%000	472 383
Marne	3		1	9	5	+	4,34%000	434 692
Ariège	3		1	14	6	+	2,27%000	227 491
Drôme	3		1	10	6	+	3,06%000	306 419
Gers	3		1	28	12	+	2,81%000	281 084
Indre	3		1	10	6	+	2,92%000	292 868
Loir-et-Cher	3		1	11	5	+	2,80%000	280 358
Manche	3		1	5	4	+	5,13%000	513 815

Morbihan	3		1	2	1	+	5,44%000	544 470
Seine-et-Oise	3		1	7	5	+	6,28%000	628 590
Eure	3		1	10	8	+	3,49%000	349 471
Indre-et-Loire	3		1	11	5	+	3,37%000	337 298
Gard	3		1	9	5	+	4,19%000	419 388
Meuse	3		1	11	5	+	2,92%000	292 253
Ardennes	2		1	9	5	+	3,24%000	324 923
Creuse	2		1	10	6	+	2,84%000	284 660
Mayenne	2		1	7	3	+	3,32%000	332 387
Deux-Sèvres	2		1	9	3,5	+	3,54%000	354 282
Haute-Marne	2		1	16	6	+	2,43%000	243 533
Landes	2		1	18	5	+	2,97%000	297 842
Hautes-Alpes	1		1	18	9	+	1,15%000	115 522
Territoire de Belfort	4		0,50	3	2	+	8,36%000	83 670
Cantal	7		0	14	6	+	2,39%000	239 601
Pas-de-Calais	4		0	4	2	+	8,74%000	874 364
Sarthe	4		0	7	4	+	4,29%000	429 737
Gironde	3		0	7	5	+	7,93%000	793 528
Loire	3		0	2	3	-	6,16%000	616 227
Seine-Inférieure	3		0	6	4	+	8,39%000	839 876
Vosges	2		0	6	4	+	4,10%000	410 196
Somme	2		0	3	4	-	5,46%000	546 495
Ardèche	2		0	4	3	+	3,71%000	371 269
Ille-et-Vilaine	2		0	5	2	+	6,26%000	626 875
Orne	1		0	8	5	+	3,54%000	354 387
Eure-et-Loir	1		0	8	4	+	3,84%000	284 683
Calvados	1		0	8	6	+	4,28%000	428 945
Cher	1		0	6	5	+	3,59%000	359 276
Lot	1		0	13	9	+	2,53%000	253 885
Lot-et-Garonne	1		0	16	11	+	2,95%000	295 360
Loire-Inférieure	0		0	6	3	+	6,45%000	645 263
Réunion	4		nr	nr	nr	nr	nr	nr
Algérie	3		nr	nr	nr	nr	nr	nr

Martinique	3		nr	nr	nr	nr	nr	nr
Guadeloupe	2		nr	nr	nr	nr	nr	nr
Guyane	0		nr	nr	nr	nr	nr	nr

Une population médicale de législateurs définie en densité change tout le classement du tableau précédent. Cette densité calculée permet de corréler plus facilement cette population de médecins législateurs avec la densité médicale. Nous voyons qu'avec une population de médecins législateurs importante comme celle de la Dordogne, nous constatons que la densité de celle-ci devient bien inférieure au classement des départements les plus fournis en population politique médicale, mais qu'elle exprime un rapport assez remarquable au regard de la densité médicale et de la densité pharmaceutique rapportées au département.

C/ Même tableau que précédemment (voir tableau A). Classement de la plus forte proportion médicale du département à la plus faible (colonne 5)

Colonne 1	2	3	4	5	6	7	8	9
Basses-Alpes	5		4	34	12	+	1,24%000	124 285
Gers	3		1	28	12	+	2,81%000	281 084
Hautes-Pyrénées	4		2	25	10	+	2,25%000	225 861
Pyrénées-Orientales	4		2	23	11	+	2,10%000	210 125
Tarn-et-Garonne	4		2	21	14	+	2,06%000	206 596
Corse	5		2	20	5	+	2,88%000	288 596
Var	4		1	18	12	+	2,88%000	288 336
Landes	2		1	18	5	+	2,97%000	297 842
Hautes-Alpes	1		1	18	9	+	1,15%000	115 522
Vaucluse	5		2	17	10	+	2,35%000	235 411
Haute-Marne	2		1	16	6	+	2,43%000	243 533
Lot-et-Garonne	1		0	16	11	+	2,95%000	295 360
Cantal	7		0	14	6	+	2,39%000	239 601
Aube	5		2	14	5	+	2,55%000	255 548
Lozère	5		4	14	5	+	1,35%000	135 527
Aude	4		1	14	9	+	3,17%000	317 372
Ariège	3		1	14	6	+	2,27%000	227 491
Hérault	6		1	13		+	4,61%000	461 651
Lot	1		0	13	9	+	2,53%000	253 885
Haute-Saône	4		1	12	7	+	2,80%000	280 856
Tarn	4		1	12	7	+	3,46%000	346 739
Corrèze	8		2	11	4	+	3,28%000	328 119

Doubs	4		1	11	6	+	3,03%000	303 081
Seine-et-Marne	4		1	11	6	+	3,56%000	356 709
Haute-Garonne	4		1	11	6	+	4,72%000	472 383
Loir-et-Cher	3		1	11	5	+	2,80%000	280 358
Indre-et-Loire	3		1	11	5	+	3,37%000	337 298
Meuse	3		1	11	5	+	2,92%000	292 253
Bouches-du-Rhône	5		1	10	5	+	6,30%000	630 622
Jura	5		2	10	6	+	2,73%000	273 628
Loiret	5		1	10	4	+	3,77%000	377 718
Vienne	4		1	10	5	+	3,44%000	344 355
Drôme	3		1	10	6	+	3,06%000	306 419
Indre	3		1	10	6	+	2,92%000	292 868
Eure	3		1	10	8	+	3,49%000	349 471
Creuse	2		1	10	6	+	2,84%000	284 660
Charente	8		2	9	5	+	3,60%000	360 259
Charente-Inférieure	6		1	9	5	+	4,56%000	456 202
Oise	5		1	9	5	+	4,01%000	401 835
Basses-Pyrénées	5		1	9	4	+	4,25%000	425 027
Marne	3		1	9	5	+	4,34%000	434 692
Gard	3		1	9	5	+	4,19%000	419 388
Ardennes	2		1	9	5	+	3,24%000	324 923
Deux-Sèvres	2		1	9	3,50	+	3,54%000	354 282
Dordogne	14		3	8	4	+	4,78%000	478 471
Haute-Vienne	11		3	8	5	+	3,72%000	372 876
Ain	9		3	8	5	+	3,56%000	356 907
Nièvre	6		2	8	5	+	3,43%000	343 581
Meurthe-et-Moselle	4		1	8	4	+	4,44%000	444 150
Orne	1		0	8	5	+	3,54%000	354 387
Eure-et-Loir	1		0	8	4	+	3,84%000	284 683
Calvados	1		0	8	6	+	4,28%000	428 945
Allier	10		2	7	5	+	4,24%000	424 382
Aveyron	6		1,5	7	4	+	4,00%000	400 467
Yonne	4		1	7	4	+	3,44%000	344 688
Maine-et-Loire	4		1	7	3	+	5,18%000	518 589
Sarthe	4		0	7	4	+	4,29%000	429 737
Vendée	4		1	7	3	+	4,42%000	442 355

Gironde	3		0	7	5	+	7,93%000	793 528
Seine-et-Oise	3		1	7	5	+	6,28%000	628 590
Mayenne	2		1	7	3	+	3,32%000	332 387
Puy-de-Dôme	8		1	6	3	+	5,64%000	564 266
Aisne	5		1	6	4	+	5,45%000	545 493
Seine-Inférieure	3		0	6	4	+	8,39%000	839 876
Vosges	2		0	6	4	+	4,10%000	410 196
Cher	1		0	6	5	+	3,59%000	359 276
Loire-Inférieure	0		0	6	3	+	6,45%000	645 263
Rhône	10		1	5	4	+	8,08%000	806 737
Haute-Loire	4		1	5	3	+	3,16%000	316 735
Isère	4		1	5	4	+	5,72%000	572 145
Manche	3		1	5	4	+	5,13%000	513 815
Ille-et-Vilaine	2		0	5	2	+	6,26%000	626 875
Saône-et-Loire	7		1	4	3	+	6,19%000	619 523
Pas-de-Calais	4		0	4	2	+	8,74%000	874 364
Ardèche	2		0	4	3	+	3,71%000	371 269
Seine	24		1	3	1	+	31,41%000	3 141 595
Côtes-du-Nord	5		1	3	1	+	6,18%000	618 652
Territoire De Belfort	4		0,50	3	2	+	8,36%000	83 670
Somme	2		0	3	4	-	5,46%000	546 495
Nord	15		1	2	1	+	17,36%000	1 736 341
Finistère	9		1	2	1	+	7,27%000	727 012
Loire	3		0	2	3	-	6,16%000	616 227
Morbihan	3		1	2	1	+	5,44%000	544 470
Côte-d'Or	4		1	1	5	-	3,76%000	376 866
Réunion	4		nr	nr	nr	nr	nr	nr
Algérie	3		nr	nr	nr	nr	nr	nr
Martinique	3		nr	nr	nr	nr	nr	nr
Guadeloupe	2		nr	nr	nr	nr	nr	nr
Guyane	0		nr	nr	nr	nr	nr	nr

Ayant appréhendé la question de la répartition des médecins sur le territoire géographique pour 1881 (plus haut), notons que l'évolution de la population médicale, stagnante dans le Sud de la France en 1894 est restée à peu près similaire, bien que ces informations de densités ne soient pas tout à fait les mêmes où elle est restée partout, le but de ces tableaux étant de livrer de l'information mise à la disposition des lecteurs pour qu'ils se fassent, une idée des réalités par eux-mêmes. Aucune explication possible n'est à donner sur l'évolution de la répartition de la population médicale française sur le territoire géographique pour cette période datée. À partir de ce corpus médical étudié, il serait plus curieux de voir où se répartissent précisément ces médecins pour chaque département : en zone urbanisée ou en zone ruralisée ? Nous aborderons un peu la question dans les parties suivantes. Le taux de médecins (par département) est beaucoup plus important que le taux de pharmaciens à l'exception de la Somme, de la Côte-d'Or et de la Loire, où étrangement les taux s'inversent !

Ces départements comprennent un taux de pharmaciens beaucoup plus important sans une fois de plus qu'on soit en mesure d'apporter des explications (colonne 6). La question qui se pose est alors de savoir si les facultés forment plus de pharmaciens que de médecins, bien qu'en 1896 il doive exister déjà une réglementation juridique sur l'installation des officines pharmaceutiques et du nombre d'officiers à pratiquer en secteur hospitalier. Rappelons que peu de pharmaciens s'engagent dans la vie politique parlementaire au cours de cette première moitié du régime étudié. D'ailleurs le constat est étonnant au regard de la population médicale. Qu'est-ce qui retient un pharmacien de devenir député ou sénateur ? Au même titre que le médecin, il part avec un potentiel de clientèle commerciale pourtant ? Il serait intéressant de regarder si ce phénomène se produit à l'échelon de la politique locale. Les pharmaciens participent à la vie municipale de leur commune ou de leur ville d'appartenance sans avoir une ambition de carrière nationale. La question est de savoir pourquoi.

D/ Tableau synthétique des départements représentatifs des plus fortes concentrations de la population française et de la population des médecins législateurs et densité médicale par rapport à ces données.

Départements comptabilisant le plus grand nombre de députés médecins calculés sur 100 000 habitants[110]	Départements les plus peuplés par habitants au département	Départements de plus forte densité médicale en terme de personnel médical
Basses-Alpes (1)	Seine	Basses-Alpes (1)
Lozère (2)	Nord	Gers
Dordogne (3)	Rhône(13)	Hautes-Pyrénées
Haute-Vienne (4)	Gironde	Pyrénées-Orientales
Ain (5)	Finistère	Tarn-et-Garonne
Allier (6)	Loire-Inférieure	Corse ·
Corrèze (7)	Bouches-du-Rhône	Var
Charente(8)	Seine-et-Oise	Landes
Nièvre (9)	Ille-et-Vilaine	Hautes-Alpes
Vaucluse (10)	Saône-et-Loire	Vaucluse(10)
Charente (11)	Côtes-du-Nord	Haute-Marne
Cantal (12)	Loire	Lot-et-Garonne
Rhône (13)	Isère	Cantal(12)
Saône-et-Loire (14)	Puy-de-Dôme (3)	Aube(16)
Vaucluse (15)	Somme	Lozère(2)
Aube (16)	Aisne	Aude(16)

[110] Le département est suivi du numéro d'ordonnancement croissant des départements comprenant le plus grand nombre de médecins députés au département calculés pour 100 000 habitants.

Avec cet échantillon récapitulatif des départements les plus riches en population médicale de députés, les plus riches en démographie, les mieux desservis en personnel médical sur 100 000 habitants, il est possible de constater qu'il n'existe pas beaucoup de liens communs en terme de représentativité. Du moins il n'existe aucun lien entre la population médicale et la population des médecins députés toutes les deux rapportées à la population démographique du département. Notons, toutefois, la répétition des six départements les mieux lotis en terme de densité de population politique médicale et de densité de population médicale qui sont les Basses-Alpes, le Vaucluse, le Cantal, l'Aube, la Lozère et l'Aude ne présentent aucun classement commun.

3 Un indice d'appartenance sociale en fonction de la catégorie socioprofessionnelle du père

Pour connaître les ascendants familiaux (en particulier la profession paternelle), une demande de copie de l'acte de naissance ou de décès du médecin sur laquelle figure en général la mention de l'activité du père (et, de façon très singulière, l'activité de la mère) était nécessaire. Les services d'état civil - des mairies ou des services d'archives municipales ou départementales des communes concernées - ont presque tous répondu à la demande. L'échantillon repose sur un ensemble de 291 médecins législateurs dont la profession du père a pu être identifiée[111]. Les résultats sont les suivants :

[111] La récupération des états civils est loin d'être complète sur l'ensemble de la population médicale étudiée. Les extraits de naissance ou de décès peuvent être conservés dans une commune d'inhumation différente de la contrée du décès de l'individu. Cela est d'autant plus compliqué de retrouver la trace administrative lorsque l'individu décède dans une grande ville. Il est inhumé dans la contrée de ses volontés qui n'est pas toujours celle de sa commune de naissance, du département de ses origines ou du département de sa carrière médicale ou de son mandat politique.

** Les pères des médecins législateurs*

Professions désignées	Effectifs dénombrés
- Médecins	71
- Propriétaires	37
- Commerçants	36
- Artisans	24
- Agriculteurs	21
- Fonctionnaires	17
- Enseignants	12
- Ouvriers	10
- Employés	8
- Militaires	6
- Entrepreneurs	5
- Ecclésiastiques	3
- Artistes	2
- Sans profession	2
- Hauts-fonctionnaires	Aucun
- Directeurs de journaux et journalistes	Aucun
- Ingénieurs	Aucun
- Diplomates	Aucun
- Vétérinaires	Aucun
- Non classés[112]	3

Sans aucun doute la transmission du métier est garantie : un père médecin, un fils médecin, les générations se perpétuent. Le corporatisme de la profession existe[113] ! Elle est, d'ailleurs, établie par le serment d'Hippocrate que prêtent les docteurs et selon lequel ils s'engagent à transmettre aux enfants de leurs maîtres ce qu'ils ont appris d'eux. Le nombre élevé de pères propriétaires reste surprenant dans la mesure où les médecins législateurs vont lutter contre la toute-puissance de la propriété privée. Il faudra donc y prêter attention lorsque nous étudierons l'œuvre législatrice de ces médecins dans le cadre de publications ultérieures. Promoteurs des lois de santé publique, ces fils de propriétaires s'écarteront-ils de la tradition familiale ou la suivront-ils ? Dans le troisième volume de

112 Trois professions n'ont pu être identifiées en raison du caractère imprécis du métier exercé. Il faut ajouter que pour quatre cas de registre d'état civil, aucune indication quant à la profession du père n'est donnée ! Toute la population occupait un type de profession à l'exception néanmoins de deux cas de figure.

113 A. Dechambre, *Le Médecin, devoirs privés et publics, leurs rapports avec la jurisprudence de la médecine préventive,* Paris, G. Masson, 1883.

sa thèse *Les médecins de l'Ouest au XIXe siècle*, Jacques Léonard (en 1971), esquisse une première réponse, en révélant que les médecins législateurs d'origine bretonne (eux-mêmes propriétaires fonciers vivant des rentes du sol) s'investissent dans la politique agricole. Ellis le corrobore également dans son étude. Il apparaît que pour ce cas de figure les législateurs d'appartenance médicale défendent en premier lieu leurs intérêts proprement personnels. Cependant, l'analyse reste à faire pour l'ensemble de ces médecins propriétaires. La catégorie des commerçants arrive en troisième position. Faut-il l'agréger avec la catégorie des artisans en raison du caractère commun de gestion d'une clientèle ? Est-il possible de voir une analogie entre l'activité du père et celle du fils ? Il existe un « fond de commerce » de la profession médicale et cela est encore plus vrai avec la catégorie des pharmaciens. L'échantillon de vingt-sept pharmaciens législateurs sur une population totale de trente-deux individus pour lesquels la profession du père est connue est trop faible pour que les résultats soient significatifs. Néanmoins si c'est une indication, alors nous observons une grande dispersion de ces professions. Maintenant cela ne veut pas dire que d'une manière générale les pharmaciens n'héritent pas de l'officine paternelle ! Plutôt ce n'est pas le cas des pharmaciens législateurs et cette diversité d'origine sociale ressortant du tableau ci-dessous rend peut-être compte de leur engagement politique. La catégorie des fonctionnaires et des enseignants s'inscrit en septième position chez les pères des médecins législateurs. Il faudrait pouvoir comparer avec l'origine sociale de la population médicale en général pour en conclure quelque chose de sûr ! Mais, déjà, il est possible de penser que les médecins législateurs (fils de fonctionnaires) seraient plus à même d'accorder à l'État un pouvoir en matière de santé publique allant à l'encontre du credo libéral de la profession en général.

** Les pères des pharmaciens législateurs*

Dénomination de la profession	Effectif dénombré
Ouvriers	4
Propriétaires	4
Marchands	3
Agriculteurs	2
Artisans	2
Employés	2
Fonctionnaires	2
Médecins	2
Pharmaciens	2
Enseignants	1
Entrepreneurs	1
Non classés	2
Total	27

En analysant ces deux catégories socioprofessionnelles (médecins et pharmaciens regroupés), il apparaît que sur l'échantillon pour lequel les professions des pères sont connues (26 individus sur 27 médecins) 12 fils de fonctionnaires ont choisi une carrière médicale publique (hôpital, armée, université), 8 une carrière de médecine sociale (médecin de campagne), seulement 4 celle de médecin de ville soit de médecin libéral et 2 celle de pharmacien. Les professions d'employé, d'ouvrier ou de paysan (toutes catégories confondues) désignent une appartenance de classe à un milieu modeste à laquelle les médecins législateurs ont échappé par le diplôme.

CHAPITRE 2

PARCOURS PROFESSIONNEL MÉDICAL ET PROFIL HYGIÉNISTE

1 Une synthèse d'information sur le lieu de formation

Dans son ouvrage sur l'histoire de l'enseignement de la médecine en France (1968), Charles René Coury note que depuis 1808 celui-ci est assuré par les facultés et les écoles de médecine dont certaines regroupent deux enseignements : la médecine et la pharmacie. Jusqu'au dernier tiers du XIXe siècle, les Facultés de Médecine furent au nombre de trois : Paris, Montpellier et Strasbourg. Cinq nouvelles facultés de médecine ont été créées à la fin du XIXe siècle : Nancy (1872), Bordeaux (1874), Lille (1875), Lyon (1877) et Toulouse (1878). Voici un tableau récapitulatif de la répartition des lieux de formation médicale sur l'ensemble du XIXe siècle inspiré des différentes références bibliographiques[114].

** Le parcours de formation médicale*

Sur un échantillon de 265 lieux et types de formations connus des médecins législateurs pendant la période étudiée, la répartition se présente de la manière suivante :

Lieux et types de formations des médecins législateurs	Effectifs
* Facultés de médecine	
- <u>Paris</u>	150
- Montpellier	25
- Strasbourg	9
Total	184

---

[114] Cf. la cartographie des lieux de formation médicale en France au XIXe siècle. Annexe 4.

** Écoles de médecine*

- <u>Lyon</u>	11
- Bordeaux	8
- Toulouse	6
- Lille	4
- Grenoble	3
- Nantes	2
- Clermont-Ferrand	2
- Rennes	2
- Nancy	1
- Brest	1
- Marseille	1
- Caen	1
- Angers	1
Total :	43

** Pharmacie*

- <u>Paris</u>	18
- Montpellier	1
- Nancy	1
- Lyon	1
- Clermont-Ferrand	1
Total :	22

** Écoles militaires*

- <u>École militaire du Val de Grâce (Paris)</u>	5
- École de médecine navale de Toulon	2
- École de médecine navale de Bordeaux	2
- École de médecine de Rochefort	1
- École spéciale militaire de Strasbourg	1
- École de chirurgie de la marine de Brest	1
- École militaire de Lyon	1
Total :	13

Sur une population de 265 médecins législateurs pour lesquels nous possédons l'information 41 médecins bénéficient d'une double inscription.

Le parcours d'études entrepris dans la région du futur médecin s'achevait souvent à Paris[115].

** Les années d'obtention du diplôme de docteur (décennies 1820 à 1900)*

Voyons maintenant le nombre de diplômes médicaux obtenus sur chaque année (obtention du doctorat de médecine pour la plupart d'entre eux). Les résultats chiffrés sont les suivants[116] :

1820

1819	1
1820	0
1821	0
1822	0
1823	1
1824	0
1825	0
1826	0
1827	2
1828	1
1829	0

TOTAL : 5

1830

1830	1
1831	1
1832	2
1833	2
1834	3
1835	1
1836	0
1837	5
1838	2
1839	2

TOTAL : 19

115 Pour un bon complément d'éclairage sur la question, consulter le livre d'Ellis : "Part I. *At the local level. Medical study in the provinces and in Paris*", p.30.

116 46 candidats à l'obtention du diplôme médical n'ont pas été identifiés.

1840

1840	2
1841	5
1842	0
1843	5
1844	1
1845	4
1846	2
1847	2
1848	0
1849	4

TOTAL : 25

1850

1850	4
1851	4
1852	3
1853	6
1854	4
1855	7
1856	3
1857	6
1858	4
1859	3

TOTAL : 44

1860

1860	4
1861	4
1862	5
1863	5
1864	7
1865	6
1866	7
1867	8
1868	7
1869	13[117]

TOTAL : 66

[117] Cf. les courbes des diplômés en droit et en médecine par les facultés (1869-1913) dans l'ouvrage de C. AMBROSI et de B. GALLOUX, *La France de 1870 à nos jours*, Paris, Armand Colin, 2004, p.90. Il est curieux de constater la même ascendance du nombre des diplômés des deux disciplines sur la période considérée à l'exception de quelques variables, le nombre de docteurs en médecine étant supérieur à celui des avocats sur ces quarante-deux années étudiées.

1870

1870	10
1871	5
1872	11
1873	11
1874	8
1875	7
1876	10
1877	14
1878	10
1879	19

TOTAL : 105

1880

1880	5
1881	5
1882	3
1883	9
1884	9
1885	8
1886	3
1887	4
1888	6
1889	5

TOTAL : 57

1890

1890	1
1891	3
1892	4
1893	3
1894	4
1895	2
1896	1
1897	6
1898	5
1899	3

TOTAL : 32

1900

1900	1
1901	2
1902	1
1903	0
1904	1
1905	0
1906	0
1907	1
1908	1

TOTAL : 7

L'évolution des chiffres mentionnés ci-dessus au cours de ce siècle s'explique d'elle-même. Plus nous avançons dans le temps, par rapport à la période politique étudiée, plus les médecins sont nombreux à s'engager au Parlement du simple fait de leurs situations d'âge avancé. Seulement, quelques remarques sur leurs parcours d'accession en politique sont intéressantes à noter. Les jeunes diplômés de médecine n'enchaînent pas la sortie de l'école de santé ou de la faculté de médecine avec la carrière politique nationale. Obtenant le diplôme, ces jeunes docteurs cherchent à pratiquer immédiatement la médecine[118].

Avec leur notoriété sociale, ils vont briguer les mandats politiques locaux, grimpant de façon progressive un à un les échelons politiques. Il est difficile d'expliquer l'engagement, d'un point de vue global, tant les parcours politiques sont au cas par cas, dépendants d'un certain nombre de facteurs qui peuvent être les suivants :

1 Année de naissance ;
2 Appartenance sociale et familiale[119] ;
3 Type d'études ;
4 Profession médicale[120] ;
5 Engagement politique et idéologique ;
6 Relations sociales[121] ;

---

118 Ellis commente à ce propos : "Medecine was thus a full-time occupation for close to 93 percent, if we count professors, administrators of asylums and clinics, and former army and navy doctors. Fifty-eight percent of the professors had private practices or hospitals posts, and 70 percent of the army and navy doctors created civilian clienteles after retiring from service. In all, 87 percent of the members of our group had engaged in private over extended periods of their lives before entering parliament". Cf. Table 2.1. *Primary professional identity of physician-legislators*, pp..50-51.

119 Aspects de ma base de données biographiques très lacunaires en l'état aujourd'hui, malgré la notoriété avérée d'une cohorte sociale du milieu médical au XIXe siècle et malgré tous les indices glanés au fil des revues d'histoire médicale et des bibliographies complètes, des collections de dictionnaires généraux ou particuliers (...) L'idéal serait d'entreprendre une étude généalogique pour chacun d'eux. Ce que je n'ai pas pu faire dans le cadre de ces dix années d'investigation de thèse doctorale, parce que la démarche s'apparentait à entreprendre un ouvrage de confection de la plus haute patience (digne, de la tâche d'ouvrage, des tapissiers de Bayeux !) Toute contribution collective future sérieuse sera la bienvenue à court et à long termes.

120 E. Ackerknecht : *Medecine at the Paris hospital, 1794-1848*, Baltimore, Johns Hopkins Press, 1967 ; *A short history of medicine*, Baltimore, Johns Hopkins University Press, 1982 et George Weisz, *The Medical Mandarins,* New York, Oxford University Press, 1995.

121 À cet effet Ellis commente p. 55 : "The individuals ranked high in society, and their lives betokened both material comfort and a fascination with the life of the mind. Refined in tastes and sensibilities, many were collectors of paintings and rare books, and a few were even serious artists in their own right. Pozzi, whose facilities at the Hôpital Broca

7 Notoriété publique ;

8 Réseaux professionnels ;

9 Cercles d'appartenance, fréquentations de salons ou activités extra-professionnelles plurielles ;

10 Ambitions personnelles, succès, honneurs ;

11 État de santé, longévité ;

12 Conjoncture sociale, politique et culture de la société française.

Tels sont quelques facteurs qui façonnent ici nos individus. Nous constatons qu'ils sont diplômés en masse : dès la décennie 1850 jusqu'à la décennie 1880 avec un pic de 105 diplômés pour la décennie 1870 dont ces années conservent des effectifs constants (avec l'année record en 1879 dénombrant 19 diplômés). Il est intéressant de noter qu'à ce titre les avancées scientifiques de Louis Pasteur commencent à percer car il a commencé ses travaux aux environs des années 1850. Il est probable que ces étudiants en médecine ont reçu de leurs enseignants une sensibilisation à la santé et à l'hygiène publiques à des périodes où les épidémies frappent de manière récurrente ayant aussitôt profité des connaissances microbiennes. Désormais, l'état d'esprit est disposé à ces nouvelles découvertes qu'ils cultiveront tout au long de leurs exercices. Engagés en politique, ils n'auront aucune difficulté en matière scientifique à convaincre de ces nécessités de santé publique leurs homologues parlementaires bien qu'il faut se rappeler (point d'étude précédent) qu'ils ne sont pas tous des hygiénistes ou des philanthropes sociaux. Lorsqu'une épidémie sévit ils peuvent comprendre la situation et ils se maintiennent informés par la littérature et la presse médicalisées, les colloques ou les collègues du réseau clinique ou de la clientèle privée[122] : attitudes fort variables en fonction de la formation, de la carrière, des relations médicales et des problèmes de santé qui leurs sont posés, au quotidien, de la société… Nous pouvons noter

---

featured murals by his friends in the world of art, specialized in ancient jewelry and coins. Cornil, a dabbler in painting and etching, was draw to rare books, his private library containing everything from a copy of the Protestant Bible of Geneva to a first edition of Rousseau'*Confessions*. Some, it is true, had been born into comfortable surroundings, but for many this was not the case. Lannelongue, for one, was always quick to remind others that he was "of the people" as his father had been an obscure health officer fifty-five years".

Sur cet aspect de la vie sociale ou intellectuelle de ces médecins parlementaires, nous reviendrons très largement dans le cadre de la base biographique collective. Il est inutile de s'attarder sur ce genre d'étude anecdotique dont Ellis se fait l'apôtre pour livrer les détails truculents de la vie bourgeoise de ces messieurs. C'est très plaisant mais ce n'est pas l'objectif assigné à ce livre !

[122] O. Faure (avec la collaboration de D. Dessertine), *Les cliniques privées. Deux siècles de succès*, Rennes, PUR, 2013, p.19.

aussi que ces jeunes diplômés des années 1870 (voir de la décennie suivante) ont été fortement marqués par la guerre[123]. À propos de la guerre de 1870 Ellis rédige cinq pages[124].

Nous possédons par cette illustration le modèle parfait du "médecin hygiéniste" conforme aux principes de base de la théorie hygiéniste qui consiste à vouloir tout désinfecter, à soigner les malades ou les nécessiteux, à éduquer[125] et à moraliser l'ensemble de la population française par un enseignement rudimentaire de propreté corporelle et mentale en appliquant les traités d'hygiène à la lettre. Les écoles de Jules Ferry qui fleurissent dans les communes de France - à la fin du XIXe siècle - les bibliothèques municipales ou les dispensaires sanitaires seront équipées de traités d'hygiène pratique. Des cours de propreté du corps, du linge, de l'habitat seront donnés aux enfants, aux mères de famille, aux militaires, aux ouvriers etc.

Un autre argument qui ne réglera pas évidemment le problème des pandémies et de l'hygiène publique, ce sera le choc des blessures et des traumatismes occasionnés par le conflit. Tous les enseignants et tous les étudiants vont être sensibilisés pendant longtemps très directement ou indirectement par témoignages rapportés, cultivant le lourd héritage de mémoire alourdi de cette expérience de guerre ou en leçons médicales dans les amphithéâtres, l'expérience acquise en matière de chirurgie voire d'hygiène et d'asepsie sur les corps mutilés, broyés, déchiquetés par les éclats d'obus, la chair meurtrie par les armes… Rappelons que la Science se rationalise de plus en plus au cours de ce siècle pour donner une médecine

---

123 Ellis, pp.74-75.

124 Nous retiendrons en particulier le passage suivant : "Men of courage and sacrifice, our doctors especially cultivated an image of themselves as aspostles of hygiene, which formed the basis of the authority they claimed in family life. We learn a good deal along these lines from those who wrote popular treaties on the subject, as in the case of Dr. Étienne Ancelon, deputy for Meurthe in 1871. L'Art de conserver la santé, pusblished almost twenty years earlier, is full of counsel as to how one can maximize the chances for physical well-being; his topics range from the proper care of babies to the advantages of bathing, a subject of no small concern to rural hygienists. Along the way, he remarks on the necessity for frequently trimming the hair and toenails, the inconveniences of wearing soiled underwear (vermin), the best cure for constipation (exercise and fresh air), the usefulness of wine for health (if taken in moderation), the best way to build a house (always facing southwest, with plenty of light and air) and the warmth of the classic cotton cap ("still the best headdress for the elderly at night"). One section of his guide provides a list of the most common household injuries and how to treat them." Note de bas de page n°75. Descriptions of this visit were published in Clemenceau's *La Justice*, 25, 28,29, 30, and 31 July and 4 August, 1884.

125 S. Parayre (D. Nourrisson, préfacier), *L'hygiène à l'école : Une alliance de la santé et de l'éducation*, PU Saint-Étienne, 2012.

de plus en plus scientifique reposant sur la notion d'observations et de quantifications, en vue d'établir des règles de conduite à partir des phénomènes constatés. L'évolution en matière médicale n'aura de cesse de changer, réformant régulièrement l'enseignement et la pratique de la profession, dont l'intérêt se porte très clairement sur l'observation clinique[126]. Désormais, tout se joue à l'hôpital en observation ou en travaux dirigés. Le charlatanisme occupera, une place dérisoire, face à une médecine progressivement scientifique. En 1892, le médecin législateur Chevandier donnera son nom à une loi portant sur *l'exercice de la médecine* bannissant les pratiques illégales et faisant disparaître le diplôme d'officier de santé pour laisser place au seul diplôme de doctorat, autorisant désormais les femmes et les étrangers à concourir[127]. L'éthique professionnelle se resserre et va donner toute une organisation de la profession et de la rétribution des actes pratiqués poussant la médecine libérale à créer des syndicats[128] (1880 : premier syndicat médical « ultralibéral » de Montaigu en Vendée)[129]. La loi aura pour conséquence d'éliminer un certain nombre d'incompétents et pour objectif de durcir la sélection d'entrée à la faculté de médecine sur le plan de la formation[130]. Indirectement, les mentalités du corps médical changeront les pratiques également ; parvenant à atteindre, la crédulité des individus les plus superstitieux, face à la maladie quant à la nécessité de se faire soigner ! Les croyances superstitieuses des campagnes vont laisser place à la pratique médicale rationnelle salvatrice de beaucoup de handicaps et de pathologies physiques. Néanmoins à lire l'historien Jacques Léonard, il faudra beaucoup de temps pour changer les mentalités incrédules des campagnes continuant (pour ces individus) à recourir aux curés, magnétiseurs, sorciers, arracheurs de dents… délaissant volontiers le bon médecin de la plus proche bourgade. Restons prudents, à ce propos,

---

126 Cf. la lecture de la presse médicale de l'époque avec notamment *L'Union médicale. Journal des intérêts scientifiques et pratiques, moraux et professionnels du corps médical.*1867-96 ou de *La Tribune médicale.* 1867-1910.

127 Cf. Ellis, chapitre 5 : *Reform of the medical profession* pp.145-170, soit toute une partie de son livre (25 pages) consacrée à la question de la réforme de la pratique et de l'enseignement médicaux en référence particulière à la loi de Chevandier en 1892 que Jacques Léonard aborde très largement dans sa thèse sur les médecins de l'Ouest au XIXe siècle (Université Paris IV, 1976, 3 volumes).

128 J. Nicolay, *Syndicats de médecins et syndicats de pharmaciens,* thèse de droit, Paris, 1911.

129 P. Brouardel, *La profession médicale au commencement du XXe siècle*, Paris, J.B. Baillière et fils, 1903, p.226.

130 Confortant l'art du praticien médical (Professeur Paul Brouardel dans son ouvrage : *La responsabilité médicale,* Paris, 1898), renvoyant aux notions du serment, du secret médical, de la déclaration de naissance, de l'inhumation, de l'expertise médico-légale, des responsabilités de l'expert, etc.

lorsqu'il s'agit de voir l'organisation du pays se doter de structures d'accueil de soins et d'hospitalisation[131] et former des médecins car ceux-ci ne veulent déjà plus trop exercer dans les campagnes dont les conditions de vie sont parfois excessivement difficiles pour le jeune candidat qui n'est pas d'origine rurale et qui a goûté aux plaisirs d'une vie moderne en mode urbain au temps de leurs études[132]. Dès cette période, c'est une autre question d'organisation qui va être débattue ! Nous n'imaginons pas les difficultés pour mettre en place une assistance médicale gratuite à la disposition des indigents campagnards, tant les campagnes demeurent indifférentes à la médecine[133]. Le désintéressement de la question va être certain, au Parlement, pendant encore de très longues années.

** Des parcours de formation médicale variés*

Ces informations à propos du lieu de formation laissent penser que certains candidats docteurs passent de manière préalable par une école de santé ou de pharmacie, à proximité de leur département de naissance, ou s'engagent dans les écoles militaires ou navales, avant d'achever leurs parcours dans l'une des grandes facultés de médecine pour l'obtention du doctorat, du peu à l'image du parcours classique du député de la Haute-Vienne :

Firmin Tarrade né le 18 avril 1855, à Châteauneuf-la-Forêt, en Haute-Vienne, ayant entrepris ses études médicales à Limoges (officier de santé en 1876) et les ayant terminées à Paris pour devenir docteur en médecine en 1897. Il revient pratiquer la médecine dans sa commune natale.

À partir des informations précédemment recueillies, les candidats se rendent dans la faculté la plus proche de leur lieu d'origine. La plupart d'entre eux entreprennent leurs études entre 1841 et 1901 – après l'obtention d'un baccalauréat ès lettres dès l'âge de seize ans. Les candidats qui résident en outre-mer viennent à Paris préparer le doctorat. Il va sans dire qu'entreprendre des études en milieu supérieur représente un coût important à l'époque. La proximité géographique est une source d'économie et de facilité matérielle. Pour les familles d'origines modestes, les étudiants ne disposent pas toujours de ressources financières, de relations ou de parents pour rejoindre les grandes facultés de médecine à Paris, Montpellier et Strasbourg afin de pouvoir y être hébergé. Un jeune titulaire du baccalauréat de province (même de revenus modestes) pourra

---

131 H. Napias, *Hygiène hospitalière et assistance publique*, Paris, 1893.

132 P. Thiaudière, *De l'exercice de la médecine en province et à la campagne*, Paris, 1839.

133 L. Lallemand, *De l'assistance des classes rurales au XIXe siècle*, Paris, 1889.

prétendre à des études à Paris, à condition de trouver un mentor qui le placera dans son laboratoire à l'hôpital ou dans son cabinet afin d'y obtenir une rémunération.

Les candidats les plus modestes ou les moins brillants s'engageront dans l'armée ou ils se contenteront des écoles de santé à proximité géographique de leurs domiciles pour devenir des officiers de santé. C'est le cas d'Étienne Lacascade (né à Saint-François-Grande-Terre en Guadeloupe le 5 janvier 1841) député de la Guadeloupe de 1875 à 1879, médecin de troisième classe de la marine en 1864, avant de devenir docteur en 1869 à la Faculté de médecine de Montpellier (après plusieurs voyages en Indochine, en Chine et en Cochinchine dans le régiment d'infanterie de marine).

L'engagement dans la marine a permis à un certain nombre d'entre eux d'expérimenter dans les contrées exotiques. Comme ce député, du Gard, Gédéon Mallet (né le 26 novembre 1815 à Bagnols-sur-Cèze dans le Gard) s'engageant dans la Marine en expédition au Mexique. Il revient au pays natal en participant au rapatriement des blessés dans les hôpitaux (prise de Constantine en 1837). En 1868, il se rend en Asie-Mineure pour y étudier les questions de sériciculture et d'acclimatation du ver à soie.

Ils seront également nombreux à s'être engagés dans le conflit franco-prussien de 1870 en tant que militaires ou simples volontaires — à l'image du baron Hippolyte Larrey sous l'Empire — qui représente une des figures les plus éminentes de la chirurgie et de la médecine militaires. Parmi ces médecins-législateurs certains détiennent parfois des parcours et des carrières professionnelles exceptionnels tel ce député du Nord, dont il est intéressant de noter une carrière médicale très investie, nous interpellant sur le fait de savoir si cet universitaire médical a sacrifié sa carrière au détriment d'un engagement politique et d'en connaître les motivations personnelles.

En effet, Alfred Giard, conseiller municipal de Lille, puis député pendant cinq ans de sa circonscription né le 8 avril 1846 à Valenciennes. D'origine bourgeoise, fils de négociants, il entreprend des études en sciences naturelles et devient docteur en 1872 puis préparateur à l'École pratique des Hautes études la même année. Il remplace un professeur à la Faculté des sciences de Lille entre 1873 et 1875, pour devenir professeur d'histoire naturelle à l'École de médecine et de pharmacie en 1875. Chargé de cours en 1876 à la Faculté de médecine de Paris, il devient professeur de zoologie à la Faculté des sciences de Lille, maître de conférences de zoologie à l'École normale supérieure en 1887 et chargé du cours d'évolution des êtres organisés à la Faculté des sciences de Paris et à la Faculté des sciences de Paris en 1888.

2 Une indication d'appartenance aux commissions locales et départementales des conseils d'hygiène

Les rapports des conseils d'hygiène et de salubrité du XIXe siècle ont été passés en revue pour seulement 35 départements français sur un total regroupant un effectif de 238 médecins (je rappelle au passage que la population totale du corpus médical étudié est de 406 individus). 103 de ces médecins législateurs ont appartenu à ces conseils d'activité spécifique, soit un peu moins de la moitié de l'échantillon proposé. Malheureusement il n'a pas été possible de se procurer tous les rapports des conseils d'hygiène à l'échelon des activités locale et départementale de tout le pays sur l'ensemble du siècle ! L'étude repose sur les rapports des conseils d'hygiène départementaux et d'arrondissements du pays précieusement stockés et consultables en partie à Paris dans les grandes institutions comme la Bibliothèque Nationale de France, l'Académie nationale de Médecine, mais aussi sur un bon nombre de rapports qui demeurent à la Bibliothèque de la Préfecture de police à Maubert-Mutualité (Ve Arrondissement) et sur quelques autres rapports consultés dans les archives départementales des localités directement concernées. Ne disposant d'aucun financement pour assurer l'inventaire complet de cette recherche, je n'ai pas pu effectuer la démarche de terrain sur l'ensemble du territoire français dans la mesure des sources disponibles et en état d'être regardés, ce qui n'est pas une évidence en soi ! Nous découvrirons au fil de la lecture que l'activité des conseils d'hygiène publique n'a jamais été, très régulière, pendant tout le XIXe siècle (même après leur création officielle à caractère obligatoire dans l'ensemble des départements français selon un arrêté ministériel de 1848) d'un département à l'autre, d'une région à une autre région ! D'emblée même si de nombreux départements restent à inventorier, il est possible de supposer que le nombre de médecins législateurs qui adhèrent à une institution locale d'hygiène publique pourrait encore augmenter d'autant qu'un certain nombre de médecins de la population parlementaire n'adhèrent pas à une institution locale mais participent pleinement aux travaux de la commission d'examen des Chambres sur les questions d'hygiène et de santé publiques. Nous nous rendons alors compte que le pourcentage de médecins parlementaires hygiénistes dépasse la moitié de l'effectif de la population étudiée.

L'hypothèse de départ se confirme de plus en plus ! Il est vraisemblable qu'à la faveur du régime législatif de la IIIe République, *le mouvement hygiéniste initial* des débuts du XIXe siècle en France (continu et progressif tout au long du siècle) a conditionné les esprits des hommes politiques présents dans les chambres législatives entre 1870 et 1914 avec l'engagement de ces

« médecins hygiénistes » ou « non hygiénistes » au Parlement. Les uns comme les autres contribuent plus ou moins aux travaux des commissions et des débats parlementaires puisqu'il convient de noter que les participations aux commissions d'examen dans les Chambres ne sont pas basées sur la motivation, l'intérêt ou le volontariat exclusifs des législateurs eux-mêmes ! La nomination des membres à une commission d'examen se fait par tirage au sort dans les bureaux tous les mois, ce qui n'empêche pas les autres législateurs (non membres des commissions concernées présents dans l'hémicycle) de prendre part aux débats et de voter sur la question en cours de traitement. Parler d'un engagement d'une population médicale au Parlement pour former un parti de l'hygiène serait une inexactitude ! Il faut simplement voir qu'un certain nombre de ces médecins législateurs (à la base hygiénistes) s'engagent au Parlement entre 1870 et 1914, en même temps qu'il se produit une pluralité abondante et remarquable de textes de lois sur ces sujets à la même période. C'est une coïncidence étrange qu'il est très important de noter. Effectivement, un certain nombre de ces médecins législateurs vont participer à titre de plein engagement aux travaux des commissions d'examen sur ces questions sanitaires. Parmi cette population, tous n'approuveront pas toujours les décisions prises en faveur des mesures proposées en la matière. Pour résumer la situation, il est important de préciser que les attitudes dans les chambres législatives ne sont pas unifiées dans un groupe solidaire d'hygiénistes reconnu pour tel ! Nous pouvons affirmer que la population médicale parlementaire comprend un nombre non négligeable de médecins hygiénistes prenant part ou non aux travaux et aux discussions sur le sujet. Il faut savoir que médecins et hygiénistes législateurs (tous confondus) votaient certaines mesures sanitaires et sociales par simple calcul électoral, un cas de figure qui existe véritablement et qu'il convient d'évoquer. Il n'est donc nul besoin pour un médecin engagé de l'époque de montrer ses motivations à revendiquer une législation de santé publique. Il convient surtout qu'il participe activement aux travaux sur ces questions : soit en commission, soit en hémicycle ou soit même au moment des votes. Il est important aussi de préciser que les médecins non investis par l'activité hygiéniste à l'échelle locale et présents au Parlement ne sont pas sans connaître assurément la mouvance hygiéniste extra-parlementaire qui s'exerce sur l'ensemble du territoire, avec l'implantation des conseils d'hygiène par département, devenue obligatoire par le décret ministériel d'application sanitaire en 1848. Il semblerait incongru qu'un médecin de la population concernée – au titre de maire ou de conseiller général – n'ait pas eu vent d'un rapport ou des consignes de police sanitaire au sujet d'une épidémie, d'une industrie polluante ou des troubles au regard de l'ivresse et des mœurs dans sa commune ou dans son département. Il demeure tout aussi irrationnel que ces médecins ruraux de la population étudiée n'aient pas eu à soigner dans leur cabinet un enfant, une femme, un vieillard atteints par une rougeole, la teigne ou la fièvre typhoïde.... Tout autant qu'il semblerait très anormal que l'intéressé, en tant que conseiller élu de sa localité ou praticien médical n'ait pas eu écho des problèmes d'indigence consignés, au bureau municipal, de bienfaisance ou de charité privée ! Très mal organisés pendant tout le siècle, nous le verrons, les hygiénistes sont présents dans toutes les organisations à vocation philanthropique hygiéniste colportant l'information ou la situation à traiter aux autorités concernées. Tout médecin quel que soit sa pratique ou son engagement (politique ou non) est plus ou moins informé sur les problématiques sanitaires qui se posent dans sa localité. Ce serait une erreur d'affirmer qu'il est ignorant sur ces questions ! Dans le cas où subsisteraient quelques médecins mal informés ou ignorants sur ces questions de santé publique, les travaux de Pasteur au cours de la seconde partie du XIXe siècle vont convaincre dorénavant les plus sceptiques d'entre eux d'intégrer et de pratiquer une discipline hygiéniste à caractère scientifique et salutaire dans les arts de la médecine et de la science. Grâce à Pasteur, il est désormais prouvé que certaines maladies contagieuses sont à caractère bactériologique. Pour éviter la propagation de la maladie, il faut laver en permanence, procéder à la désinfection respective des hommes et de leur environnement : habitats et lieux de vie, un état de fait de plus en plus incontestable dès lors que le savant Louis Pasteur va présenter ses trouvailles devant l'Académie de médecine et l'Académie des Sciences à Paris et qu'il souscrit lui-même aux activités hygiénistes. Tout le pays vibre au rythme de la presse et de la rumeur, des découvertes scientifiques du savant ! Un médecin législateur engagé au Parlement entre 1870 et 1914 ne peut pas ignorer l'état de pauvreté, de maltraitance et d'insalubrité du pays à l'échelon local ou national ! Par le biais de l'analyse de quelques lois sanitaires nous découvrirons qu'il ne faut pas, assimiler de façon systématique, la population politique médicale nationale à la population médicale hygiéniste. Nous venons de voir pourquoi. Ces médecins lancés dans une carrière politique nationale sont tous à l'unanimité des adeptes de la santé publique. Paradoxalement parmi cette population nous avons les ardents défenseurs de l'hygiénisme pastorien dont un certain nombre de médecins illustres (professeurs de médecine) pour qui il convient d'évoquer les gloires de l'activité, demeurée longtemps, méconnue. À ce sujet Ellis donne davantage de précisions que je ne suis en mesure de pouvoir le faire actuellement (renvoi à mes travaux de base de données biographiques en cours d'achèvement)[134].

Toutefois je confirme que par rapport à mon échantillon de 406 individus (beaucoup plus complet que celui d'Ellis !), 70 médecins ont mené des carrières médicales assumant des postes de professeurs éminents dans les facultés de médecine ou de directeurs en chef dans les hôpitaux de référence ou représentent des notoriétés du milieu, comme Samuel Pozzy, illustre obstétricien des salons mondains parisiens, ou cet autre homme de renom le Professeur Odilon Lannelongue, chirurgien et professeur à la Faculté de médecine de Paris, membre de l'Académie des Sciences, président de l'Académie nationale de Chirurgie et de l'Académie nationale de Médecine, à une nuance près il faut distinguer les provinciaux de Paris[135]. Citons, quelques grands noms hygiénistes, parmi ces médecins :

Le docteur en médecine Paul Bert (1833-1886) est le plus connu mais aussi le plus politicien des pastoriens élus. Il est député de l'Yonne pendant douze ans et ministre de l'Instruction Publique du grand ministère Gambetta (1881-1882).

Le docteur en médecine Victor Cornil (1837-1908). Professeur à la Faculté de Médecine de Paris, préfet en 1870, député, sénateur et président du Conseil général de l'Allier, est l'initiateur de l'enseignement de la microbiologie. Il jouera un rôle décisif dans l'adoption de la loi de 1893 relative à l'assistance médicale gratuite et à la création de la profession de chirurgien-dentiste.

---

[134] Profitons de sa documentation sur cet aspect : "The professors occupied the apex of the medical hierarchy, and this was especially true of the Parisians. They accounted for 75 percent of those in our group who held the coveted rank of membre titulaire in the Academy of Medecine, for 71 percent belonged to the Academy of Sciences, and for 57 percent who sat on the Consultative Committee of Public Hygiene. They also produced 70 percent of those who held the post of hospital physician or surgeon in the capital and over 50 percent of those belonging to the Society of Biology and the Society of Anatomy. Their names are among the most influential of the physician-legislators, from titled professors like Cornil and Lannelongue to agrégés like Liouville and Jean de Lanessan". P.55.

[135] Ellis écrit à ce sujet : "Others provincials who had managed to achieve a degree of fame where the surgeons Augagneur of Lyon, Adrien Pozzi of Reims, and Montprofit of Angers. Lille had some of the most original, including the anatomist Charles Debierre, known for his books on craniology. Here also were two of the best-known natural historians in the country – Alfred Giard, a leading advocate of Darwinian theories, and the zoologist Théodore Barrois, who came from a wealthy family of cotton-mill owners and had married the grand daughter of Frédéric Kulmann, a magnate in the chemical industry. Along with his duties at the faculty and at the Pasteur Institute of Lille, Barrois sat on the governing board ot the Lens Mining Company and was a mumber of the central committee of the Coal Mine Owners' Trade Association. "Page 58.

Le docteur en médecine Henri Liouville (1837-1887), député de la Meuse, Professeur agrégé de la Faculté de médecine de Paris (1874), pendant la guerre de 1870 il sera sollicité par la ville de Toul pour aider à l'organisation des hôpitaux militaires. Le professeur a contribué de manière notable à la création des laboratoires annexés aux cliniques de la Faculté de médecine de Paris et a été médecin-chef de l'Hôtel-Dieu. Il est membre du Conseil consultatif d'hygiène publique de France entre 1879 et 1887.

Le docteur en médecine Jean-Baptiste Langlet (1841-1927), député de la Marne devient Professeur et Directeur de l'École de médecine et de pharmacie de Reims, médecin en chef des hôpitaux de Reims (1879-1908), élu associé national à l'Académie de médecine (1914). Il organise dans les années 1880 le bureau de bienfaisance de la ville de Reims qui vise à combattre les épidémies, l'insalubrité des quartiers. Il sera maire de Reims pendant 10 ans entre 1908 et 1918.

Le docteur en médecine Louis Javal (1839-1907) député de l'Yonne, chef de laboratoire d'ophtalmologie à l'École des Hautes Études de Paris, fondera le laboratoire d'ophtalmologie à la Sorbonne. Il est élu membre de la section de physique et de chimie médicales par l'Académie nationale de Paris 1885. Il prend part à la discussion sur la responsabilité des accidents professionnels (question ouvrière). Il est l'inventeur de l'ophtalmomètre (instrument utilisé en oculistique pour mesurer la courbure de la cornée de l'œil).

Le docteur ès sciences Charles Chamberland (1851-1908), député du Jura, préparateur de Pasteur au laboratoire de chimie physiologique de la rue d'Ulm à Paris, il participe aux recherches de celui-ci sur la rage et les maladies charbonneuses. En 1888, il dirige le service de vaccination contre le charbon à l'Institut Pasteur. Diplômé de l'École polytechnique et de l'École normale supérieure de Paris, il est le seul législateur parmi la liste des parlementaires étudiés à ne pas être médecin. Très présent au Parlement et proche de Pasteur, il est inscrit au corpus de l'échantillon d'étude. Membre de l'Académie des Sciences, il est élu associé libre à l'Académie nationale de Médecine en 1904.

Entre 1870 et 1914 les parlementaires convaincus des fondements de l'activité hygiéniste au travers des questions sanitaires en cours d'actualité aux chambres vont de toute évidence réclamer une organisation de l'administration de l'hygiène publique afin que celle-ci produise des effets actifs, nécessaires à l'établissement d'une santé publique pour combattre le caractère malfaisant des maux épidémiques ou pathologiques touchant des groupes sociaux entiers de la population. Toutes appartenances sociales confondues, non seulement ces législateurs répondent aux questions sanitaires qui leur sont posées, mais encore ils voient par le biais des découvertes scientifiques médicales et des études réalisées par les hygiénistes le besoin impératif de coordonner toutes les actions de santé publique permettant l'application efficace de la législation nouvelle qui émerge de leurs réflexions. Ils réclament – au Parlement – la création d'un ministère de la Santé publique, un esprit et une action solidaires, face à la détresse et à la maladie des citoyens, ainsi que des conditions de vie meilleures étendues à l'ensemble de la population française riche ou pauvre. C'est toute l'œuvre du début du XXe siècle développée par le Président du Conseil Léon Bourgeois et inspirée par toute la mouvance hygiéniste qui sera traitée au Parlement dans les trente premières années de la nouvelle république. Seulement les rêves des philanthropes les plus déterminés ne se concrétisent pas d'un simple coup de baguette magique au sein des Chambres car ceux-ci doivent rebondir sur les questions sanitaires diffuses qui composent l'actualité parlementaire. Dans son ouvrage intitulé *Les Français et leur médecine au XIXe siècle*, Olivier Faure souligne à ce propos (1993) : « Les premiers projets, votés par la Chambre, prévoient de sérieuses entorses au libéralisme économique, particulièrement en matière de logements insalubres.» [136] Par le biais de ces initiatives prises en faveur d'une santé collective, les législateurs du milieu médical (aux convictions d'action partagées avec des législateurs d'horizons socioprofessionnels très différents) vont réussir à mettre en place une organisation de la santé qui aboutira à la création d'un ministère en la matière un demi-siècle après avoir obtenu la création d'un ministère du Travail doté de services de prévoyance sociale en 1906. Le nouveau modèle démocratique parlementaire ne suffit pas à lui-seul pour obtenir l'égalité partagée des citoyens. L'économie de marché dicte les conduites de fonctionnement à l'ensemble des citoyens qui doivent contribuer à la production à grands rendements de la marchandise, tout en imposant ces lois à l'État. La marge de liberté de création et d'action individuelles du citoyen est encore bien étroite. Les élus de la production (classe travailleuse) peuvent accéder à un certain partage des bénéfices du progrès, mais les déchus du système (les citoyens sans travail) confrontés au manque de ressources et à la maladie restent au bord de la route ! La société de l'époque ne laisse aucune chance à l'individu qui ne dispose d'aucune force physique ni d'aucune capacité de travail alors qu'elle ne concède que tardivement une relative aide aux enfants mineurs maltraités, abandonnés, orphelins, aux vagabonds, aux vieillards et aux malades…tout au moins par la protection sociale. À la fin

[136] O. Faure, *Les Français et leur médecine au XIXe*, Paris, Belin, 1993. Chapitre intitulé : « La Médecine entre succès et échec (vers 1880-vers 1940) », p.189.

du Second Empire, il est préférable pour un citoyen français d'être de classe aisée et éduqué ou d'être doté d'une grande *robustesse physique et mentale* pour affronter le travail manuel et mécanique dans le but de gagner en autonomie pour faire face à la maladie, à la vieillesse et au chômage. Les individus, qui ne peuvent pas se suffire à eux-mêmes, deviennent très rapidement les exclus de la société dépourvus de garanties de prévoyance sociale pour faire face à la maladie, à l'accident handicapant, au chômage, à la vieillesse et à toutes les formes d'indigence morale destructrices de l'individu. Malgré des forces politiques qui combattent les maux ravageurs de la communauté citoyenne (accompagnant, tout particulièrement, le mouvement ouvrier français des années 1880[137]), malgré une majorité de gauche républicaine au sein de l'hémicycle du Palais-Bourbon favorable à la solidarité face à la maladie et à la misère, malgré l'acharnement des législateurs philanthropes ou hygiénistes, actifs des chambres, il va falloir un demi-siècle d'actions et de débats parlementaires pour faire évoluer les mentalités afin de créer une solidarité citoyenne qui va permettre l'émergence d'une politique de santé publique durable et puissante dans une France très retardataire au regard des pays voisins et des autres nations du monde[138].

3 Corrélations entre le lieu de naissance, le lieu de pratique médicale et le lieu d'élection

Existe-t-il une corrélation entre le lieu de naissance, le lieu de pratique médicale et le lieu d'élection ? Quatre cas de figure se présentent. L'échantillon correspond à une population de 339 législateurs médicaux pour lesquels nous disposons les informations. Les résultats chiffrés sont les suivants :

---

137 Cf. É. Dolléans, *Histoire du Mouvement ouvrier*, chapitre "La renaissance du syndicalisme", tome 2 (1871-1936), Paris, Armand Colin, 1939.

138 Dont il faut rappeler quelques textes de lois fondamentaux : loi du 8 avril 1898 assurant la protection contre les accidents du travail des salariés de l'industrie (modification du régime de responsabilité civile : le salarié bénéficie d'une protection générale son dommage est réparé soit directement par l'employeur soit par des caisses permettant la mutualisation des coûts entre les employeurs. La loi du 5 avril 1910 quant à elle crée le premier système interprofessionnel de retraite au bénéfice des salariés faiblement rémunérés des secteurs industriel et agricole, les retraites ouvrières et paysannes. Les lois du 5 avril 1928 et du 30 avril 1930 créent au bénéfice des salariés de l'industrie et du commerce le premier système complet et obligatoire d'assurances sociales (couverture des risques maladie, maternité, invalidité, vieillesse, décès). Source : Comité d'Histoire de la Sécurité Sociale, *soixantième anniversaire de la Sécurité Sociale,* Association pour l'Histoire de la Sécurité Sociale, numéro spécial 2005/2006, p.73.

Le lieu de naissance, le lieu de pratique et le lieu de députation sont identiques.	246
Les lieux de pratique et de députation sont identiques mais le lieu de naissance n'est pas le même.	67
Le lieu de naissance et le lieu de députation sont identiques mais le lieu de pratique médicale est différent.	3
Les lieux de naissance, de pratique et de députation sont différents.	15

La plupart des médecins sont nés, pratiquent une profession médicale et sont députés ou sénateurs dans le même département, ce qui veut dire qu'il existe très peu de mobilité géographique, ces résultats sont à corréler avec les résultats du lieu de formation. Par rapport au cas précédent la plupart des médecins quittent le domicile familial pour aller se former à Paris ou à Montpellier. Il est donc possible de penser qu'à partir du moment où ils font leurs études en dehors du département d'origine ils pourraient exercer la profession également dans une autre région. Le constat est là, ils ont quitté leur milieu d'origine pour faire leurs études. Les départements de la pratique médicale et de la députation sont communs à ce lieu d'origine. Le phénomène migratoire qui se produit pour les études s'explique du fait que le nombre de facultés de médecine délivrant le doctorat est limité. Les médecins se retrouvent dans l'obligation d'émigrer. Par conséquent, la question du choix de la pratique et de la députation dans le département d'origine est significative. Il était possible de penser que le phénomène de migration pour les études se reproduirait pour la pratique et la députation. Or le constat révèle l'inverse.

4 La formation médicale : les sujets de thèse étudiés

Les médecins législateurs sont titulaires d'une thèse de doctorat en médecine à partir de 1819 pour les premiers et des années 1900 pour les seconds (voire 1908 dans les cas extrêmes) comme pour ce député de la Corrèze, Henri Queuille, figure emblématique d'exception ! Homme politique né en 1884, il s'inscrit à la faculté de médecine de Paris, tardivement en 1902 et est nommé docteur en médecine en 1908. Il pratique la médecine dans sa commune natale entre 1905 et 1914. Maire de Neuvic en 1912, il se présente aux élections législatives de 1914 avec succès et ne quittera plus le milieu de la politique allant cumuler jusqu'à six postes de ministre dans des secteurs très différents jusqu'en 1954 et tenant des responsabilités de vice-présidence, présidence du Conseil, à plusieurs reprises.

Pour rendre compte des pratiques thérapeutiques et des disciplines médicales étudiées, il a été procédé à un regroupement thématique des thèses en les livrant à une comptabilité basique. Cela donne la liste des résultats suivants[139].

Maladies infectieuses	44
Maladies des os	28
Maladies des organes génitaux	27
Obstétrique	27
Maladies du système nerveux (neuropsychiatrie)	26
Maladies de la vision	24
Maladies chirurgicales	22
Thérapeutiques	22
Maladies du cerveau et de la moelle épinière	21
Maladies des organes de la respiration	19
Maladies des organes de la circulation	18
Maladies des organes de la digestion et de leurs annexes	15
Maladies des reins et des voies urinaires	14
Maladies de l'appareil auditif, du pharynx-larynx, dents	13
Maladies vénériennes	12
Fièvres	11
Fièvres éruptives	11
Hygiène	11

139 Ce classement ne présente aucun caractère particulier de scientificité relevant directement des nosographies médicales d'époque ! L'objectif de présentation tend à montrer de manière simple les réalités médicales étudiées au XIXe siècle. Il faudrait vérifier si ces médecins législateurs manifestaient des orientations prédictives, de leur engagement politique ultérieur sous la IIIe République, à diligenter la politique juridique sanitaire du pays. Un intitulé de thèse énoncé peut renvoyer à plusieurs catégories proposées. Le regroupement thématique a été soumis au regard avisé du Professeur Alain Larcan (1931-2012) ancien membre et président de l'Académie nationale de Médecine qui s'est porté très aimablement au jeu du classement sans toutefois certifier une classification systématique de ces thèses destinées à l'examen de doctorat de médecine tout au long du XIXe siècle.

Maladies articulaires	11
Pédiatrie	11
Maladies du cœur	8
Maladies des muscles	8
Physiologie	8
Cancer	6
Botanique	5
Avitaminose	4
Maladies de la peau	4
Maladies des glandes, des glandes endocrines	4
Maladies du tissu cellulaire	4
Toxicologie	4
Alimentation	3
Anesthésie	3
Médecine légale	3
Chimie	2
Maladies diverses	2
Parasitologie	2
Anatomie	1
Maladies de l'appareil de l'olfaction	1
Nosologie	1
Nutrition	1
Statistiques médicales	1
Thermalisme	1
Transfusion	1
Homéopathie	0
Maladies du système lymphatique	0
Autres[140]	24

Les sujets des thèses doctorales de cette population médicale traitant en premier lieu les maladies infectieuses viennent témoigner de l'engagement législateur de ces hommes politiques[141]. Ce n'est pas un hasard si la catégorie thématique renvoyant aux maladies prophylactiques s'inscrit au tout premier rang des possibles problématiques étudiées lorsque ces médecins ne sont que de jeunes cabotins des amphithéâtres des facultés de médecine (ignorant peut-être même leurs trajectoires futures, proches ou éloignées, de toute carrière parlementaire). Les fièvres éruptives (11 cas) doivent s'ajouter à la catégorie citée. Parmi ces pathologies, nous retrouvons la situation de la variole naturellement qui va se traduire par des

140 Informations détaillées des thèses médicales. Annexe 5.

141 Cf. Jack Ellis, *Thesis topics of physician-legislators who were Paris graduates*, Cambridge Press, 1989, pp.41-48.

épisodes de crises très fréquents pendant tout le XIXe siècle[142], la fièvre typhoïde, la coqueluche, la pneumonie, la tuberculose[143], le paludisme, la grippe, l'angine, la méningo-encéphalite, la dysenterie, autant de formes infectieuses que l'individu est en mesure de contracter par voie directe (contact humain) ou par voie indirecte (animaux infectés, terre ou habitat souillés, cargaisons maritimes transportant les microbes ou les virus, eau, air, etc.). Ces maladies épidémiques sont très fréquentes et caractéristiques du siècle ; elles représentent les enjeux médicaux de l'époque en terme de traitement et de guérison des individus[144] ; elles tendent à représenter les priorités immédiates d'une santé publique à mettre en place dans le but de sauvegarder la société de la seconde moitié du siècle, à partir du moment où les travaux pratiques de Koch, de Pasteur et de ses collaborateurs auront incarné l'avènement de la microbiologie. La découverte des microbes permet d'identi-fier et de trouver les origines de ces maladies. Il faudra ensuite laisser le temps aux chercheurs des sciences médicales pour établir une cartographie de ces différents agents infectieux. N'oublions pas qu'avant Pasteur la médecine confrontée à ces vagues d'épizooties

142 P. Darmon, *La longue traque de la variole : les pionniers de la médecine préventive*, Paris, Perrin, 1986.

143 Évidemment, il faudrait commenter et reprendre une à une les maladies fréquentes de l'époque (E. Ackernecht, *History and geography of the most important diseases,* 1 st ed. New York, Hafner Pub. Co. 1965). Mais le thème de la tuberculose préoccupe, tellement, les hygiénistes vers la fin du XIXe siècle (voire début du XXe siècle), qu'il est difficile de ne pas en dire quelques mots dans le cadre de cette approche prosopographique. Voici une note curieuse qu'Ellis écrit dans son ouvrage p.205 : "Despite these activities (en référence aux activités hygiénistes de l'époque), the role of the physician-legislators in the fight against tuberculosis was not nearly so pronounced as it was in other areas of public health. On certain fronts, as in the parlementary for housing reform, their contributions were minimal, or certainly less significant than those of the ingenineers, architects, and industrialists who belonged to such reformist groups as the Société française des habitations à bon marché (note 109 : Nicholas Bullock and James Read; *The Movement for Housing Reform in Germany and France 1840-1914* (Cambridge, England : Cambridge University Press, 1985), pp.474-8). Preoccupied with rural misery, few doctors were willing to contenance the cost that true prevention and cure would have required. One estimate in 1900 suggested that the building of sanatoria would require an initial of 400 million francs, with about half that amount to be spent every year thereafter, excluding aid to families. Yet, as Roux told the Academy of Medicine, even if sanitoria had been built by the dozens, they would not have been able to accommodate the great numbers of sick". (Note du livre n°110 : *BAM* 46, session of a July 1901, p.5. Voir aussi : *Le Progrès médical,* 1 st December 1900, and Guillaume, *Du Désespoir au salut*, p.178.). Voir aussi Dr Arledetti, *Lectures sur la tuberculose*, Paris, 1907.

144 P. Guillaume « Les fondements scientifiques d'une nouvelle confiance en soi du corps médical » in *Le rôle social du médecin depuis deux siècles (1800-1945)*, Paris, Association pour l'étude de l'histoire de la Sécurité Sociale, 1996, p.67.

destructrices de populations cherchait patiemment les origines de ces maux socio-pathogènes aux effets dramatiques.

Les maladies ou les pathologies des os, les maladies des organes génitaux et l'obstétrique sont ensuite les sujets traités par ces étudiants en médecine. L'intérêt d'étude se porte sur la malformation, les fractures du squelette, les moyens et les propositions de réparations. Les sciences médicales prennent-elles soudainement conscience de la notion de « l'infirmité de l'individu » après avoir vu les désastres des corps cassés, broyés au cours de la Guerre de 1870 et commencent-elles à réfléchir sur le mode des techniques et des thérapies de réparation[145] ? Attendront-elles les discussions en chambres politiques sur la prise en charge des populations malades, indigentes et infirmes, pour considérer l'individu sous l'angle du handicap physique social afin de reconnaître les urgences à soigner, à soulager la souffrance ? En effet, l'état de dépendance de ces infirmes est l'objet de polémiques des législateurs à l'occasion des accidents professionnels (loi de 1898). Ce sont des sujets de discussions légitimes pour les hygiénistes de la seconde partie du XIXe siècle !

Un certain nombre de ces étudiants ont opté ensuite pour les maladies des organes génitaux et l'obstétrique. Si la notion d'« obstétrique » est en usage dès la fin du XVIIIe siècle, nous devons la reconnaissance de la discipline comme science médicale au Professeur de la faculté de médecine de Paris Jean-Louis Baudelocque (1745-1810) qui crée une école de sages-femmes en 1802. L'étude médicale du fœtus humain considéré comme patient est appréhendée dès le XVIIe siècle. Au travers des maladies ou des pathologies génitales des individus (en référence à celles de la grossesse), la médecine du XIXe siècle veille à la protection des gens d'un point de vue clinique, puis du contrôle des naissances à partir de la IIIe République et des maladies sexuelles de transmissibilité qui représentent un bon potentiel de clientèle décelée à l'armée, dans les hôpitaux de l'AP-HP, en soignant entre autres les vagabonds, les prostituées, les femmes violées, en suivant les grossesses non désirées, etc.[146].

Parmi ces deux thématiques, il est intéressant de noter deux thèses relatives aux conditions d'hygiène et aux techniques d'allaitement maternel prises en comparaison avec les pratiques des pays voisins et de signaler les

---

145 Onze cas de ces vingt-huit thèses sur la pathologie des os traités après 1870 sur une courte période postérieure de trente ans à celle-ci. Il convient de noter le trait d'observation pour montrer que la guerre de 1870 a remarquablement frappé les esprits concernés par les sciences médicales.

146 C. Barillé, F. Démier, *Les maux et les soins. Médecins et malades dans les hôpitaux parisiens au XIXe siècle*, Paris, Éditions de la Maison des sciences de l'homme, 2008.

quelques cas consacrés à l'étude des maladies contagieuses constatées sur la femme enceinte et le fœtus dont une thèse portant sur la variole du fœtus (1870) par Paul Laurens (futur médecin sénateur de la Drôme). Une chaire d'hygiène existe à la Faculté de médecine de Paris depuis 1808 et la chaire d'accouchement y est établie par l'ordonnance du 2 février 1823 donnant sur le tard une chaire de clinique obstétricale en 1889. Les deux thèses *De l'impuissance et de la stérilité* (1837) par Louis Ganne (futur médecin député des Deux-Sèvres) et *Du traitement de l'avortement* (1856) par Antoine Mas (futur médecin député de l'Aveyron) témoignent de thématiques qui vont servir à l'argumentation des études hygiénistes et aux discussions parlementaires, sur la nécessité par exemple de promouvoir une santé publique en éduquant les hommes, les femmes et les enfants sur les principes d'hygiène touchant aussi bien à l'alimentation qu'à la sexualité, au corps et aux mœurs civiles, d'une façon générale... pour éviter la propagation de maux colporteurs socio-pathogènes comme les maladies vénériennes, la tuberculose[147], l'alcoolisme... et, surtout, garantir la reproduction démographique des générations futures, à l'appel d'une propagande encouragée dès les années 1880 par certains législateurs qui cultivent l'eugénisme[148]. Il faudra attendre le passage au siècle suivant pour que des mesures concrètes (en matière de démographie) soient prises. Une société savante favorable aux principes d'accroissement des populations se crée en 1912. L'« eugénisme » ou le « courant eugénique », en France, va conduire la société à légiférer davantage sur la protection, l'éducation et la médicalisation de l'enfant, à encourager le développement de pôles auxiliaires de la médecine comme la pédiatrie et la puériculture[149]. Aussi les

147 Cf. chapitre XVIII : *Un immense épisode de la tuberculose* in L. Murard, P. Zylberman *L'hygiène dans la République. La santé publique en France, ou l'utopie contrariée 1870-1918*, Paris, Fayard, 1996, p.537.

148 A. Carol, *Les médecins français et l'eugénisme*, thèse d'histoire, Université Paris I, 1993.

49 N. Lefaucheur « La Puériculture d'Adolphe Pinard, une voie française de l'eugénisme » (chapitre 2) in G. Raimbault et M. Manciaux (dir.), *Enfance menacée*, Paris, Éditions de l'INSERM, 1992, pp.19-43. La "Société d'Eugénique" a été fondée par le Professeur de médecine Adolphe Pinard (1844-1934) obstétricien français (arrière-grand-oncle maternel du Professeur de médecine Alain Larcan ancien président de l'Académie nationale de Médecine). À ce sujet, il faut évoquer les travaux scientifiques et l'œuvre sanitaire politique assez exceptionnels d'une des figures marquantes de l'obstrétrique française du XIXe siècle. Membre de l'Académie nationale de Médecine, le Dr Adolphe Pinard est le fondateur de la pédiatrie au début du XXe siècle en France. Précurseur d'une politique de la famille à la Chambre des députés, il est le premier à vouloir imposer à partir des années 1920 la protection et le développement du fœtus, de l'enfant et de la femme considérés comme des personnalités civiles, tout en veillant et en luttant, contre le courant décliniste qui sévit sur la France à partir des années 1850-

maladies du système nerveux relevant de la neuropsychiatrie sont encore les sujets de prédilection de ces médecins parlementaires dont le sort de la psychiatrie se joue dans la seconde partie du XIXe siècle, avec notamment, Jean-Marie Charcot (1825-1893) fondateur de la neurologie française. Une chaire de clinique des maladies mentales sera créée en 1877 et une des maladies nerveuses en 1882. Toutes les deux sont implantées à la Faculté de médecine de Paris. D'emblée, si ce regroupement thématique n'a qu'une valeur de renseignement concernant les pratiques médicales de l'époque, il montre vers quoi tendaient les futurs médecins législateurs de IIIe République (1870-1914) destinés à étudier une médecine de profil hygiéniste, avec une visée avant-gardiste, en tant que jeunes candidats au doctorat de médecine, d'une nécessité de santé publique.

Conclusion

Le nombre important et l'activité des médecins au Parlement correspondent à des séquences majeures de la vie politique sous la IIIe République. Cette présence massive des médecins députés et sénateurs ne peut s'expliquer que par la simple reconnaissance sociale de la catégorie médicale au cœur de la vie publique française du XIXe siècle. Les premiers résultats de l'étude en attestent aujourd'hui. Même si le travail d'enquête prosopographique brosse les premiers traits d'un réel profil de carrière de ces médecins, il montre avant tout une véritable emprise médicale à tous les

1860. La question considérée de la dépopulation est discutée à la Chambre à partir de 1870. Le Professeur Adolphe Pinard déclenche une véritable polémique à l'Académie de médecine dans les débuts de la Première Guerre mondiale. Il réclame une révision des lois Roussel (protection du nourrisson : loi de 1873, protection de l'enfant : loi de 1874) pour obtenir une condition matérielle meilleure de la femme pendant sa grossesse, à une période de l'Histoire qui tombe mal, en raison de l'état de réquisition de guerre qui requiert de la main-d'œuvre en tout genre sans porter une attention aux conditions de travail et à l'état des personnes. Il s'agit d'un médecin praticien scientifique chevronné et continuateur de l'œuvre des médecins législateurs (1870-1914). Il a, beaucoup, réfléchi sur les grossesses pathologiques, l'allaitement maternel et le développement du fœtus ainsi que la nécessité de ménager deux êtres vulnérables (la femme et l'enfant à naître). L'œuvre médicale, politique et sociale du Dr Adolphe Pinard se manifestera dans la construction de structures d'accueil et de soins adaptés à la protection infantile et d'un laboratoire d'étude sur le lait (lactarium), structure interne de l'Institut de Pédiatrie de Paris au début du XXe siècle. Des médecins-législateurs des trente premières années de la IIIe République réveillent les consciences au sujet des courbes déclinantes de la population française. Leurs pairs et leurs successeurs poursuivront la tâche par des mesures concrètes à partir du XXe siècle comme Adolphe Pinard grande autorité du milieu médical devenu député de la Seine entre 1919 et 1928.

échelons de la vie politique : maires, conseillers d'arrondissement ou conseillers généraux. Partisans de la cause hygiéniste pour presque la moitié d'entre eux ayant eux-mêmes adhéré à un réseau hygiéniste, ils partent à la conquête des sièges d'élus nationaux. Vérité de plus en plus affirmée à mesure que l'effectif devient croissant au cours des législatures et que les textes de législation sanitaire deviennent également nombreux ! La recherche prosopographique entreprise dans le cadre de cette étude reste à terminer. Pour essayer de comprendre l'engagement motivé de ces législateurs, il faudrait étudier le combat parlementaire. Malgré le prestige politique conforté par les découvertes pastoriennes, les médecins rencontrent des obstacles à la mise au point d'une politique sanitaire et à l'établissement des lois. Il faudra trente années d'efforts par exemple avant que la vaccination contre la variole ne devienne obligatoire avec la loi de protection de la santé publique en 1902[150]. Les médecins législateurs réclament une administration médicale de l'hygiène et un ministère de la santé. Les premiers projets votés par la Chambre en matière de logements insalubres représentent des enjeux qui menacent la prédominance d'une politique libérale. Cependant le pouvoir médical est renforcé par la présence dans les ministères de personnalités remarquables occupant les sièges de ministre voire de premier ministre (président du Conseil) comme le docteur Paul Bert (dès 1881), le docteur Émile Combes (de 1902 à 1905) et le docteur Georges Clemenceau (de 1906 à 1909). Au moment de la Grande Guerre, ce dernier deviendra le porte-flambeau de l'instauration définitive d'une politique de santé par la création d'un premier ministère *de l'Hygiène, de l'Assistance et de la Prévoyance sociales* en 1920 qui se détache des affaires du Travail (tutelle créée en référence à celle-ci en 1906). Pour essayer de comprendre l'action des médecins législateurs, il faudrait enfin analyser l'articulation du solidarisme et de la microbiologie : la cause solidariste épouse l'idéologie de la microbiologie, avec l'idée que si la société doit à présent exterminer les miasmes porteurs des microbes découverts par Pasteur et ses collaborateurs, elle doit s'efforcer de s'organiser collectivement pour éviter leur propagation à caractère infectieux d'un individu à l'autre et les situations de pandémies qui s'ensuivent. La plupart des docteurs en médecine, commente Ellis, acceptaient l'idée que l'éradication des microbes dangereux de l'eau potable et des habitations des hommes était capitale pour la santé publique.[151]

---

150 A. Fillassier, *De la détermination des pouvoirs publics en matière d'hygiène*, Paris, Jules Rousset, 1902.

151 "What uncertainties they evinced were those inherent to bacteriology itself and, as we shall see, arose most often on questions concerning soil rather than water. At the

À ce propos, Jacques Donzelot écrit dans son essai *sur le déclin des passions politiques* (publication de 1984) :

> *« Par la mise en œuvre de la solidarité, la République se met au service du progrès de la société et son État trouve là sa mission. L'État n'est pas un pouvoir arbitraire ou une autorité tutélaire lointaine, mais le garant effectif du progrès».*[152]

Par ces découvertes scientifiques, le concept devient courant et l'auteur souligne :

> *« Le terme de solidarité envahit également le langage savant, celui des juristes, des sociologues, des historiens. Il devient même, au début du siècle (en référence au XXe), le concept central de la philosophie d'État que se soit donnée la Troisième République, avec le « solidarisme » du radical-socialiste Léon Bourgeois.*

De ce fait l'auteur commente immédiatement :

> *« De cette fortune aussi rapide que générale du terme de solidarité dans le vocabulaire républicain, on peut se demander quelle est la signification au regard des difficultés fondamentales que rencontrait la République, à quelle opportunité stratégique elle répondait. L'idéal républicain se trouvait frappé d'une certaine inconsistance, face à la montée des deux grands systèmes rivaux qu'étaient le libéralisme et le marxisme : la notion de solidarité pouvait-elle apporter à la République la théorie cohérente de l'ordre social qui semblait lui faire défaut ? Au-delà de cet usage idéologique, permettait-elle de lever les difficultés provoquées par l'ambivalence de l'idée de souveraineté ? Les « experts » de la Troisième République, sociologues et juristes, en firent la pièce cardinale d'une profonde reformulation de la philosophie du droit ; mais dans quelle mesure faisaient-ils par là avancer la question des prérogatives de l'État vis-à-vis de la société, et les limites où contenir ces prérogatives ? Pour tout dire : jusqu'à quel point, et à quelles conditions, solidarité et souveraineté sont-elles compatibles ? Car c'est toujours sur la souveraineté que repose le fondement du pouvoir politique.»*

Solidaire par la pensée[153] la population médicale des législateurs vient s'inscrire directement au cœur de la réflexion de Jacques Donzelot. Bien déterminée à comprendre par ses connaissances les arguments scientifiques des découvertes de Louis Pasteur, la population médicale politique des débuts de la IIIe République va transmettre ces messages porteurs de

---

political level, conservatives sometimes extolled the new science as having sanctioned their own values by shifting the blame for disease from social conditions to disease-specific microbes[151]. Most medical men in our group, however, tended to view bacteriology as a complement to more advanced forms of political thinking. Certainly, Amodru wrote in 1901, the tuberculosis germ and its route of contagion were now known, but hygienists also understood that its underlying causes included powerful predisposing causes, such as poverty and the unsanitary milieu found in the urban and industrial centers[151]. This dual explanation for disease – microbes and a social environment that nurtured their growth – was evident in the speeches of many members of our group, who accepted Cornil's view that disease had two parents : "The first is the germ ; the second is the terrain". pp.179-180.

152 J. Donzelot, *L'invention du social : essai sur le déclin des passions politiques*, Paris, Fayard, 1984, chap. 2, p. 114.

153 À l'issue de cette première partie portant sur les résultats chiffrés de la population médicale parlementaire nous pouvons déjà le présumer.

nouveauté aux assemblées parlementaires, avec l'idée non seulement, d'instaurer une véritable législation sanitaire mais d'encourager l'État à se doter de services spécifiques, pour traiter les questions d'hygiène et de santé publiques dans leur globalité. Le volontariat permanent de la mouvance hygiéniste et les institutions conseillères en la matière comme l'Académie de Médecine ne sauraient suffire à régler les questions d'ordre sanitaire dans ce pays ! Dans cette perspective à dimensions socio-historiques, d'une société française qui doit sans cesse s'organiser et se réorganiser durablement (en raison de la situation d'après-guerre), l'engagement des médecins au Parlement entre 1870 et 1914 n'est donc pas, complètement, neutre. L'analyse de quelques exemples de lois sanitaires tend à le démontrer (renvoi aux travaux de la thèse et de publications à venir).

CONCLUSION GÉNÉRALE

Ce livre présente une des catégories socioprofessionnelles les plus importantes à savoir celle des médecins au cœur des chambres législatives après la débâcle de 1870. Ce portrait singulier de la corporation médicale tente de comprendre les motivations réelles — de l'engagement politique soudain — d'hommes confrontés à une succession de lois sanitaires qui ont été votées entre 1870 et 1914. La prosopographie qui est proposée aujourd'hui dans ce livre rassemble toutes les combinaisons possibles pour tenter de répondre à la réflexion de fond. Le lieu de naissance, le lieu d'études et le lieu de pratique médicale, la spécialité doctorale, la densité médicale, sont autant d'indices de l'absence de corrélations, ce qui permet d'affirmer à présent qu'il n'existe aucune régularité, aucun déterminisme géographique ! Ce sillon d'étude est partagé en commun avec l'historien anglo-saxon Jack D. Ellis. Les départements les plus peuplés du pays ne correspondent pas aux départements qui envoient le plus de médecins au Parlement ni non plus à ceux qui possèdent la plus forte densité médicale. Tous les départements envoient des médecins au Parlement à l'exception de deux : la Loire-Inférieure et la Guyane. Il n'existe aucune adéquation *a priori* entre la densité médicale et le nombre de médecins parlementaires représentant le département. Gérard Jorland l'a bien souligné lors de l'examen de ma thèse. Il faudrait étudier l'aspect de cette question par le nombre de *circonscriptions électorales* dans chaque département (démarche qui reste à initier). À ce titre d'illustration comparative le département de l'Hérault envoie au Parlement un tiers de médecins de plus que le département du Var, alors qu'il y a à peu près autant de circonscriptions dans l'Hérault que dans le Var[154] ! Il est également possible d'affirmer que les médecins législateurs ne peuvent pas être considérés comme des représentants de leurs professions ou de leurs catégories socioprofessionnelles. Au cours de la première moitié du régime

154 Dans le cadre de l'épreuve orale du 25/11/2013 : soutenance de thèse d'Isabelle Cavé, EHESS, Paris.

de la IIIe République, ils ne pratiquaient pas une culture du "lobby" en politique.

Est-il aussi nécessaire de constater l'absence de corrélation sociale avec la profession du père ? La proportion de médecins parlementaires en fonction de ce critère, semble à première vue, correspondre à la proportion de médecins issus de ces milieux en général. Nous pouvons remarquer par exemple qu'il y a significativement plus de médecins parlementaires dont le père était lui-même médecin. Mais il est possible de penser que d'une manière générale, beaucoup de médecins, possèdent des pères médecins (pour ce corpus d'étude : le taux de pères médecins s'élève à 24,39% contre 3,43% de pères ouvriers). Nous retrouvons une constante qui tient au milieu et non à l'engagement politique. Autre intérêt d'hypothèse à vérifier, qui correspondrait au fait que les spécialités médicales prédisposaient à une carrière politique en se penchant de plus près sur l'intitulé thématique des thèses pour l'obtention du doctorat de médecine, thèses de médecine qui traitent des maladies infectieuses, des maladies des os, des maladies des organes génitaux, des maladies du système nerveux etc. Il faut noter une proportion importante des maladies infectieuses et donc des maladies sociales qui touchent la population en général. Or cela ne signifie pas grand-chose en réalité et n'a aucune incidence sur la motivation à défendre une politique de santé publique à la fin du XIXe siècle parce qu'il n'existe pas de chaire de maladies infectieuses dans les facultés. Ce n'est ni une discipline ni une spécialité qui ait pu être très courue par les médecins de l'époque[155].

Un élément intéressant à noter, correspond, à la présence importante de cette population d'origine médicale politique au cœur des grandes villes et des régions ouvrières. Elle relève d'une culture d'implantation traditionnelle, bien perpétuée, car une forte proportion de médecins législateurs est installée à Paris. Mais une autre observation – tout aussi curieuse à constater ! – est la présence de ces derniers dans les petites villes entre 1 000 et 10 000 habitants. Il est possible d'attester que, sur les 406 législateurs du corps médical de la période étudiée, 62 médecins occupaient ces fonctions dans les plus grandes villes de plus de 200 000 habitants à 10 000 habitants, 139 pour les villes ou pour les communes comprenant 9 000

155 Idée corroborée par le Docteur Pierre L. Thillaud membre d'examen à la soutenance de thèse (ex-président de la *Société d'Histoire française de la Médecine*) qui confirme bien qu'il ne faut nourrir aucune ambition sur l'interprétation à donner dans le choix des thèses. C'était déjà « une réalité au XVIIIe siècle », commente-t-il. Le choix d'une thèse était compris : 1 par l'actualité médicale, 2 par la rapidité d'exécution potentielle. Il est donc naturel de retrouver les sujets d'actualité dans les thèses de médecine.

à 100 habitants (dont la plus forte proportion de ce chiffre se concentre sur les communes de 1 000 et de 2 000 habitants). L'ensemble de cette population médicale parlementaire provient en réalité des départements ruraux[156].

Beaucoup de critiques et de commentaires restent à formuler concernant cette étude. Mais la valeur ajoutée de ce livre correspond au fait de mettre à la disposition immédiate du large public intéressé une recherche doctorale à l'accès matériel facile. Je suis bien consciente que cette recherche socio-statistique (méthode dite quantitative) est loin d'être exhaustive parce que les matériaux d'archives présentent une disparité géographique fortement accentuée par le manque de financement et de contrat de travail, pour effectuer de manière concrète, les recherches[157]. Si cette prosopographie présente un certain nombre de résultats trouvés (négatifs par rapport à la problématique de départ) le croisement des variables effectué tend à montrer un investissement important *de la population médicale* dans les carrières politiques et permet d'écarter un certain nombre d'hypothèses concernant l'engagement politique des médecins au cours de ce dernier tiers de siècle. Les premières conclusions de ce travail permettent d'affirmer que les médecins de la IIIe République engagés à la Chambre des députés et au Sénat ont conduit des carrières politiques très ordinaires ! C'est une vérité attestée qu'une très forte proportion d'entre

[156] *Ibid.* soutenance du 25/11/2013. Francis Démier, professeur d'histoire contemporaine à l'Université Paris VIII et désigné comme rapporteur de la thèse, ajoute que les médecins de l'époque sont des petits notables qui commencent par faire une carrière de médecins avant d'être reconnus comme des personnages finalement influents. C'est là une nouvelle influence de ce type de notables par rapport aux propriétaires fonciers, aux notaires de province depuis la Deuxième République jusqu'au Second Empire ; ce sont des hommes de savoir respectés sur le plan local pour leurs connaissances scientifiques et aussi bien sûr pour leurs positions politiques, parce que c'est vrai que ce sont des hommes de gauche et donc là aussi leurs profils politiques sont intéressants à noter ! Il aurait fallu s'intéresser de plus près aux professions de foi électorales de ces derniers qui auraient beaucoup renseigné sur le profil politique de la corporation du point de vue du matériau archivistique mais les professions électorales ne sont pas faciles à se procurer. C'est ainsi que la démarche initiale de les examiner, qui a été vraiment effectuée, a été très rapidement abandonnée. Sur recommandation pédagogique encouragée par le jury d'examinateurs, je me suis rendue depuis, matériellement, aux Archives départementales des Bouches-du-Rhône (ville de Marseille) et aux Archives départementales du Nord (ville de Lille), pour récupérer quelques professions de foi de candidats des élections législatives sous la IIIe République qui pourraient faire l'objet d'une publication ultérieure.

[157] Par exemple, il faudrait finir d'inventorier la thématique des thèses doctorales du corpus médical sélectionné. Se rendre dans chaque faculté de médecine pour récupérer et pour homogénéiser les lieux et les parcours des pratiques médicales de ces derniers.

eux (90%) n'a commencé par des mandats locaux en municipalité rurale ou urbaine, contribuant largement à l'implantation et au rayonnement de la pratique médicale, jusqu'à faire accroire que les médecins peuvent plus facilement qu'une autre profession transformer *leur clientèle professionnelle en clientèle politique* ! Il faut surtout insister sur le fait que l'engagement politique de ces derniers semble provenir du choc qu'a exercé sur eux la défaite de 1870 avec l'idée que la France est un pays en situation de *décadence*[158] et qu'il existe un sérieux retard en matière de santé publique qu'il faut combler par rapport aux nations voisines et cela dans un pays qui pourrait revendiquer une révolution hygiéniste avec le génie de Louis Pasteur. Mais l'histoire de ce pays est beaucoup plus compliquée qu'elle n'y paraît ! Entremêlée d'un rapport d'étude subtil à devoir conjuguer avec la science, l'économie, la politique, elle renvoie aux relations d'échanges et aux transformations permanentes de cette société française partagée d'un côté par la capitale centralisatrice et de l'autre côté par la province sans cesse en cours de mutation à la fin du XIXe siècle.

La dernière idée de conclusion pour ce livre est réservée à la critique forte en contraste formulée par Patrick Zylberman[159], au regard de cette thèse, qui s'oppose avec fermeté à l'idée d'une approche "parlemento-centrée" en se posant la question : est-il possible de penser ou d'écrire l'histoire de la législation sanitaire en se concentrant, uniquement, sur les parlementaires[160]? Il répond par la négative ! Il souligne la nécessité de mettre la population médicale en réseaux avec les sociétés savantes, avec les syndicats etc.[161] N'a-t-il pas entièrement raison ? Son argumentation serait la suivante. Jamais l'hygiène n'a été la réelle motivation d'une carrière politique entreprise par un médecin. Ces médecins sont des notables qui veulent devenir : maires, conseillers généraux, puis députés et sénateurs etc. L'hygiène ne les intéresse qu'accessoirement ! À la naissance de la IIIe République il existe une circulation des élites "*avec le hobereau de province*" qui s'éloigne dans le passé et certains membres du corps médical qui deviennent les nouveaux notables. Cet élément est important à considérer parce que cela explique pourquoi la loi de protection de la santé publique de 1902 n'est pas l'œuvre visionnaire de l'État ; elle est son inverse ! En effet, il faut la comparer avec la loi du 3 mars 1822 relative à la défense

---

158 Idée argumentaire de Gérard Jorland (EHESS, Paris).

159 Spécialiste chevronné de l'histoire de la santé publique (période contemporaine) qui a été le président de ma thèse.

160 Cf. Dates génériques de la législation sanitaire sur la période étudiée. Annexe 6.

161 Cf. le passage intitulé : « La Mutualité, clientèle naturelle de l'Alliance » in L. Murard, P. Zylberman « *L'hygiène dans la République. La santé publique en France, ou l'utopie contrariée 1870-1918* », Paris, Fayard, 1996, p.459.

sanitaire aux frontières (un des textes-clefs de cette juridiction spécialisée au XIXe siècle). Les deux premiers articles suffisent pour se faire une idée tout à fait cruciale dans l'histoire de la législation sanitaire. Quel est l'article premier de la loi de 1822 ? C'est le chef de l'État qui est le responsable en santé publique d'importation des maladies infectieuses aux frontières etc. Qu'est-ce l'article premier de la loi de 1902 ? C'est le maire qui est responsable des problèmes d'hygiène publique dans sa commune. La société est passée d'une loi centralisatrice au possible et qui correspond à ces années encore napoléoniennes succédant au Premier Empire — où la France est totalement obsédée par le problème des "frontières naturelles" — comme elles étaient dénommées à l'époque. Et donc où la société possède une loi de protection sanitaire aux frontières sous la responsabilité du chef de l'État, le texte de 1902 est un retour à la Constituante, autrement dit aux valeurs de la République à l'honneur : « le patriotisme », « l'école » et « l'hygiène » à savoir « la petite patrie ». Sous la IIIe République, la commune prend une place importante dans la politique. L'argumentationde désapprobation de Patrick Zylberman à l'égard de la thèse soutenue est parfaitement recevable, mais il reste à convenir que les directives politiques d'un pouvoir centralisateur émanent du pouvoir législatif à formuler des juridictions, à faire appliquer par toutes les instances institutionnelles de la communauté citoyenne prise dans son quotidien, qu'un engagement (à l'échelle d'une carrière nationale politique pour ces médecins) n'est pas neutre ; il se situe bien au-delà de la reconnaissance d'une élite sociale à briguer les honneurs élogieux de la République ! La remarque relative à la loi de protection de la santé publique est à relativiser, parce qu'effectivement elle n'est pas l'œuvre absolue d'un État centralisateur qui décide de tout et qui légifère seul dans le pays sur les libres circulations, les libres actions et les libres pensées !!! Cette loi de 1902 couronne l'ensemble de la législation sanitaire qui a émergé précisément entre 1870 et 1914. C'est l'idée génératrice de ma recherche. L'initiative de comparer l'article premier des lois de 1822 et de 1902 est pertinente et le commentaire formulé, par Patrick Zylberman, qui en ressort est excellent. Seulement, entre ces deux textes de lois sanitaires de références fondamentales, il faut être conscient qu'il y a presque un siècle de temporalité qui s'écoule, qu'il n'existe pratiquement pas de juridiction sanitaire avant la IIIe République en dehors de mesures formulées sous formes d'arrêtés et d'ordonnances — peu significatifs de poids — au regard de la juridiction composée de lois à la fin du XIXe siècle ! Que les mesures prises par les hygiénistes pendant tout le siècle (à la veille du régime républicain mis en place en 1870) n'ont aucune efficacité car les autorités publiques n'appliquent pas ou mal les réglementations sanitaires en vigueur et ne reconnaissent pas l'action bien fondée de leurs principes de précaution, à défendre les intérêts d'une santé au bénéfice du plus grand nombre à l'échelle d'échanges hors des frontières communau-taires du territoire national. Pour cela, je renvoie aux congrès d'hygiène publique internationaux qui ont été organisés pendant tout le XIXe siècle en France ou à l'étranger pour échanger les idées de politiques sanitaires[162]. Enfin il faut se réjouir d'une IIIe République portée à l'éducation (en faveur de la démocratisation par le plus grand nombre) face à une population générale qui demeure la plupart du temps dans l'ignorance et l'analphabétisme. D'une nation politique – moraliste qui aux lendemains de la Guerre de 1870-71 – est en perte progressive de repères identitaires révélatrice d'une société dépourvue de santé collective avec les problèmes sanitaires aux mœurs sexuelles débridées, d'un alcoolisme aux effets pervers et meurtriers, d'une oisiveté portée à encourager la débauche et la paresse délinquantes. Et d'un avènement exceptionnel en matière de salubrité publique qui s'organise avec les institutions officielles spécifiques et d'une juridiction effective répondant à des besoins d'une prophylaxie politique qu'il était urgent de mettre en place. Après un siècle de déménagements en matière de gouvernance publique, il est normal de donner le pouvoir au maire n'empêchant pas (par ailleurs de façon collatérale) l'ascension élitiste des médecins à conduire des carrières politiques nationales très ambitieuses, pour certaines d'entre elles, sur du long terme, des hommes qui connaissent parfaitement les réalités, d'une santé publique pragmatique, à l'échelon des modes de vie en milieux urbains ou en milieux ruraux et qui ne manqueront pas d'influencer avec leurs connaissances médicales leurs collègues des assemblées législatives, bien que nous sachions à présent qu'ils ne sont pas tous des partisans activistes de la mouvance salutaire convaincus par les vertus naturelles de l'hygiène publique et qu'ils entretiennent leurs images de bons législateurs respectueux à devoir briguer avec un succès paisible (parfois relatif) les campagnes électorales qu'ils pratiquent la langue de bois ou cultive des idéologies politiques qui pourraient être leurs principales motivations de vie parlementaire après tout ! Aucune hypothèse aussi futile soit-elle ne doit être à exclure ? Il n'est donc pas inconcevable d'y voir d'autres préoccupations de réflexions qui peuvent être abordées dans le cadre de publications ou de discussions ultérieures.

162 Cf. Ellis, pp.181-182.

RÉCAPITULATIF DES TABLEAUX ET DES GRAPHIQUES MENTIONNÉS DANS LE LIVRE

PARTIE II

PARTIE III

ANNEXES

ANNEXE 1

La population médicale engagée au Parlement français : Assemblée Nationale, Chambre des députés, Sénat entre 1870 et 1914 (classement alphabétique des médecins, des pharmaciens avec la mention des années de naissance et de décès).

La population médicale engagée au Parlement français : Assemblée Nationale, Chambre des députés, Sénat, entre 1870 et 1914[163].

Classement alphabétique :
1 des médecins
2 des pharmaciens

---

[163] Parmi la population médicale étudiée il se peut qu'il y ait des fautes d'orthographe qui subsistent actuellement sur cette liste concernant les *patronymes* ou des erreurs touchant aux années de naissance ou de décès car je n'ai pas eu à ma disposition tous les extraits d'état-civil … Les inversions de prénoms peuvent être fréquentes parce que je ne suis pas parvenue à distinguer parfois le prénom principal des prénoms secondaires ! Les sources documentaires relatives à la présentation des patronymes familiaux divergent parfois sur ce point. L'état civil ou les documents officiels des chambres législatrices mentionnent clairement le patronyme familial, communément employé pour désigner l'individu. Enfin des problèmes d'accents (caractères des règles typographiques) sur certaines lettres peuvent être rencontrés au sujet des noms notés en majuscules. Dans ce dernier cas de figure, je n'ai pas toujours pu disposer de l'information malgré la comparaison établie entre les différentes sources utilisées et la signature des noms par l'intéressé ou par la famille apposée sur les registres d'état civil (ou dans les procès-verbaux des commissions d'examen des Chambres). Lorsque la situation s'est trouvée, j'ai simplement appliqué la règle en rigueur - la correction typographique qui s'imposait - au risque parfois de commettre moi-même des erreurs, des oublis… Malgré les différentes sources disponibles, j'ai veillé le plus possible à recouper les informations avec le souci premier de trouver les documents authentiques de sources originales ou officielles. Le plus souvent les auteurs se copient ou se recopient. Par conséquent, ils reproduisent les mêmes erreurs !!!
Il est important de tenir compte de tous ces infimes détails de paramétrage, surtout lorsque les noms de famille sont homonymiques dans un même département d'origine, ce qui m'a valu bien des soucis d'identifications ! Notamment lors des votes, le *Journal Officiel* ne mentionne la plupart du temps que le nom de famille rarement suivi du prénom. Les risques de confusion sur personne deviennent très courants.

1 Liste des médecins législateurs

1)	**ALLEMAND** Pierre, Léger, Prosper	1815-1901
2)	**ALLEMAND** Prosper-François-César	1846-1918
3)	**AMAGAT** Louis-Armand	1847-1890
4)	**AMODRU** Laurent	1849-1930
5)	**ANCELON** Étienne-Auguste	1806-1886
6)	**ANDRÉ** Prosper-Rémy	1829-1883
7)	**ARCHAMBAUD** Pierre-Édouard-Augustin	1868-1937
8)	**AUBER** Joseph	1867-1928
9)	**AUBRY** Charles, Albert	1853-1939
10)	**AUGAGNEUR** Jean, Victor	1855-1931
11)	**AUGÉ** Bernard	1852-1926
12)	**BACQUIAS** Verle	1825-1888
13)	**BALESI** Joseph	1850-1911
14)	**BAMBERGER** Édouard, Adrien	1825-1910
15)	**BARBAROUX** Jean	1803-1871
16)	**BARROIS** Théodore, Charles	1857-1920
17)	**BARTOLI** Hector	1822-1883
18)	**BATAILLE** Victor	1848-1908
19)	**BAUDET** Charles, Joseph, Jean-Baptiste	1852-1933
20)	**BAUDON** Auguste, Théodore	1848-1913
21)	**BAUDON** Jean-Baptiste	1869-1956
22)	**BAVOUX** Hippolyte, Napoléon	1817-1893
23)	**BAYOL** Jean-Marie	1849-1905
24)	**BÉRAUD** Auguste, Bruno	1858-1905
25)	**BERT** Paul	1833-1886
26)	**BERTHELOT** Pierre, Eugène, Marcellin	1827-1907
27)	**BERTHET** Jean-Louis	1857-1896
28)	**BIZARELLI** Louis	1836-1902
29)	**BLANC** Balthazar	1848-1925
30)	**BLANCHIER** Auguste, Pierre	1850-1920
31)	**BLATIN** Jean-Baptiste, Antoine	1841-1911
32)	**BOLLET** Donat, Auguste, Alexandre	1851-1923
33)	**BONTEMPS** Charles, François, Xavier	1840-1903
34)	**BORDES-PAGÈS** Jacques, Auguste	1815-1897
35)	**BORIES** Benjamin, Louis	1852-1912
36)	**BORNE** Charles, Marie, Joseph	1850-1913
37)	**BOUISSON** Étienne, Frédéric	1813-1884
38)	**BOULARAN** Louis, Marc, Casimir, Marie, Joseph	1850-1941
39)	**BOUQUET** Marie, Xavier, Jules	1822-1903
40)	**BOURCY** Pascal, Émile	1829-1909
41)	**BOURGEOIS** Paul	1827-1912
42)	**BOURGOIN** Edmé, Alfred	1836-1897

43)	**BOURILLON** Marie, Alfred Henri, Maurice	1853-1926
44)	**BOURNEVILLE** Désiré Magloire	1840-1909
45)	**BOUSSENOT** Georges	1876-1974
46)	**BOUTARD** Jean-Baptiste, Alexandre	1862-1920
47)	**BOZONET** Marie Honoré, Paul	1852-1935
48)	**BROCA** Pierre, Paul	1824-1880
49)	**BROUSSE** Paul, Louis, Marie	1844-1912
50)	**BRUGEROLLES** Jean, Alfred	1840-1884
51)	**BRUNEAU** Vital	1835-1892
52)	**BURY** Jacques	1814-1897
53)	**BUTTERLIN** Joseph-Fridolin	1845-1932
54)	**CACHET** Louis-Auguste	1850-1914
55)	**CALÈS** Jean, Jules, Godefroy	1828-1900
56)	**CANNAC** Paulin, Léon, Amans	1858-1935
57)	**CARRET** Jules	1844-1912
58)	**CASTIAU** Abel-Omer	1842-1918
59)	**CAYRADE** Jules	1840-1886
60)	**CAZALAS** Louis	1813-1884
61)	**CAZALS** Noël	1861-1942
62)	**CAZAUVIEILH** René, André	1859-1941
63)	**CAZENEUVE** Paul, Jean-Baptiste	1852-1934
64)	**CÉSAR-LAINÉ** Georges, Augustin	1846-1898
65)	**CHAMBERLAND** Charles, Édouard	1851-1908
66)	**CHAMBIGE** Léon, François, Claude	1853-1914
67)	**CHANTELAUZE** Laurent	1847-1903
68)	**CHAPUIS** Edmond Marie	1855-1915
69)	**CHAPUIS** Gustave	1851-1920
70)	**CHASSAING** Jacques, Antoine, Eugène	1876-1968
71)	**CHASSAING** Henri, Blaise	1855-1908
72)	**CHAUTARD** Paul, Henri, Joseph	1862-1933
73)	**CHAUTEMPS** François, Émile	1850-1918
74)	**CHAUVEAU** Claude	1861-1940
75)	**CHAVANNE** Alexis	1824-1912
76)	**CHAVOIX** Jean-Baptiste	1805-1881
77)	**CHEVALIER** Gabriel	1848-1924
78)	**CHEVANDIER** Antoine Daniel	1822-1893
79)	**CHEVILLON** Joseph, Eugène, Marie	1849-1910
80)	**CHOPINET** Gustave	1847-1918
81)	**CIBIEL** Oscar	1850-1920
82)	**CLAMENT** Pierre, Antoine, Clément	1851-1925
83)	**CLAUSSAT** Joseph	1874-1925
84)	**CLECH** Jean-Marie	1850-1891
85)	**CLEDOU** Jean-Urbain	1841-1903
86)	**CLEMENCEAU** Georges, Benjamin	1841-1929

87)	**CLÉMENT** Homère, Charles, Marie, Hidulphe	1852-1923
88)	**COILLOT** Achille, Roze, Prothade	1832-1920
89)	**COLIN** Albert, Léopold, Paul	1865-1932
90)	**COLLINOT** Théophile	1844-1905
91)	**COMBES** Justin, Louis, Émile	1835-1921
92)	**COMBESCURE** Édouard, Jean, Clément	1819-1900
93)	**CONSTANS** Adrien	1873-1932
94)	**CONTANCIN** Célestin, Gédéon, Albert	1855-1900
95)	**CORNIL** André, Victor	1837-1908
96)	**COSMAO-DUMENEZ** Selim-Marie	1840-1909
97)	**COT** Jean-Justin	1845-1946
98)	**COUTURIER** Jean-Baptiste, Henri	1813-1894
99)	**COYRARD** Jean, Delisle	1865-1937
100)	**DANIEL** Charles, Marie, René	1854-1919
101)	**DASQUE** Alphonse, Léopold	1860-inconnue
102)	**DAVID** Isidore, Bernard	1805-1892
103)	**DAVID** Théophile, Timothée, Honoré	1851-1892
104)	**DEBIERRE** Marie-Charles	1853-1932
105)	**DÈCHE** Jean, Marie, Bernard, Odier	1855-1940
106)	**DEFONTAINE** Paul, Émilien, Félix	1858-1918
107)	**DEFOS** Louis	1866-1919
108)	**DELARUE** Louis, Gabriel	1846-1905
109)	**DELBET** Ernest	1831-1908
110)	**DELELIS-FANIEN** François	1843-1945
111)	**DELLESTABLE** François, Antoine	1851-1922
112)	**DELOM-SORBÉ** Joseph	1860-1921
113)	**DELPIERRE** Casimir, Victor	1859-1933
114)	**DENOIX** Arnaud	1848-1917
115)	**DESPRÉS** Armand, Eugène	1834-1896
116)	**DEVADE** Guillaume	1818-1888
117)	**DEVINS** Louis, Antonin	1850-1917
118)	**DELELIS-FABIEN** Philogène, François	1843-1945
119)	**DOIZY** Henri, Louis, Aimé	1869-1952
120)	**DONNET** Jules, Yves	1831-1894
121)	**DRON** Gustave, Jean-Baptiste	1856-1930
122)	**DUBIEF** Jean-Baptiste, Fernand	1850-1916
123)	**DUBOIS** Émile, Jules	1853-1904
124)	**DUBUISSON** Louis, Charles, Aimé	1842-1914
125)	**DUCHER** Claude	1882-1909
126)	**DUCOUDRAY** Félix, François, Émery	1842-1898
127)	**DUCOUX** François, Joseph	1808-1873
128)	**DUDOUYT** Pierre	1851-1936
129)	**DUFAY** Jean-François, Charles	1815-1898
130)	**DUFOUR** Eugène, Florentin	1844-1925

131)	**DUFRAIGNE** François	1822-1901
132)	**DUMONT** Lucien	1865-1945
133)	**DUPONT** Auguste, Adolphe, Gaston	1872-1953
134)	**DUPOUY** Bernard, Eugène, Alexandre	1851-1936
135)	**DUPRÉ** Germain	1811-1893
136)	**DUPUY** François, Jean-Baptiste, Antoine, Paulin	1846-1921
137)	**DUQUESNAY** Philippe, Osman	1846-1923
138)	**DURAND** Jean	1865-1936
139)	**DURANT** Pierre	1820-1878
140)	**EMPEREUR** César, Constantin	1848-1929
141)	**ESCANDE** Antoine, Georges, Joseph	1847-1928
142)	**ESPINASSE** Sylvain, Jacques, Justin	1810-1899
143)	**EVEN** Jacques, Michel, Marie	1834-1909
144)	**EVEN** Pierre, Yves	1884-1941
145)	**EVESQUE** Louis, Aimé	1855-1907
146)	**FARNY** François, Jacques, Georges	1848-1919
147)	**FERROUL** Joseph, Antoine, Jean-Frédéric, Ernest	1853-1921
148)	**FESQ** Francis	1851-1928
149)	**FLAISSIÈRES** Siméon	1851-1931
150)	**FORNÉ** Jean, Jacques, Joseph	1829-inconnue
151)	**FOUCHER** Octave, Gabriel, Pierre, Joseph	1862-1933
152)	**FOUQUIER** Jacques, François, Henry	1838-1901
153)	**FRANCOZ** Félix, Aimé	1847-1921
154)	**FRÉBAULT** Charles, Félix	1825-1902
155)	**FRERY** Charles, Louis	1846-1891
156)	**FREZOUL** Paul	1837-1918
157)	**FROIN** Bernard, Cyr, Alexis, Alcée	1823-1894
158)	**GACON** Jules, Gabriel	1847-1914
159)	**GADAUD** Antoine, Élie	1841-1897
160)	**GALPIN** Léopold	1832-1884
161)	**GANAULT** Henri, Ernest, Alexandre	1868-1936
162)	**GANNE** Louis	1815-1886
163)	**GARRIGAT** Jean, Zacharie, Albert	1839-1891
164)	**GAUTHIER** Armand, Elzéar	1850-1926
165)	**GAUTHIER** Gustave	1835-1909
166)	**GELLIBERT DES SEGUINS** Étienne, Marie, Alexis	1852-1906
167)	**GÉRENTE** Paul	1851-1913
168)	**GIARD** Alfred, Mathieu	1846-1908
169)	16**GIEURÉ** Albini	1844-1915
170)	**GILLET** Antoine, Joseph, René	1845-1923
171)	**GIRARD** Amédée	1826-1900
172)	**GOUJON** Étienne	1840-1907
173)	**GOUYON-BEAUCHAMPS** Adrien	1855-1916
174)	**GOY** Émile	1853-1925

175) **GRANDJEAN** Georges 1874-1934
176) **GRENIER** Philippe, Théodore 1865-1944
177) 17**GRISEZ** François, Joseph 1841-1927
178) **GROSGURIN** François, Marcellin 1819-1884
179) **GUÉNEAU** Pierre 1853-1894
180) **GUIGNARD** Jean 1829-1901
181) **GUILLEMAUT** Lucien, Alexandre 1842-1917
182) **GUILLOT** Louis 1844-1892
183) **GUINDEY** Anatole 1834-1898
184) **GUIRAUD** Jean-Marie 1857-1942
185) **GUYOT** Émile 1830-1906
186) **HAYNAUT** Eugène, Joseph 1844-1891
187) **HENRION** Édouard, Henri 1835-1906
188) **HERBET** Hippolyte 1846-1903
189) **HUGON** Pierre 1851-1933
190) **ISAMBARD** Louis, Édouard 1845-1904
191) **ISOARD** François, Joseph, Hippolyte 1869-1936
192) **ISOARD** Marius, Joseph, Victor 1839-1894
193) **JANIN** Joseph, Marie, Auguste 1864-1925
194) **JAVAL** Louis Émile 1839-1907
195) **JOYEUX-LAFFUIE** Jean 1852-1917
196) **JOUBERT** Léon 1814-1885
197) **KÜSS** Émile 1815-1871
198) **LABBÉ** Léon 1832-1916
199) **LABELONYE** Jean-Pierre, Claude, Clément 1810-1874
200) **LA BERGE** Albert, Raphaël 1845-1895
201) **LABROUSSE** Philippe, Michel 1847-1910
202) **LABUZE** Justin 1847-1914
203) **LACASCADE** Étienne, Théodore, Mondésir 1841-1907
204) **LACHAUD** Jean-Baptiste, François, Guillaume, Édouard 1857-1923
205) **LACOMBE** Bertrand Thomas dit Paul 1833-1903
206) bis **LACÔTE** Augustin 1838-1899
207) **LAFARGUE** Paul 1843-1911
208) **LAFONT** Salvat, Ernest, Marie, Léon 1845-1896
209) **LANCIEN** Ferdinand 1874-1955
210) **LANGLAIS** Pierre, Charles 1847-1914
211) **LANESSAN** Jean-Louis De 1843-1919
212) **LANGLET** Jean-Baptiste, Nicaise 1841-1927
213) **LANNELONGUE** Odilon, Marc 1840-1911
214) **LARREY** Félix Hippolyte 1808-1895
215) **LAURENS** Paul, Pierre 1847-1901
216) **LAURENT** Gilbert 1857-1937
217) **LAUSSEDAT** Louis 1809-1878
218) **LAVERGNE** Bernard, Barthélémy, Martial 1815-1903

219)	**LE BORGNE** Jean-Paul, Marie	1844-1907
220)	**LEBRETON** Charles, Louis, Baptiste	1807-inconnu
221)	**LEGAL-LASALLE** Mathurin, Marie	1814-1904
222)	**LEGLUDIC** Léon, Prosper	1843-1904
223)	**LEGROS** Victor, Marie, Georges	1861-1940
224)	**LELIÈVRE** Jean-Baptiste	1819-1886
225)	**LE MAGUET** Louis, Joachim, Marie	1833-1894
226)	**LEMONNIER** Pierre, Jean-Baptiste	1814-1895
227)	**LE PLAY** Albert	1842-inconnue
228)	**LEROY** Ernest, Marie, Cléomène	1844-1895
229)	**LESAGE** Maximilien, Adolphe	1852-1897
230)	**LESOUEF** ou **LE SOUEF** Pierre, Jules	1831-1911
231)	**LEURENT** Jules, Joseph, André	1813-1883
232)	**LEVRAUD** Léonce, Adam	1843-1938
233)	**LEVREY** Jean-Baptiste	1839-1908
234)	**LIBERT** Marcel François, Jean-Baptiste	1828-1892
235)	**LIOUVILLE** Henri	1837-1887
236)	**LIVOIS** Eugène	1815-1885
237)	**LOQUE** Marius, Joseph, Gustave	1852-1936
238)	**LOMBARD** Alfred, Pierre, Victor	1825-1897
239)	**LORANCHET** Jean dit Félix	1845-1908
240)	**LORDEREAU** Félix, Alphonse	1835-1920
241)	**LORIMY** Louis, Georges	1850-1934
242)	**LOURTIES** Victor, Christophe, Gabriel	1844-1922
243)	**MAHY** François Césaire de	1830-1906
244)	**MAIGNE** François	1814-1895
245)	**MALLET** Pierre, Augustin, Gédéon	1815-1878
246)	**MALLEVIALLE** Jean-Baptiste, Vincent, Henri	1836-1892
247)	**MANDEVILLE** Jean-Pierre, Lucien	1838-1914
248)	**MARFAN** Antoine	1827-1898
249)	**MARMOTTAN** Pierre, Joseph, Henri	1832-1914
250)	**MAROT** Félix, Paul	1865- inconnue
251)	**MARQUET** Charles, André, Jean-Baptiste	1851-1929
252)	**MARTIN** Jean-François, Félix	1840-1924
253)	**MARTIN** Marie Hippolyte Georges	1845-1916
254)	**MAS** Antoine, Victorin, Édouard	1830-1898
255)	**MASSON** François, Jean-Baptiste, Albert	1855-1923
256)	**MASSOT** Paul	1800-1881
257)	**MATHEY** Louis, Jean, Marguerite	1827-1912
258)	**MAUNOURY** Gabriel, Victor	1850-1926
259)	**MAURE** Jean-François	1796-1880
260)	**MERLIN** Fernand	1868-1937
261)	**MERLOU** Pierre	1849-1909
262)	**MESLIER** Adrien	1868-1915

263)	**MICHEL** André, Marie, Lucien, Adrien	1844-1932
264)	**MICHOU** Casimir, Laurent	1824-1901
265)	**MOINET** Jean, Charles	1836-1894
266)	**MOLLIEN** Charles	1885-1879
267)	**MONPROFIT** Jacques, Ambroise	1857-1922
268)	**MONTEILS** Amédée, Jean-Baptiste, Marie	1824-1909
269)	**MONTEILHET** Louis	1812-1895
270)	**MOREAU** Jean, Alexis	1801-1889
271)	**MOREL** Victor, Narcisse, Joseph	1869-1927
272)	**MORVAN** Augustin, Marie	1819-1897
273)	**MOUGEOT** Jean-Baptiste, Félix	1818-1900
274)	**MOURIER** Louis	1873-1960
275)	**NAQUET** Alfred, Joseph	1834-1916
276)	**NAVARRE** Louis	1853-1921
277)	**OUVRIER** Antoine, Victor	1840-1923
278)	**PACAUD** Raoul	1862-1932
279)	**PARISOT** Louis	1831-1915
280)	**PAULIN-MERY** César, Auguste, Paulin	1860-1913
281)	**PÉCHADRE** Hippolyte, Élie, Adhémar	1862-1925
282)	**PÉDEBIDOU** Jean-Marie, Cyprien, Maurice, Adolphe	1854-1925
283)	**PÉNIÈRES** Raymond, Étienne, Lucien	1840-1922
284)	**PERIER** Amans, Adrien, Augustin	1851-1920
285)	**PERRÉAL** Jean-François, Pierre, Ernest	1825-1908
286)	**PETITJEAN** Victor, Gilbert	1857-1922
287)	**PESCHAUD** Gabriel, Jean, Antoine	1861-1928
288)	**PEYROT** Jean-Joseph	1843-1917
289)	**PEYROUX** Louis, Amédée	1872-1944
290)	**PEZET** Paul	1848-1938
291)	**PIETTRE** Léon-Marie	1841-1911
292)	**PITTI-FERRANDI** François, Marie	1838-1894
293)	**PLOUZANE** Édouard, François	1859-1920
294)	**POIRIER de NARÇAY** Gustave	1859-1918
295)	**POTTEVIN** Jean-Henri, Marie	1865-1928
296)	**POUJADE** Louis, Cyprien	1823-1898
297)	**POULIOT** Étienne	1843-1883
298)	**POURTEYRON** Paul	1846-1936
299)	**POZZY** James, Adrien	1860-1939
300)	**POZZI** Jean, Samuel	1846-1918
301)	**PRILLIEUX** Édouard, Ernest	1829-1915
302)	**PUJADE** Paul	1854-1927
303)	**QUEUILLE** Henri	1884-1970
304)	**QUINTAA** Justin	1843-1900
305)	**RAMPONT-LÉCHIN** Germain, François, Sébastien	1809-1888
306)	**RASPAIL** Camille, François	1827-1893

307)	**RAVIER** Gustave, Joseph	1850-1918
308)	**RAYMOND** Léon, Théophile	1844-1931
309)	**REUILLET** Ferréol	1842-1887
310)	**REY** Jules Émile, Aristide	1834-1901
311)	**REY** Louis Émile, Maurice, Lucien	1838-1922
312)	**REYBERT** Jean-Louis	1844-1897
313)	**RICARD** Henri, Charles, Louis	1849-1910
314)	**ROBERT** Marie, Alexandre, Ludovic	1853-1900
315)	**ROBIN** Charles, Philippe	1853-1900
316)	**ROLLAND** Gabriel, Jean, Léon	1831-1912
317)	**ROUBY** Jean-Pierre, Bernard, Antoine, Hippolyte	1860-1920
318)	**ROUSSEL** Jean-Baptiste, Victor, Théophile	1816-1903
319)	**ROUVRE** Louis, Pierre, François	1802-1881
320)	**ROY** Maurice	1865-1915
321)	**SABATERIE** Jean-Pierre	1855-1930
322)	**SAILLARD** Albin	1842-1925
323)	**SAMALENS** Aristide, Paul, Joseph, Gabriel	1865-1928
324)	**SANCET** Jean-Hypolite, Frédéric	1855-1925
325)	**SANTELLI** Rodolphe, Denis	1857-1933
326)	**SARRAZIN** Pierre Baptiste	1854-1931
327)	**SCHEURER-KESTNER** Auguste	1833-1899
328)	**SEBIRE** Auguste, Louis, Hyacinthe	1807-1895
329)	**SIGALLAS** Louis-François	1850-1925
330)	**SIGNARD** Maurice, Eugène	1840-1903
331)	**SIMONNET** François, Ursin, Marcellin	1824-1894
332)	**SIMYAN** Julien	1850-1926
333)	**SIREYJOL** Jean, Louis, Léon	1861-1942
334)	**SOUCHU-SERVINIÈRE** Théophile	1830-1900
335)	**SOYE** Joseph, Nelson	1824-1882
336)	**SUSINI** Paul, François dit DE SUSINI	1843-1901
337)	**TABERLET** François	1836-1904
338)	**TARRADE** Jean, Paul, Firmin	1855-1916
339)	**TAULIER** Georges, Joseph, Alfred	1849-1899
340)	**TESTELIN** Achille, Arthur, Armand	1814-1891
341)	**THEULIER** Albert	1840-1912
342)	**THEVENY** Constant	1845-1927
343)	**THIERY** Jules, Albert	1868-1958
344)	**THIVRIER** Léon, Martial TIVRIER dit	1871-1920
345)	**THOMAS** Jean, Alfred, Jules	1826-1899
346)	**THONION** Bernard	1830-1917
347)	**TIERSOT** Edmond, Pierre, Lazare	1822-1883
348)	**TREILLE** Alcide, Marie	1844-1922
349)	**TRÉLAT** Ulysse	1828-1890
350)	**TROUVÉ** René	1867-1935

351)	**TURGIS** Hyppolite Eugène	1828-1904
352)	**TURIGNY** Jean-Placide	1822-1905
353)	**VACHER** Léon, Cléry	1832-1903
354)	**VACHERIE** Henri, Jean-Baptiste, Mathieu	1847-1917
355)	**VAGNAT** Charles Auguste	1851-1914
356)	**VAILLANT** Édouard	1840-1915
357)	**VAZEILLE** Julien, Auguste dit Albert	1859-1934
358)	**VERNHES** Émile, Hercule	1820-1890
359)	**VIAN** Edmond	1874-1930
360)	**VIDALIN** Élie	1876-1939
361)	**VIGER** Marie-Albert	1843-1926
362)	**VIGNÉ** Paul, Étienne dit VIGNÉ d'Octon	1859-1943
363)	**VILLARD** Charles, Jean-Baptiste, Anselme, Ferdinand	1842-1907
364)	**VILLENEUVE** Jean, Louis, Émile	1837-1890
365)	**VINATIER** Balthazar	1832-1882
366)	**VINCENT** Jules, Émile, Olivier	1871-1947
367)	**WARNIER** Auguste	1810-1875
368)	**WURTZ** Charles, Adolphe	1817-1884

2 <u>Liste des pharmaciens législateurs</u>

369)	**ASTIER** Placide Alexandre	1856-1918
370)	**BACHIMONT** François Charles Ferdinand	1844-1933
371)	**BADUEL** Ferdinand	1859-1922
372)	**BARTHE** Édouard Jean	1882-1949
373)	**BEAUVISAGE** Georges Eugène Charles	1852-1925
374)	**BERNARD** Charles Jean	1856-1927
375)	**BICHON** Pierre	1847-1915
376)	**BOUDEVILLE** Charles, Alexandre	1824-1895
377)	**CABROL** Jules, Albert, Pierre	1871-1924
378)	**CHAMERLAT** Noël, Victor, François	1841-1911
379)	**CHARPENTIER** Léon Hubert	1859-1945
380)	**COREIL** François, René	1863-1945
381)	**DELACROIX** Jacques, Jules	1807-1888
382)	**DELAUNAY** Raphaël, Émile Jean	1870-1917
383)	**DELMAS** Arthur, Vincent	1853-1929
384)	**DUSSUEL** François, Marie dit Francisque	1858-1934
385)	**DUVAL** Joseph, César	1841-1910
386)	**FABRE** Antoine	1851-1923
387)	**FAURE** Pierre, Hippolyte	1816-1907
388)	**FÉRON** Augustin, Cyrille	1845-1923
389)	**GENOUX-PRACHÉE** Victor, Joseph	1854-1924
390)	**HÉRITIER** Eugène	1872-1933
391)	**LACOUR** Auguste, Marie, Antoine, Désiré	1864-1945

392)	**LALANNE** Jean-Baptiste, Ernest	1827-1884
393)	**LECONTE** Alfred Étienne	1824-1905
394)	**LIMOUZAIN-LAPLANCHE** Pierre-Émard	1845-1928
395)	**MAISON** Étienne, Henri	1847-1937
396)	**MILLE** Arthur, Victor, Henri	1854-1942
397)	**MOREL** Louis, Camille	1829-1902
398)	**NOUHAUD** Louis	1855-1922
399)	**PELISSE** Paul-Louis	1874-1938
400)	399**PETIT** Georges, Auguste, Désiré	1872-1904
401)	**PEYTRAL** Paul, Louis	1842-1919
402)	**RENARD** André, Marie, Jacques	1861-1944
403)	**REYNOUARD** François, Marie, Joseph	1869-1943
404)	**SCHMIDT** Henri	1874-1954
405)	**SELLE** Auguste-Robert	1854-1927
406)	**VILLEJEAN** Eugène, Gabriel	1850-1930

ANNEXE 2

Population des médecins législateurs présentée en fonction de la taille des communes

Nombre de médecins mandataires dans les villes de plus de 500 000 habitants :

14 cas de figure concernés par la situation. Total : 14

Nombre de médecins mandataires dans les villes comprenant entre 100 000 et 500 000 habitants :

4 cas de figure concernés par la situation. Total : 4

Nombre de médecins mandataires dans les villes comprenant entre 50 000 et 100 000 habitants :

3 cas de figure concernés pour les villes comprises entre 40 000 et 50 000 habitants

1 cas de figure concerné pour les villes comprises entre 50 000 et 60 000 habitants

3 cas de figure concernés pour les villes comprises entre 60 000 et 70 000 habitants

5 cas de figure concernés pour les villes comprises entre 70 000 et 80 000 habitants

1 cas de figure concerné pour les villes comprises entre 80 000 et 90 000 habitants

2 cas de figure concernés pour les villes comprises entre 90 000 et 100 000 habitants

Total : 15

Nombre de médecins mandataires dans les villes de 10 000 à 50 000 habitants :

15 cas de figure concernés pour les villes comprises entre 10 000 et 20 000 habitants

12 cas de figure pour les villes comprises entre 20 000 et 30 000 habitants

Aucun cas de figure concerné pour les villes comprises entre 30 000 et 40 000 habitants

3 cas de figure concernés pour les villes comprises entre 40 000 et 50 000 habitants

Total : 30

Nombre de médecins mandataires dans les villes de 1 000 à 10 000 habitants :
31 cas de figure concernés pour les communes de plus de 1000 habitants
30 cas de figure concernés pour les communes de 2000 habitants et plus
17 cas de figure concernés pour les communes de 3000 habitants et plus
9 cas de figure concernés pour les communes de 4 000 habitants et plus
5 cas de figure concernés pour les communes de 5 000 habitants et plus
6 cas de figure concernés pour les villes de 6 000 habitants et plus
10 cas de figure concernés pour les villes de 7 000 habitants et plus
2 cas de figure concernés pour les villes de 8 000 habitants et plus
5 cas de figure concernés pour les villes de 9 000 habitants et plus
4 cas de figure concernés pour les villes de 10 000 habitants et plus

Total : 119

Nombre de médecins mandataires concernés pour les communes de moins de 1 000 habitants :
31 cas de figure concernés par les communes de plus de 1000 habitants
4 cas de figure concernés par les communes de plus de 900 habitants
2 cas de figure concernés par les communes de plus de 800 habitants
2 cas de figure concernés par les communes de plus de 600 habitants
3 cas de figure concernés par les communes de plus de 500 habitants
3 cas de figure concernés par les communes de plus de 400 habitants
1 cas de figure concerné par les communes de plus de 300 habitants
1 cas de figure concerné par les communes de plus de 200 habitants
1 cas de figure concerné par les communes de plus de 100 habitants
Aucun cas de figure concerné par les communes entre 10 et 100 habitants

Total : 48

ANNEXE 3

Densité médicale en 1881

1 médecin pour moins de 1500 à 2000 habitants

Seine :	29 médecins législateurs
Hérault :	9
Basses-Alpes :	6
Var :	6
Bouches-du-Rhône :	5
Corse :	5
Gironde :	5
Hautes-Pyrénées :	4
Basses-Pyrénées :	3
Gers :	3
Pyrénées-Orientales :	3
Haute-Garonne :	2
Landes :	1
Lot-et-Garonne :	1

1 médecin pour 1500 à 3000 habitants

Dordogne : 13 médecins législateurs

Puy-de-Dôme :	13
Haute-Vienne :	12
Nord :	10
Aveyron :	7
Cantal :	7
Vaucluse :	7
Yonne :	7
Haute-Saône :	6
Aube :	5
Charente :	5
Charente-Inférieure :	5

Côte-d'Or :	5
Marne :	5
Oise :	5
Tarn-et-Garonne :	5
Aude :	4
Doubs :	4
Loiret :	4
Maine-et-Loire :	4
Pas-de-Calais :	4
Seine-et-Marne :	4
Tarn :	4
Vienne :	4
Manche :	3
Seine-et-Oise :	3
Aisne :	2
Eure-et-Loir :	2
Indre-et-Loire :	2
Gard :	2
Meuse :	2
Seine-Inférieure:	2
Somme :	2
Calvados :	1
Deux-Sèvres :	1
Haute-Marne :	1
Lot :	1

1 médecin pour 3000 à 4000 habitants

Allier : 11 médecins législateurs

Corrèze :	9
Ain :	8
Saône-et-Loire :	7
Isère :	5
Jura :	5
Orne :	5
Drôme :	4
Ardennes :	3
Creuse :	3
Indre :	3
Loir-et-Cher :	3

Lozère :	3
Sarthe :	3
Vosges :	3
Eur :	2
Ille-et-Vilaine :	1

1 médecin pour plus de 4000 habitants

Finistère :	7 médecins législateurs
Rhône :	7
Territoire de Belfort :	6
Haute-Loire :	5
Loire :	5
Ariège :	4
Meurthe-et-Moselle :	4
Nièvre : 4	
Côtes-du-Nord :	3
Mayenne :	3
Morbihan :	3
Vendée :	3
Hautes-Alpes :	2
Ardèche :	1
Cher :	1
Loire-Inférieure:	0

→ Les données inconnues

Algérie	(4 médecins législateurs)
Martinique	(3 médecins législateurs)
Réunion	(3 médecins législateurs)
Guadeloupe	(1 médecin législateur)
Guyane	(aucun médecin législateur)

ANNEXE 4

Cartographie des lieux de formation médicale française au XIXe siècle

Ci-dessous est exposé le tableau synthétique — conçu par Gérard Jorland Directeur d'études à l'EHESS de Paris qui a eu le mérite d'établir à la perfection la cartographie des lieux de formation médicale au XIXe siècle — dont la distinction entre université, faculté de médecine et école de santé, donne à présent une vision très éclairante, de *l'enseignement médical* français au cours du XIXe siècle. Les institutions variant au fil de l'Histoire selon l'importance et la priorité que les politiques accordent aux sciences médicales, les réformes sont très nombreuses en matière d'enseignement au fil bien entendu des progrès de la science, de la médecine, et naturellement, de la capacité de la France à se positionner en matière de recherche et de formation médicales. Dans ce domaine (en l'espace d'un siècle) les réformes parlementaires ne manquent pas. Elles conservent la France au premier rang mondial de la formation et de la pratique médicales. Et un grand changement va s'opérer dans la formation médicale du XIXe siècle ; celui de quitter le cours d'anatomie de l'amphithéâtre de l'Université pour aller pratiquer une observation clinique directe dans les hôpitaux. C'est à partir de-là que les hôpitaux de l'Assistance publique de Paris s'inscrivent comme institutions hospitalières officielles voyant défiler dans leurs structures : les maîtres de l'art médical de grande renommée, accompagnés de leurs jeunes internes montrant et démontrant leurs progrès et leurs connaissances. Ils confirmeront au cours du temps, la spécificité de traitement, de chacune, de ces structures.

* Avant la Révolution

Chronologie ap. Bordier	Coury Avant la révolution 21+3 ****	Finot Avant la révolution 21+3 †
1806-1808 : Cours pratiques Bouches-du- Rhône	Aix 1409	Aix
Somme		
1815-1820 : Écoles secondaires Maine-et- Loire	Angers 1432	Angers
Nord-Pas-de- Calais		
1840 : École école préparatoire de médecine et de phamacie Vaucluse	Avignon 1303	Avignon
Doubs	Besançon (1564)	Besançon
Gironde	Bordeaux 1480	Bordeaux
Cher	Bourges 1463	Bourges
Normandie	Caen 1432	Caen
Lot	Cahors 1332	Cahors
Rhône-Alpes		
Puy-de-Dôme		
Haut-Rhin		
Côte-D'Or		
Jura	Dôle 1423	Dôle
Nord	Douai 1559	Douai
Isère	Grenoble 1339	Grenoble

Haute-Vienne		
Rhône		
Bouches-du-Rhône		
Meurthe-et-Moselle	Nancy 1768	Nancy
Loire-Inférieure	Nantes 1459-60	Nantes
Alpes-Maritimes		
Vaucluse	Orange 1365	Orange
Loiret	Orléans 1312	Orléans
Pyrénées-Orientales	Perpignan 1349	Perpignan
Vienne	Poitiers 1431	Poitiers
Meurthe-et-Moselle	Pont-à-Mousson 1572	Pont-à-Mousson
Marne	Reims 1545	Reims
Ille-et-Vilaine		
Seine-Maritime		
Haute-Garonne	Toulouse 1229	Toulouse
Indre-et-Loire		
Aube		
Rhône	Valence 1452	Valence

* À partir de la Première République

Daunou 1797 23*	Bordier	Coury 1820 (18)	Coury (p.122)
	Amiens	Amiens 1806-1807	
Angers		Angers 1807	

	Besançon (1806)	Besançon (1806-1807)	
Bordeaux		Bordeaux 1814	
Caen	Caen 1808	Caen 1808	
Cahors			
Chambéry			
Clermont-Ferrand		Clermont-Ferrand 1806	
Colmar			
Dijon			Dijon 1840
	Grenoble 1806	Grenoble 1820	
Limoges			
Lyon		Lyon ††††	
Marseille	Marseille 1808	Marseille 1818	
	Nantes 1808	Nantes 1808	
Nice			
Orléans			
Perpignan			
Poitiers	Poitiers	Poitiers 1806-7	
Reims	Reims 1808		
Rennes		Rennes 1808	
Rouen		Rouen 1814	
Toulouse		Toulouse 1808	
			Tours 1841
Troyes			
Valence			

* Monarchie de Juillet

Royer-Collard 1838 (projet)	Orfila 1839 Avec les effectifs	Villemain 1841 (12+7)***
Amiens	Amiens	Amiens
Angers	Angers	Angers
Arras	Arras	Arras
Besançon	Besançon	Besançon
Bordeaux	Bordeaux	Bordeaux
Caen	Caen	Caen
Clermont- Ferrand	Clermont- Ferrand	Clermont- Ferrand
Dijon	Dijon	Dijon
Grenoble	Grenoble	
Limoges		Limoges
Lyon	Lyon	Lyon
Marseille	Marseille	Marseille
	Nancy	Nancy
Nantes	Nantes	Nantes
		Orléans
Poitiers	Poitiers	Poitiers
	Reims	
Rennes	Rennes	Rennes
Rouen	Rouen	Rouen
Toulouse	Toulouse	Toulouse
Tours		Tours

Amette 1849[a]	Bert 1870 (22)	Puschmann 18 en 1890 ** (ap. Coury)
	Alger	Alger
Amiens	Amiens	Amiens
Angers	Angers	Angers
Arras	Arras	Arras
Besançon	Besançon	Besançon
Bordeaux	Bordeaux	
Caen	Caen	Caen

* Deuxième République, Second Empire et Troisième République

Clermont-Ferrand	Clermont-Ferrand	Clermont-Ferrand
Dijon	Dijon	Dijon
Grenoble	Grenoble	Grenoble
	Lille††	
Limoges	Limoges	Limoges
Lyon	Lyon	
Marseille	Marseille	Marseille
Nancy	Nancy	
Nantes	Nantes	Nantes
Orléans		
Poitiers	Poitiers	Poitiers
Reims	Reims	Reims
Rennes	Rennes	Rennes †††
Rouen	Rouen	Rouen
Toulouse	Toulouse	Toulouse
Tours	Tours	Tours

LÉGENDE DU TABLEAU

* Plus Bruxelles et Liège

** Selon Puschmann après Coury, p.137, vingt et une écoles préparatoires en 1845. Puschmann ne compte pas Toulouse au nombre des universités. La réglementation des écoles de santé se fait entre 1837 et 1845 (ap. Pinet, notes in carnet rouge) selon le décret suivant :

Décret du 13 octobre 1840 :

« Art. 10. Les écoles préparatoires de médecine et de pharmacie sont des établissements communaux.

Les villes où elles sont ouvertes pourvoiront à toutes les dépenses, soit du personnel soit du matériel.

Les hospices et les conseils généraux des départements pourront continuer à voter des subventions pour l'entretien des écoles préparatoires. Ces subventions viendront en déduction des sommes qui doivent être allouées par les villes.

Le budget annuel de chaque école sera arrêté en conseil royal de l'instruction publique. »

*** Chaires d'hygiène et de médecine légale à Angers (Lachèze ou Lachère, directeur de l'école) et à Toulouse (Combes), Pinet, II, p.150. Il y en a une aussi à Bordeaux (Cf. cahier rouge). Il précise aussi que Limoges possédait avant 1789 un collège royal de médecine et une académie de chirurgie. Après ces douze écoles, viendront Arras et Lyon, Tours, Dijon, Bordeaux, Orléans et Nancy.

**** Sept écoles auraient disparu avant 1793 et il cite Orléans, Cahors, Avignon, Dôle et Pont-à-Mousson. Je dirais plutôt en recoupant avec Daunou : Aix, Avignon, Bourges, Dôle, Douai, Orange et Pont-à-Mousson. Il faudrait vérifier sur Puschmann (Gérard Jorland).

† Quatre écoles de médecine sont en pleine prospérité : Toulouse, Reims, Douai et Caen. Six écoles se maintenaient ou vivotaient : Bordeaux, Nancy, Aix, Perpignan, Besançon, Orange. Quatre écoles agonisaient : Avignon, Valence, Nantes et Angers. Quatre écoles avaient été absorbées : Grenoble par Valence, Cahors par Toulouse, Pont-à-Mousson par Nancy, Dôle par Besançon. Trois écoles avaient disparu : Orléans, Bourges et Poitiers.

Puschmann (p.439) précise la différence entre les écoles de plein exercice qui offrent l'opportunité d'achever complètement les études de médecine et les écoles proprement préparatoires. Elles se distinguent par leur dotation en moyens et en chaires d'enseignement. Les écoles de plein exercice comptent au moins dix-sept professeurs ordinaires, les autres douze professeurs. Les écoles de plein exercice se distinguent des facultés en ceci seulement qu'elles n'ont pas le droit de délivrer le diplôme de docteur en médecine. Le doctorat ne peut être obtenu qu'en faculté, l'officiat aussi bien à la faculté qu'à l'école de médecine.

Il faut encore ajouter, ap. Corlieu in Pinet II, les écoles militaires de Brest, Cherbourg, Lille, Lorient, Metz, Rochefort, Strasbourg, Toulon et le Val de Grâce à Paris.

†† Ap. Gérard Biserte, *Histoire de la faculté mixte de médecine et de pharmacie de Lille*, t. 1, création d'une école de médecine à Lille le 4 juin 1805. Création d'une école préparatoire de médecine et de pharmacie le 12 août 1852. Création d'une faculté mixte de médecine et de pharmacie le 12 novembre 1875.

†††. École secondaire de médecine par ordonnance royale du 18 mai 1820. École préparatoire de médecine et de pharmacie par ordonnance du 13 octobre 1840. École de plein exercice de médecine et de pharmacie par décret du 3 août 1895.

[††††] Lyon : École secondaire de médecine (1821-1841), école préparatoire de médecine et de pharmacie (1841-1877), faculté mixte de médecine et de pharmacie (1877).

a. A. Amette, *Guide général de l'étudiant en médecine*, contenant les ordonnances, statuts et arrêtés universitaires, etc., Paris, 1849, cité par Arneth, Über Geburtshülfe und Gynaekologie in Frankreich, Grossbritannien und Irland, Vienne, Wilhelm Braumüller, 1853, p. 3.

Quatre hôpitaux militaires (à Lille, Metz, Paris-Val de Grâce, Strasbourg) et cinq hôpitaux maritimes (Brest, Cherbourg, Lorient, Rochefort, Toulon) jouissent du statut d'école secondaire.

ANNEXE 5

Les thèses de doctorat de médecine obtenues par la population médicale parlementaire classées par thématiques

Les thèses de doctorats de médecine obtenus par la population médicale parlementaire classées par thématiques[164].

Avec les mentions suivantes :

1 Prénom, nom du candidat ;
2 Année de présentation et d'obtention de la thèse
3 Intitulé précis de la recherche[165]

1 Physiologie (8 thèses)

- Blanchier Pierre, médecin-sénateur de la Charente, 1878. Recherches expérimentales sur l'action physiologique du salicylate de soude (1re possibilité de classification).
- Bozonet Paul, médecin-député de l'Ain, 1879. De la respiration saccadée et de sa valeur comme symptôme de la tuberculisation commençante (1re possibilité de classification).
- David Isidore, médecin-député de l'Indre, 1830. Identité du fluide nerveux et du fluide électrique.
- Devade Guillaume, médecin-député du Loiret, 1843. Questions/ 1° Du rétrécissement et de l'oblitération de l'aorte/2° Quels sont les symptômes, la marche et les terminaisons de l'anévrysme artério-veineux ? 3° Des vaisseaux emphalo-mésentériques. Déterminer si toutes les veines contiennent un sang identique. 4° Comment reconnaître que l'opium n'a pas été fait avec le suc de pavot mais bien avec certaines matières ?
- Langlet Jean-Baptiste, médecin-député de la Marne, 1872. Étude critique sur quelques points de la physiologie du sommeil.
- Pottevin Jean-Henri, médecin-député et sénateur du Tarn-et-Garonne, 1897. Contribution à l'étude de la fermentation lactique.

---

164 Avec la très aimable contribution d'Alain Larcan (1931-2012), Professeur de médecine émérite de l'Université Poincaré de Nancy, Membre et ancien Président de l'Académie nationale de Médecine de Paris.

165 Certaines thèses peuvent faire l'objet de plusieurs propositions de classement.

- Thonion Bernard, médecin-député de la Haute-Savoie, 1858. Des phénomènes qui président au développement de l'ovule chez la mère (1re possibilité de classification).
- Villejean Eugène, pharmacien-député de l'Yonne, 1886. Recherches expérimentales sur les propriétés chimiques et physiologiques du chlorure de méthylène (1re possibilité de classification).

2 **<u>Fièvres</u>** (11 thèses)
- Bury Jacques, médecin-député du Maine-et-Loire, 1840. Questions : 1° Déterminer si l'accouchement spontané par la face est possible : faire connaître alors le pronostic de cette présentation ; relativement à la mère et à l'enfant. Du traitement de l'ulcère ; 3° Des changements que l'estomac subit dans sa forme et dans ses… (1re possibilité de classification).
- Cazauvieilh René, médecin-député de la Gironde, 1884. Contribution à l'étude clinique de la phlegmentia alba dolens dans la fièvre typhoïde (2e possibilité de classification).
- Chapuis Edmond, médecin-député du Jura, 1883. La fièvre typhoïde et les bains froids à Lyon, étude générale de la méthode de Brand (1re possibilité de classification).
- Defontaine Paul, médecin-député du Nord, 1881. Quelques considérations sur la pathogénie de la mort subite dans la fièvre typhoïde (1re possibilité de classification).
- Ducher Claude, médecin-député de l'Ain, 1858. Parallèle du typhus et de la fièvre typhoïde (1re possibilité de classification).
- Girard Amédée, médecin-député du Puy-de-Dôme, 1851. Considérations sur les fièvres intermittentes.
- Lordereau Félix, médecin-sénateur de l'Yonne, 1864. Étude sur le traitement de la fièvre typhoïde (1re possibilité de classification).
- Maunoury Gabriel, médecin-député d'Eure-et-Loir, 1877. Étude clinique sur la fièvre primitive des blessés (1re possibilité de classification).
- Michou Casimir, médecin-député de l'Aube, 1860. De la congestion pulmonaire dans la fièvre typhoïde principalement au point de vue du traitement (1re possibilité de classification).
- Signard Maurice, médecin-député et sénateur de la Haute-Saône, 1866. De la fièvre typhoïde grave envisagée dans ses rapports avec l'article 901 (C.M.).
- Vazeille Albert, médecin-député du Loiret, 1885. Complication pulmonaire de la fièvre typhoïde simulant la tuberculose (1re possibilité de classification).

3 **<u>Fièvres éruptives</u>** (11 thèses)
- Balesi Joseph, médecin-député de la Corse, 1880. De l'arrêt spontané de la circulation fœto-placentaire. L'infanticide par omission de la ligature du cordon est-il possible ? (1re possibilité de classification).
- Berthet Louis, médecin-député de la Savoie, 1884. Vaccine ou variole – Contributions à l'étude de leurs rapports.

- Collinot Théophile, médecin-sénateur de l'Yonne, 1873. Essai critique sur les complications cardiaques dans les exanthèmes fébriles (1re possibilité de classification).
- Cot Jean, médecin-député de l'Hérault. 1870. Étude sur les varioles malignes.
- Dufay Jean, médecin député et sénateur du Loir-et-Cher, 1845. De l'affection varioleuse. Vaccine et revaccination (1re possibilité de classification).
- Guindey Anatole, médecin-sénateur de l'Eure, 1859. De la fièvre scarlatine.
- Laurens Paul, médecin-sénateur de la variole du fœtus (1re possibilité de classement).
- Lesage Maximilien, médecin-député de l'Oise, 1877. De la scarlatine chez les femmes en couches (1re possibilité de classification).
- Lombard Alfred, médecin-député du Jura, 1853. Des altérations épithéliales dans la variole.
- Maigne François, médecin-député de la Haute-Loire, 1838. Des ablutions d'eau froide dans le traitement de la rougeole, de la scarlatine et de la variole, apprécier l'opportunité de leur emploi, leur mode d'action et leur valeur thérapeutique.
- Mandeville Lucien, médecin-député de la Haute-Garonne, 1863. Considérations sur la rougeole.

4 <u>Maladies infectieuses, autres</u> (44 thèses)

- Baudon Auguste, médecin-député de l'Oise, 1874. Des ulcérations tuberculeuses de la langue et de l'orifice anal.
- Bollet Donat, médecin-député et sénateur de l'Ain, 1879. Contribution à l'étude des abcès des fosses iliaques.
- Cannac Paulin, médecin-sénateur de l'Aveyron, 1886. Études sur les déterminations pleurales de la grippe (1re possibilité de classification).
- Cazauvieilh René, médecin-député de la Gironde, 1884. Contribution à l'étude clinique de la phlegmentia alba dolens dans la fièvre typhoïde (4e possibilité de classification).
- Chapuis Edmond, médecin-député du Jura, 1883. La fièvre typhoïde et les bains froids à Lyon, étude générale de la méthode de Brand (2e possibilité de classification).
- Charpentier Léon, médecin-député et sénateur des Ardennes, 1879. Recherches expérimentales et cliniques sur le bromoforme dans le traitement de la coqueluche.
- Chavanne Alexis, médecin-député du Rhône, 1850. Relation d'une épidémie de diphtérite gangréneuse des parties génitales survenue chez des nouvelles accouchées à l'hospice de la Charité de Lyon (1re possibilité de classification).
- Cibiel Oscar, médecin-député de la Vienne, 1874. De la pneumonie à forme typhoïde (2e possibilité de classification).
- Coyrard Jean, médecin-député et sénateur de la Charente-Inférieure, 1888. Tuberculose et rhumatisme articulaire chronique progressif (1re possibilité de classification).

- Debierre Marie, médecin-sénateur du Nord, 1877. Des oblitérations artérielles dans la fièvre typhoïde ; essai sur leur origine (1re possibilité de classification).
- Defontaine Paul, médecin-député du Nord, 1881. Quelques considérations sur la pathogénie de la mort subite dans la fièvre typhoïde (2e possibilité de classification).
- Dubuisson Louis, médecin-député du Finistère, 1869. Des effets de l'introduction dans l'économie des produits septiques tuberculeux.
- Ducher Claude, médecin-député de l'Ain, 1858. Parallèle du typhus et de la fièvre typhoïde (2e possibilité de classification).
- Dupuy Paulin, médecin-député du Tarn-et-Garonne, 1879. Essai clinique sur quelques troubles d'origine paludéenne dans les fonctions génitales de la femme (1re possibilité de classification).
- Escande Antoine, médecin-député de la Dordogne, 1873. Notes sur l'impaludisme.
- Flaissières Siméon, médecin-sénateur des Bouches-du-Rhône, 1877. De quelques genres de mort dans la fièvre typhoïde.
- Forner Jean-Jacques, médecin-député des Pyrénées-Orientales, 1857. Essai sur la grippe.
- Frébault Charles, médecin-député de la Seine, 1849. Considérations sur l'angine laryngée œdémateuse (1re possibilité de classification).
- Fréry Charles, médecin-député et sénateur du Territoire de Belfort, 1873. De la gangrène foudroyante (1re possibilité de classification).
- Héritier Eugène, médecin-député de l'Ain, 1899. De l'occlusion intestinale dans la péritonite tuberculeuse (1re possibilité de classification).
- Isoard François, médecin-député des Basses-Alpes, 1892. Contribution à l'étude des ostéopériostites suppurées d'origine grippale (2e possibilité de classification).
- Janin Joseph, médecin-député de l'Isère, 1892. Du tétanos bulbaire. Étude spéciale de la paralysie faciale (1re possibilité de classification).
- Labuze Justin, médecin-député de la Haute-Vienne, 1871. Des abcès développés dans la gaine du muscle grand droit antérieur de l'abdomen (1re possibilité de classification).
- Lacombe Paul, médecin-sénateur de la Charente, 1860. De la méningo-encéphalite tuberculeuse des enfants (1re possibilité de classification).
- Lacôte Augustin, médecin-député de la Creuse, 1869. De la prophylaxie du choléra indien au point de vue de l'hygiène publique (1re possibilité de classification).
- Leurent Jules, médecin-député du Nord, 1837. De la pourriture d'hôpital et de son traitement dans quelques cas par le vésicatoire.
- Libert Marcel, médecin-sénateur de l'Orne, 1859. De la pustule ou bouton d'Alep.
- Lordereau Félix, médecin-sénateur de l'Yonne, 1864. Étude sur le traitement de la fièvre typhoïde (2e possibilité de classification).
- Marot Félix, médecin-député de la Charente, 1893. Sur un streptocoque.

- Mathey Louis, médecin-député de Saône-et-Loire, 1857. Du traitement de l'érysipèle par le perchlorure de fer administré à l'intérieur (1re possibilité de classement).
- Meslier Adrien, médecin-député de la Seine, 1894. Contribution à l'étude de la périméningite aiguë (1re possibilité de classification).
- Michou Casimir, médecin-député de l'Aube, 1860. De la congestion pulmonaire dans la fièvre typhoïde principalement au point de vue du traitement (2e possibilité de classification).
- Morel Victor, médecin-député du Pas-de-Calais, 1894. Contribution à l'étude clinique de la tuberculose de l'omoplate (1re possibilité de classification).
- Perréal Ernest, médecin-sénateur de l'Hérault, 1852. Essai sur la dysenterie aiguë envisagée au point de vue pratique (1re possibilité de classification).
- Pujade Paul, médecin-député des Pyrénées-Orientales, 1879. La tuberculose pseudo-asthmatique (1re possibilité de classification).
- Rampont-Léchin Germain, médecin-député et sénateur de l'Yonne, 1834. Dissertation sur l'infection purulente. (1re possibilité de classement).
- Lavergne Bernard, médecin-député et sénateur du Tarn, 1837. Quelques réflexions d'un point de vue de l'inflammation dite chronique.
- Loranchet Félix, médecin-député de Saône-et-Loire, 1871. Du muguet (2e possibilité de classification).
- Rolland Léon, médecin-sénateur du Tarn-et-Garonne, 1855. De la pneumonie chez les enfants (1re possibilité de classification).
- Tarrade Jean, médecin-député de la Haute-Vienne, 1897. De la tuberculose inoculée par la muqueuse buccale. De l'efficacité des phosphates de chaux dans son traitement (1re possibilité de classification).
- Testelin Armand, médecin-député et sénateur du Nord, 1837. Un mot sur la grippe épidémique.
- Vazeille Albert, médecin-député du Loiret, 1885. Complication pulmonaire de la fièvre typhoïde simulant la tuberculose (2e possibilité de classification).

5 **Maladies du cerveau et de la moelle épinière** (21 thèses)
- André Prosper, médecin-député de la Moselle, 1853. Essai sur l'hémorragie cérébrale.
- Bataille Victor, médecin-sénateur du Puy-de-Dôme, 1878. Contributions à l'étude de la paralysie spinale atrophique de l'adulte (1re possibilité de classification).
- Borne Charles, médecin-député et sénateur du Doubs, 1874. Étude historique et clinique sur les névralgies brachiales (1re possibilité de classification).
- Bourneville Désiré, médecin-député de la Seine, 1870. Étude de thermométrie clinique dans l'hémorragie cérébrale et dans quelques autres maladies de l'encéphale.
- Butterlin Joseph, médecin-député et sénateur du Doubs, 1872. De l'hémiplégie syphilitique (1re possibilité de classification).

- Cornil André, médecin-député et sénateur de l'Allier, 1864. Mémoires sur les lésions du rein dans l'albuminurie (2e possibilité de classification).
- Delom-Sorbé Joseph, médecin-député des Pyrénées-Atlantiques, 1885. De la trépidation épileptoïde provoquée.
- Dupont Auguste, médecin-député de la Vienne, 1898. Traumatisme et syringomyélie.
- Foucher Octave, médecin-sénateur d'Indre-et-Loire, 1886. De la contracture secondaire des muscles de la face (hémiplégie faciale a frigore – hémiplégie faciale d'origine centrale).
- Ganault Henri, médecin-député de l'Aisne, 1898. Études des réflexes dans l'hémiplégie.
- Goujon Étienne, médecin-sénateur de l'Ain, 1866. Étude sur quelques points de physiologie et d'anatomie pathologique.
- Gouyon-Beauchamps Adrien, médecin-député de la Dordogne, 1879. Notes sur la paralysie du muscle dentelé à propos d'un cas où cette affection est survenue consécutivement à une pleurésie aiguë (1re possibilité de classification).
- Janin Joseph, médecin-député de l'Isère, 1892. Du tétanos bulbaire. Étude spéciale de la paralysie faciale (2e possibilité de classification).
- Lacombe Paul, médecin-sénateur de la Charente, 1860. De la méningo-encéphalite tuberculeuse des enfants (2e possibilité de classification).
- Lafont Ernest-Jean, médecin-député des Basses-Pyrénées, 1869. Étude sur le tremblement saturnin (1re possibilité de classification).
- Laurent Gilbert, médecin-député de la Loire, 1885. Du traitement de la névralgie par l'élongation non sanglante du nerf.
- Meslier Adrien, médecin-député de la Seine, 1894. Contribution à l'étude de la périméningite aiguë (2e possibilité de classification).
- Mourier Louis, médecin-député et sénateur du Gard, 1896. Contribution à l'étude de la myélite transverse syphilitique (1re possibilité de classification).
- Navarre Louis, médecin-député de la Seine, 1876. De quelques lésions pulmonaires consécutives aux traumatismes du crâne et de l'encéphale (1re possibilité de classification).
- Reuillet Ferréol, médecin-député de la Loire, 1869. Étude sur les paralysies du membre supérieur liées aux fractures de l'humérus (1re possibilité de classification).
- Santelli Rodolphe, médecin-député de la Corse, 1884. Du traitement de la sciatique par les pulvérisations de chlorure de méthyle (1re possibilité de classification).

6 Maladies du cœur (8 thèses)

- Bories Louis, médecin-député du Tarn-et-Garonne, 1875. Essai sur les intermittences du pouls.
- Bouisson Frédéric, médecin-député de l'Hérault, 1835. Fragments pour servir à l'histoire des altérations organiques du cœur.

- Collinot Théophile, médecin-sénateur de l'Yonne, 1873. Essai critique sur les complications cardiaques dans les exanthèmes fébriles (2e possibilité de classification).
- Contancin Célestin, médecin-sénateur de la Vienne, 1884. La dilatation du cœur droit consécutive à la pneumonie franche (1re possibilité de classification).
- Dupré Germain, médecin-sénateur des Hautes-Pyrénées, 1834. Essai sur la palpitation du cœur.
- Labrousse Philippe, médecin-député et sénateur de la Corrèze, 1871. De la paracentèse du péricarde.
- Lannelongue Odilon, médecin-député et sénateur du Gers, 1867. La circulation veineuse des parois articulaires du cœur.
- Limouzain-Laplanche Pierre, pharmacien-député et sénateur de la Charente, 1870. Étude sur la digitale pourprée (1re possibilité de classification).

7 <u>Maladies des organes de la circulation</u> (18 thèses)
- Archambaud Pierre, médecin-député de la Réunion, 1891. De la ligature des veines saphènes dans le traitement des varices et de l'ulcère variqueux.
- Bamberger Édouard, médecin-député de la Seine, 1849. Essai sur la phlébite spontanée non puerpérale.
- Bavoux Hippolyte, médecin-député du Jura, 1843. Questions sur diverses branches des sciences médicales : 1° De l'œdème des centres nerveux. 2° Quels sont les symptômes et les accidents propres à l'anévrisme de l'artère axillaire ? 3° Du bassin considéré sous le rapport des accouchements ? 4° Des organes de la circulation du sang et de leurs modifications dans la série animale ?
- Carret Jules, médecin-député de la Savoie, 1869. Quelques observations de mort rapide par congestion et apoplexie pulmonaires chez des individus atteints de maladies dites chirurgicales (1re possibilité de classement).
- Cazauvieilh René, médecin-député de la Gironde, 1884. Contribution à l'étude clinique de la phlegmentia alba dolens dans la fièvre typhoïde (1re possibilité de classification).
- Claussat Joseph, médecin-député du Puy-de-Dôme, 1899. Traitement du varicocèle par résection des veines.
- Cornil André, médecin-député et sénateur de l'Allier, 1864. Mémoires sur les lésions du rein dans l'albuminurie (1re possibilité de classification).
- Debierre Marie, médecin-sénateur du Nord, 1877. Des oblitérations artérielles dans la fièvre typhoïde ; essai sur leur origine (2e possibilité de classification).
- Devade Guillaume, médecin-député du Loiret, 1843. Questions : 1° Du rétrécissement et de l'oblitération de l'aorte 2° Quels sont les symptômes, la marche et les terminaisons de l'anévrysme artério-veineux ? 3° Des vaisseaux emphalo-mésentériques. Déterminer si toutes les veines contiennent un sang identique. 4° Comment reconnaître que l'opium n'a pas été fait avec le suc de pavot mais bien avec certaines matières ? (1er classement).

- Fesq Francis, médecin-député du Cantal, 1878. Essai sur les ruptures traumatiques des gros vaisseaux intra-abdominaux sans lésions de la paroi abdominale et des viscères.
- Fréry Charles, médecin-député et sénateur du Territoire de Belfort, 1873. De la gangrène foudroyante (2e possibilité de classification).
- Joubert Léon, médecin-député de l'Indre-et-Loire, 1841. Questions : -1 Les caractères de l'anaphrodisie. 2 Quel est le mécanisme suivant lequel se produit la commotion cérébrale ? Quels sont les symptômes ? 3 Des lois que suit le sternum dans son développement. 4 Combien distingue-t-on d'ordres de fumigations ? Traité des fumigations désinfectantes et des fumigations aromatiques, du mode d'administration de ces fumigations générales ou locales ? (2e possibilité de classement).
- Levraud Léonce, médecin-député de la Seine, 1868. Étude sur le développement des vaisseaux capillaires dans les tissus de nouvelle formation.
- Lourties Victor, médecin-sénateur des Landes, 1867. Des thromboses cachectiques et de l'embolie pulmonaire.
- Massot Paul, médecin-député des Pyrénées-Orientales, 1823, Essai sur la ligature des artères (1re possibilité de classement).
- Morvan Augustin, médecin-député du Finistère, 1847. De l'anévrisme variqueux.
- Treille Alcide, médecin-député et sénateur de l'Algérie, 1869. De l'opportunité du traitement curatif des varices. De ce traitement par la méthode d'isolement des veines.
- Vian Edmond, médecin-député de Seine-et-Oise, 1901. Étude sur les phlébites dans les infections vésicales (1re possibilité de classification).

8 **<u>Maladies des organes de la respiration</u>** (19 thèses)
- Baudon Baptiste, médecin-député de l'Allier, 1897. Thoracotomie postérieure dans le traitement des pleurésies purulentes de l'enfance (2e possibilité de classification).
- Bozonet Paul, médecin-député de l'Ain, 1879. De la respiration saccadée et de sa valeur comme symptôme de la tuberculisation commençante (2e possibilité de classification).
- Cannac Paulin, médecin-sénateur de l'Aveyron, 1886. Études sur les déterminations pleurales de la grippe (2e possibilité de classification).
- Chapuis Edmond, médecin-député du Jura, 1883. La fièvre typhoïde et les bains froids à Lyon, étude générale de la méthode de Brand (2e possibilité de classification).
- Chassaing Blaise, député de la Seine, 1879. Étude médico-légale sur les ecchymoses sous-pleurales, de leur présence dans les affections aiguës des voies respiratoires chez l'enfant (1re possibilité de classification).
- Cibiel Oscar, médecin-député de la Vienne, 1874. De la pneumonie à forme typhoïde (1re possibilité de classification).

- Coillot Achille, médecin-sénateur de la Haute-Saône, 1858. De l'influence de la grossesse et de l'état puerpéral sur la marche de la phtisie pulmonaire (2e possibilité de classification).
- Combescure Édouard, médecin-sénateur de l'Hérault, 1861. Recherches expérimentales pour répondre à cette question : Peut-on expliquer les effets thérapeutiques ammoniacaux par leur action fluidifiante (1re possibilité de classification) ?
- Contancin Célestin, médecin-sénateur de la Vienne, 1884. La dilatation du cœur droit consécutive à la pneumonie franche (2e possibilité de classification).
- Gouyon-Beauchamps Adrien, médecin-député de la Dordogne, 1879. Notes sur la paralysie du muscle dentelé à propos d'un cas où cette affection est survenue consécutivement à une pleurésie aiguë (3e possibilité de classification).
- Joubert Léon, médecin-député de l'Indre-et-Loire, 1841. Questions : 1 Les caractères de l'anaphrodisie. 2 Quel est le mécanisme suivant lequel se produit la commotion cérébrale ? Quels sont les symptômes ? 3 Des lois que suit le sternum dans son développement. 4 Combien distingue-t-on d'ordres de fumigations ? Traité des fumigations désinfectantes et des fumigations aromatiques, du mode d'administration de ces fumigations générales ou locales (3e possibilité de classement).
- Loque Marius, médecin-député du Vaucluse, 1884. L'asthme.
- Michou Casimir, médecin-député de l'Aube, 1860. De la congestion pulmonaire dans la fièvre typhoïde principalement au point de vue du traitement (3e possibilité de classification).
- Navarre Louis, médecin-député de la Seine, 1876. De quelques lésions pulmonaires consécutives aux traumatismes du crâne et de l'encéphale (2e possibilité de classification).
- Perréal Ernest, médecin-sénateur de l'Hérault, 1852. Essai sur la dysenterie aiguë envisagée au point de vue pratique.
- Peyrot Jean-Joseph, médecin-sénateur de la Dordogne, 1876. Étude anatomique et clinique sur le thorax des pleurétiques et sur la pleurotomie (1re possibilité de classification).
- Pujade Paul, médecin-député des Pyrénées-Orientales, 1879. La tuberculose pseudo-asthmatique (2e possibilité de classification).
- Rolland Léon, médecin-sénateur du Tarn-et-Garonne, 1855. De la pneumonie chez les enfants (2e possibilité de classification).
- Ravier Gustave, médecin-député du Cher, 1878. De la persistance d'un épanchement purement séreux dans un hydro-pneumothorax ancien.

9 **Maladies des organes de la digestion et de leurs annexes** (15 thèses)
- Béraud Auguste, médecin-député et sénateur du Vaucluse, 1885. De l'occlusion intestinale par calculs biliaires (1re possibilité de classification).
- Blatin Jean-Baptiste, médecin-député du Puy-de-Dôme, 1868. Recherche sur la typhlite et la pérityphlite consécutive.

- Bury Jacques, médecin-député du Maine-et-Loire, 1840. Questions : 1° Déterminer si l'accouchement spontané par la face est possible : faire connaître alors le pronostic de cette présentation, relativement à la mère et à l'enfant. Du traitement de l'ulcère ; 3° Des changements que l'estomac subit dans sa forme et dans ses (2e possibilité de classification).
- Chautemps Émile, médecin-député de la Seine, 1875. Des hémorragies dans la cirrhose du foie (1re possibilité de classification).
- Devade Guillaume, médecin-député du Loiret, 1843. Questions : 1° Du rétrécissement et de l'oblitération de l'aorte 2° Quels sont les symptômes, la marche et les terminaisons de l'anévrysme artério-veineux ? 3° Des vaisseaux emphalo-mésentériques. Déterminer si toutes les veines contiennent un sang identique. 4° Comment reconnaître que l'opium n'a pas été fait avec le suc de pavot mais bien avec certaines matières. (2e classement).
- Dudouyt Pierre, médecin-député et sénateur de la Manche, 1898. De la périgastrite adhésive par ulcère de l'estomac.
- Francoz Félix, médecin-sénateur de la Haute-Savoie, 1873. Essai sur le diagnostic et le traitement de l'hépatite et des abcès du foie.
- Héritier Eugène, médecin-député de l'Ain, 1899. De l'occlusion intestinale dans la péritonite tuberculeuse (2e possibilité de classification).
- Mougeot Félix, médecin-député de la Haute-Marne, 1843. Questions : 1 Du sang à l'état normal et chez les individus atteints de pneumonie. 2 Du traitement de l'ictère. 3 Du mécanisme de l'accouchement dans les présentations du côté de la tête. Quelles sont les indications à remplir ? 4 Analogies et différences entre l'épaule et la hanche. (1er classement).
- Perréal Ernest, médecin-sénateur de l'Hérault, 1852. Essai sur la dysenterie aiguë envisagée au point de vue pratique (2e possibilité de classification).
- Poirier de Narçay Gustave, médecin-député de la Seine, 1884. De l'ascite congénitale.
- Pozzi Samuel, médecin-sénateur de la Dordogne, 1873. Étude sur les fistules de l'espace pelvi-rectal supérieur ou fistules pelvi-rectales supérieures (1re possibilité de classification).
- Roussel Théophile, médecin-député, sénateur de la Lozère, 1845. De la pellagre, de son origine de son existence en France, de ses causes et de son traitement curatif et préservatif (2e possibilité de classification).
- Tarrade Jean, médecin-député de la Haute-Vienne, 1897. De la tuberculose inoculée par la muqueuse buccale. De l'efficacité des phosphates de chaux dans son traitement (2e possibilité de classification).
- Trouvé René, médecin-député et sénateur de la Haute-Vienne, 1897. De l'invagination intestinale chez l'enfant (1re possibilité de classification).

10 <u>Maladies des reins et de voies urinaires</u> (14 thèses)
- Augé Bernard, médecin-député de l'Aveyron, 1878. De l'hydronéphrose. Étiologie et pathogénie – Diagnostic différentiel.

- Bayol Jean-Marie, médecin-sénateur des Bouches-du-Rhône, 1874. Quelques considérations cliniques sur deux cas de dégénérescence cystoïde des reins observés à l'hôpital maritime de Toulon.
- Bichon Pierre, pharmacien-député du Maine-et-Loire, 1895. Les troubles de la miction chez l'enfant (1re possibilité de classification).
- Cabrol Jules, pharmacien-député de l'Aveyron, 1899. Du prolapsus de la muqueuse urétrale chez la femme.
- Chambige François, député et sénateur du Puy-de-Dôme, 1879. Étude sur la mort subite dans l'urémie.
- Chopinet Gustave, médecin-député de l'Oise, 1875. Étude sur l'hydrocèle et son traitement par le procédé de Defer.
- Cornil André, médecin-député et sénateur de l'Allier, 1864. Mémoires sur les lésions du rein dans l'albuminurie.
- Even Jacques, médecin-député des Côtes-du-Nord, 1858. De la tuberculose des organes génitaux chez l'homme.
- Hugon Pierre, médecin-député du Cantal, 1877. Du cathétérisme chez l'homme dans les cas difficiles.
- Labbé Léon, médecin-sénateur de l'Orne, 1861. Quelques réflexions au sujet du traitement des fistules génito-urinaires chez la femme par la méthode française (1re possibilité de classification).
- Lancien Ferdinand, médecin-député et sénateur du Finistère, 1902. Troubles de l'appareil urinaire au cours de l'appendicite (1re possibilité de classification).
- Pourteyron Paul, médecin-député de la Dordogne, 1872. Étude comparative sur l'anatomie et la pathologie des deux reins.
- Vian Edmond, médecin-député de Seine-et-Oise, 1901. Étude sur les phlébites dans les infections vésicales (2e possibilité de classification).
- Würtz Charles, médecin-sénateur inamovible, 1843. Recherches sur l'albumine soluble.

11 <u>Maladies des organes génitaux</u> (27 thèses)

- Allemand César, médecin-député et sénateur des Basses-Alpes, 1872. De l'hématocèle vaginale spontanée.
- Couturier Jean-Baptiste, médecin-député et sénateur de l'Isère, 1841. Affections phlegmoneuses des annexes de la matrice.
- Després Armand, médecin-député de la Seine, 1861. Essai sur le diagnostic des tumeurs du testicule (1re possibilité de classification).
- Devins Louis, médecin-député et sénateur de la Haute-Loire, 1876. Étude sur le traitement des métrorrhagies en général et spécialement sur les cautérisations intra-utérines.
- Dubois Émile, médecin-député de la Seine, 1880. Du traitement de la métrite parenchymateuse par les scarifications du col de l'utérus.
- Dufraigne François, médecin-sénateur de Seine-et-Marne, 1851. De la rétroflexion de l'utérus.

- Dupuy Paulin, médecin-député du Tarn-et-Garonne, 1879. Essai clinique sur quelques troubles d'origine paludéenne dans les fonctions génitales de la femme (2e possibilité de classification).
- Durand Jean, médecin-député et sénateur de l'Aude, 1889.

De quelques troubles symptomatiques ou sympathiques des affections de l'utérus.
- Ganne Louis, médecin-député des Deux-Sèvres, 1837. De l'impuissance et de la stérilité.
- Gauthier Armand, médecin-sénateur de l'Aude, 1876. Des maladies puerpérales et en particulier de la métro-péritonite.
- Goy Émile, médecin-sénateur de la Haute-Savoie, 1880. De l'absence congénitale du vagin, considérée surtout au point de vue de sa pathogénie.
- Guyot Émile, médecin-député du Rhône, 1853. Quelques observations de tumeurs de la mamelle (1re possibilité de classification).
- Joubert Léon, médecin-député de l'Indre-et-Loire, 1841. Questions : 1 Les caractères de l'anaphrodisie. 2 Quel est le mécanisme suivant lequel se produit la commotion cérébrale ? Quels sont les symptômes ? 3 Des lois que suit le sternum dans son développement ? 4 Combien distingue-t-on d'ordres de fumigations ? Traité des fumigations désinfectantes et des fumigations aromatiques. Du mode d'administration de ces fumigations générales ou locales ? (1re possibilité de classification).
- Labbé Léon, médecin-sénateur de l'Orne, 1861. Quelques réflexions au sujet du traitement des fistules génito-urinaires chez la femme par la méthode française (2e possibilité de classification).
- Lesouef Pierre, médecin-député et sénateur de la Seine-Inférieure, 1862. Remarques sur trois cas de grossesse extra-utérine (1re possibilité de classification).
- Mallet Pierre, médecin-député du Gard, 1840. Considérations anatomiques et physiologiques sur la vie de la femme.
- Monteils Amédée, médecin-député de la Lozère, 1849. Des flux diarrhéiques chez les enfants. Des ulcérations et granulations du col de l'utérus (2e classification).
- Monprofit Jacques, médecin-député du Maine-et-Loire, 1888. Étude chirurgicale sur les inflammations des organes génitaux internes de la femme. Salpingites et ovarites.
- Paulin-Méry César, médecin-député de la Seine, 1885. De quelques accidents utérins chez les rhumatisantes (1re possibilité de classification).
- Pouliot Étienne, médecin-député de la Haute-Vienne, 1872. De la cystite du col, de ses divers modes de traitement et en particulier des instillations au nitrate d'argent.
- Pozzi Adrien, médecin-député de la Marne, 1888. Le traitement du cancer de l'utérus (en dehors de la grossesse) (2e possibilité de classification).
- Pozzi Samuel, médecin-sénateur de la Dordogne, 1873. Étude sur les fistules de l'espace pelvi-rectal supérieur ou fistules pelvi-rectales supérieures (2e possibilité de classification).

- Ricard Henri, médecin-député et sénateur de la Côte-d'Or, 1879. Étude sur les troubles de la sensibilité génésique à l'époque de la ménopause (1re possibilité de classification).
- Rouvre Louis, médecin-député de l'Aube, 1827. Essai sur le cancer de l'utérus.
- Roy Maurice, médecin-député de la Charente-Inférieure, 1891. Des rapports de l'endométrite avec la grossesse et l'accouchement (1re possibilité de classification).
- Soye Joseph médecin-député de l'Aisne, 1851. Des ulcérations du col de l'utérus.
- Thonion Bernard, médecin-député de la Haute-Savoie, 1858. Des phénomènes qui président au développement de l'ovule chez la mère (2e possibilité de classification).

12 <u>Obstétrique</u> (27 thèses)

- Bachimont François, médecin-député de l'Aube, 1898. Documents pour servir à l'histoire de la puériculture intra-utérine.
- Cazals Noël, médecin-député et sénateur du Cantal, 1888. Essai critique sur les variétés réfléchies des présentations de la tête en particulier sur la présentation du front.
- Chavanne Alexis, médecin-député du Rhône, 1850. Relation d'une épidémie de diphtérite gangréneuse des parties génitales, survenue chez de nouvelles accouchées à l'hospice de la Charité de Lyon (2e possibilité de classification).
- Coillot Achille, médecin-sénateur de la Haute-Saône, 1858. De l'influence de la grossesse et de l'état puerpéral sur la marche de la phtisie pulmonaire (1re possibilité de classification).
- Constans Adrien, médecin-député du Tarn-et-Garonne, 1897. Contribution à l'étude des principaux moyens destinés à évaluer le volume du fœtus de la cavité utérine.
- Daniel Charles, médecin-sénateur de la Mayenne, 1883. Des abcès glandulaires du sein chez les nouvelles accouchées.
- Delbet Ernest, médecin-député de Seine-et-Marne, 1854. Des vomissements opiniâtres pendant la grossesse ; des indications qu'ils présentent et spécialement de l'avortement provoqué.
- Dellestable François, médecin-député et sénateur de la Corrèze, 1877. Des luxations du fémur au point de vue des accouchements (1re possibilité de classification).
- Guillot Louis, médecin-député de l'Isère, 1867. Étude générale des propriétés normales et des altérations pathologiques du lait de femme.
- Herbet Hippolyte, médecin-député de l'Ain, 1872. De la rétroversion de l'utérus gravide.
- Laurens Paul, médecin-sénateur de la Drôme, 1870. De la variole du fœtus (2e possibilité de classification).
- Laussedat Louis, médecin-député de l'Allier, 1832. Considérations sur les avantages de l'allaitement maternel comparé aux inconvénients de l'allaitement étranger.

- Lebreton Charles, médecin-député du Morbihan, 1834. Considérations sur l'hygiène des enfants pendant l'allaitement (1ere possibilité de classification).
- Lelièvre Jean-Baptiste, médecin-député de l'Ille-et-Vilaine, 1845. De l'ergot de seigle et spécialement de son emploi en tocologie.
- Lesage Maximilien, médecin-député de l'Oise, 1877. De la scarlatine chez les femmes en couches (2e possibilité de classification).
- Lesouef Pierre, médecin-député et sénateur de la Seine-Inférieure, 1862. Remarques sur trois cas de grossesse extra-utérine (2e possibilité de classification).
- Mahy Césaire de, médecin-député de la Réunion, 1855. Essai sur les lésions traumatiques que la femme peut éprouver pendant l'accouchement.
- Mas Antoine, médecin-député de l'Aveyron, 1856. Du traitement de l'avortement.
- Merlou Pierre, médecin-député de l'Yonne, 1877. L'ovarite et ses formes diverses.
- Moreau Jean, médecin-député de la Creuse, 1844. Recherche sur la fièvre puerpérale observée à la Maternité de Paris en 1843 et en 1844.
- Mougeot Félix, médecin-député de la Haute-Marne, 1843. Questions : 1 Du sang à l'état normal et chez les individus atteints de pneumonie. 2 Du traitement de l'ictère. 3 Du mécanisme de l'accouchement dans les présentations du côté de la tête. Quelles sont les indications à remplir ? 4 Analogies et différences entre l'épaule et la hanche. (2e classement).
- Pacaud Raoul, médecin-député de la Vendée, 1887. De la conduite à tenir dans la rétention du fœtus mort dans la cavité utérine.
- Poujade Louis, médecin-député du Vaucluse, 1855. Idée de la simplification en obstétrique.
- Reybert Jean-Louis, médecin-député du Jura, 1871. Un cas de dystocie.
- Roy Maurice, médecin-député de la Charente-Inférieure, 1891. Des rapports de l'endométrite avec la grossesse et l'accouchement (2e possibilité de classification).
- Samalens Gabriel, médecin-député du Gers, 1893. De la rupture des membranes pendant le travail.
- Sireyjol Léon, médecin-député et sénateur de la Dordogne, 1888. De l'œdème du nouveau-né.

13 <u>Pédiatrie</u> (11 thèses)

- Bichon Pierre, pharmacien-député du Maine-et-Loire, 1895. Les troubles de la miction chez l'enfant (2e possibilité de classification).
- Bourillon Maurice, médecin-député de la Lozère, 1879. Étude sur quelques causes de diarrhées et de vomissements chez les enfants du premier âge.
- Chassaing Blaise, député de la Seine, 1879. Étude médico-légale sur les ecchymoses sous-pleurales, de leur présence dans les affections aiguës des voies respiratoires chez l'enfant (2e possibilité de classification).

- Ducoudray Félix, médecin-député et sénateur de la Nièvre, 1871. De l'alimentation des nouveaux-nés et du rachitisme (1re possibilité de classification).
- Lebreton Charles, médecin-député du Morbihan, 1834. Considérations sur l'hygiène des enfants pendant l'allaitement (2e possibilité de classification).
- Marmottan Pierre, médecin-député de la Seine, 1857. De l'ophtalmie purulente des nouveaux-nés (1re possibilité de classification).
- Monteils Amédée, médecin-député de la Lozère, 1849. Des flux diarrhéiques chez les enfants. Des ulcérations et granulations du col de l'utérus (1re classification).
- Quintaa Justin, médecin-député et sénateur des Basses-Pyrénées, 1868. Essai sur le mal vertébral de Pott des enfants, considéré surtout du point de vue de son traitement orthopédique (1re possibilité de classement).
- Rolland Léon, médecin-sénateur du Tarn-et-Garonne, 1855. De la pneumonie chez les enfants (3e possibilité de classification).
- Trouvé René, médecin-député et sénateur de la Haute-Vienne, 1897. De l'invagination intestinale chez l'enfant (2e possibilité de classification).
- Vidalin Élie, médecin-député de la Corrèze, 1904. La mortalité infantile chez les nourrissons dans le département de la Corrèze (1re possibilité de classification).

14 <u>Maladies des os</u> (28 thèses)
- Ancelon Auguste, médecin-député de la Meurthe, 1828. Dissertation sur les fractures de la mâchoire inférieure.
- Boularan Louis, médecin-sénateur du Tarn, 1875. Luxations en dehors de l'extrémité supérieure du radius.
- Blanc Balthazar, médecin-député des Hautes-Alpes, 1873. De la suspension comparée aux autres modes de traitement des fractures – Boite gouttière du Professeur Philippe.
- Bourcy Pascal, médecin-député de la Charente-Inférieure, 1855. Recherches cliniques et expérimentales sur les fractures de la jambe.
- Bruneau Vital, médecin-député de la Mayenne, 1860. Des abcès migrateurs ossifluents (diagnostic et traitement).
- Calès Jean, médecin-député de la Haute-Garonne, 1854. Quelques mots sur les fractures compliquées de la jambe.
- Cazalas Louis, médecin-sénateur des Hautes-Pyrénées, 1838. Questions : 1° Comment reconnaître l'acide chlorydrique mélangé avec les matières des vomissements ? 2° Quels sont les rapports des glandes salivaires avec les objets environnants ? 3° Dans quel cas et comment se pratique la résection de l'extrémité inférieure de la jambe ?
- Chapuis Gustave, médecin-député et sénateur de Meurthe-et-Moselle, 1878. Contribution à l'étude de l'entorse coxo-fémorale.
- Cledou Jean-Urbain, médecin-député des Basses-Pyrénées, 1868. Du traitement des fractures par les pointes métalliques.

- Dasque Alphonse, médecin-député des Hautes-Pyrénées, 1887. Contribution à l'étude de la luxation sous-glénoïdienne (1re possibilité de classification).
- Delarue Louis, médecin-député de l'Allier, 1876. Étude sur le cancer de la colonne vertébrale consécutif au cancer du sein (2e possibilité de classification).
- Dellestable François, médecin-député et sénateur de la Corrèze, 1877. Des luxations du fémur au point de vue des accouchements (2e possibilité de classification).
- Denoix Arnaud, médecin-député et sénateur de la Dordogne, 1874. Variété de fracture du col du fémur avec pénétration.
- Ducoudray Félix, médecin-député et sénateur de la Nièvre, 1871. De l'alimentation des nouveaux-nés et du rachitisme (3e possibilité de classification).
- Isoard François, médecin-député des Basses-Alpes, 1892. Contribution à l'étude des ostéopériostites suppurées d'origine grippale (1re possibilité de classification).
- Isoard Marius, médecin-député des Basses-Alpes, 1865. Du traitement conservateur dans les fractures compliquées des membres.
- Lachaud Édouard, médecin-député de la Corrèze, 1883. Recherches sur les tumeurs congénitales de la région sacro-coccygienne.
- Larrey Félix, médecin-député de la Seine, 1832. Traitement des fractures des membres de l'appareil inamovible.
- Levrey Baptiste, médecin-député et sénateur de la Haute-Saône, 1869. Résections complètes du scapulum des fonctions du bras.
- Mougeot Félix, médecin-député de la Haute-Marne, 1843. Questions : 1 Du sang à l'état normal et chez les individus atteints de pneumonie. 2 Du traitement de l'ictère. 3 Du mécanisme de l'accouchement dans les présentations du côté de la tête. Quelles sont les indications à remplir ? 4 Analogies et différences entre l'épaule et la hanche. (3e classement).
- Navarre Louis, médecin-député de la Seine, 1876. De quelques lésions pulmonaires consécutives aux traumatismes du crâne et de l'encéphale (3e possibilité de classification).
- Pénières Raymond, médecin-député de la Corrèze, 1869. Des résections du genou (1re possibilité de classification).
- Piettre Léon, médecin-sénateur de la Seine, 1867. Considérations sur l'os molaire et quelques affections qui peuvent l'atteindre.
- Quintaa Justin, médecin-député et sénateur des Basses-Pyrénées, 1868. Essai sur le mal vertébral de Pott des enfants, considéré surtout du point de vue de son traitement orthopédique (2e possibilité de classement).
- Raspail François, médecin-député du Var, 1862. Notice théorique et pratique sur les appareils orthopédiques de la méthode hygiénique et curative (1re possibilité de classification).
- Reuillet Ferréol, médecin-député de la Loire, 1869. Étude sur les paralysies du membre supérieur liées aux fractures de l'humérus (2e possibilité de classification).

- Thomas Alfred, médecin-député de la Marne, 1853. De la résection des os du pied (1re possibilité de classification).
- Trélat Ulysse, médecin-sénateur de la Seine, 1854. Des fractures de l'extrémité inférieure du fémur.

15 <u>Maladies chirurgicales</u> (22 thèses)
- Baudon Baptiste, médecin-député de l'Allier, 1897. Thoracotomie postérieure dans le traitement des pleurésies purulentes de l'enfance (1re possibilité de classification).
- Béraud Auguste, médecin-député et sénateur du Vaucluse, 1885. De l'occlusion intestinale par calculs biliaires (2e possibilité de classification).
- Carret Jules, médecin-député de la Savoie, 1869. Quelques observations de mort rapide par congestion et apoplexie pulmonaires chez des individus atteints de maladies dites chirurgicales.
- Castiau Abel, médecin-député du Nord, 1870. De la galvano-caustique thermique (2e possibilité de classement).
- Chantelauze Laurent, médecin-député de la Haute-Loire, 1877. Sur quelques applications du thermo-cautère (1re possibilité de classification).
- Cosmao-Dumenez Selim, médecin-député du Finistère, 1865. De la rupture du ligament rotulien.
- Dèche Jean, médecin-député de Lot-et-Garonne, 1882. Plaies par projectiles de petit calibre. Dangers de leur extraction : la guérison des plaies pénétrantes causées par les petits projectiles.
- Guignard Jean, médecin-député du Maine-et-Loire, 1855. Du panaris.
- Guyot Émile, médecin-député du Rhône, 1853. Quelques observations de tumeurs de la mamelle (2e possibilité de classification).
- Lancien Ferdinand, médecin-député et sénateur du Finistère, 1902. Troubles de l'appareil urinaire au cours de l'appendicite (2e possibilité de classification).
- Massot Paul médecin-député des Pyrénées-Orientales, 1823. Essai sur la ligature des artères (2e possibilité de classement).
- Maunoury Gabriel, médecin-député d'Eure-et-Loir, 1877. Étude clinique sur la fièvre primitive des blessés (2e possibilité de classification).
- Michel Adrien, médecin-député de la Haute-Loire, 1870. La réduction des hernies en masse.
- Moinet Charles, médecin-sénateur de la Charente-Inférieure, 1866. De l'influence des climats chauds sur le traumatisme chez l'Européen (1re possibilité de classification).
- Péchadre Hippolyte, médecin-député de la Marne, 1889. De la trépanation dans les épilepsies jacksoniennes non traumatiques (1re possibilité de classification).
- Pénières Raymond, médecin-député de la Corrèze, 1869. Des résections du genou (2e possibilité de classification).
- Peyrot Jean-Joseph, médecin-sénateur de la Dordogne, 1876. Étude anatomique et clinique sur le thorax des pleurétiques et sur la pleurotomie (2e possibilité de classification).

- Rampont-Léchin Germain, médecin-député et sénateur de l'Yonne, 1834. Dissertation sur l'infection purulente (3e possibilité de classement).
- Raymond Léon, médecin-sénateur de la Haute-Vienne, 1870. Étude sur l'extirpation des tumeurs (1re possibilité de classement).
- Robin Charles, médecin-sénateur de la Seine, 1846. Anatomie chirurgicale de la région de l'aine.
- Souchu-Servinière Théophile, médecin-député de la Mayenne, 1857. De l'épithélioma (1re possibilité de classification).
- Thomas Alfred, médecin-député de la Marne, 1853. De la résection des os du pied (2e possibilité de classification).

16 <u>Maladies articulaires</u> (11 thèses)
- Bacquias Verle, médecin-député de l'Aube, 1853. Du spasme de la goutte.
- Baudet Charles, médecin-député et sénateur des Côtes-du-Nord, 1878. Articulation temporo-maxillaire. Mécanisme de sa luxation, cause de sa permanence.
- Coyrard Jean, médecin-député et sénateur de la Charente-Inférieure, 1888. Tuberculose et rhumatisme articulaire chronique progressif (2e possibilité de classification).
- Dasque Alphonse, médecin-député des Hautes-Pyrénées, 1887. Contribution à l'étude de la luxation sous-glénoïdienne (2e possibilité de classification).
- Delpierre Casimir, médecin-député et sénateur de l'Oise, 1885. De l'influence de l'atrophie du triceps crural sur la production de l'hydarthrose du genou (1re possibilité de classification).
- Doizy Aimé, médecin-député des Ardennes, 1894. Prothèse interne d'attelles d'aluminium dans le traitement des pseudarthroses.
- Grisez François, médecin-député du Haut-Rhin, 1866. Le traitement du rhumatisme articulaire aigu.
- Legros Victor, médecin-député du Loir-et-Cher, 1887. Étude critique sur les causes de la mort rapide et soudaine chez les goutteux.
- Paulin-Méry César, médecin-député de la Seine, 1885. De quelques accidents utérins chez les rhumatisantes (2e possibilité de classification).
- Pénières Raymond, médecin-député de la Corrèze, 1869. Des résections du genou (3e possibilité de classification).
- Sancet Frédéric, médecin-sénateur du Gers, 1882. Contribution à l'étude de la pleurésie au moment où peut apparaître l'épanchement dans la pleurésie franche aiguë.

17 <u>Maladies du système nerveux (neuro-psychiatrie)</u> (26 thèses)
- Aubry Charles, médecin-député et sénateur de l'Algérie, 1877. Étude sur les attractions et les répulsions de l'homme. Leurs rapports avec la santé et la maladie (2e possibilité de classification).

- Bataille Victor, médecin-sénateur du Puy-de-Dôme, 1878. Contributions à l'étude de la paralysie spinale atrophique de l'adulte (2e possibilité de classification).
- Borne Charles, médecin-député et sénateur du Doubs, 1874. Étude historique et clinique sur les névralgies bracchiales (2e possibilité de classification).
- Chavoix Jean-Baptiste, médecin-député de la Dordogne, 1827, Essai sur la migraine.
- Chevalier Gabriel, médecin-député de Saône-et-Loire, 1877. Étude clinique sur les paralysies hystériques des quatre membres.
- Clament Clément, médecin-député de la Dordogne, 1883. Du suicide dans quelques formes d'aliénation mentale.
- Clément Homère, médecin-député de la Martinique, 1878. La nature de la folie.
- Cornil André, médecin-député et sénateur de l'Allier, 1864. Mémoires sur les lésions du rein dans l'albuminurie (3e possibilité de classification).
- David Théophile, médecin-député des Alpes-Maritimes, 1877. De la grossesse au point de vue de son influence sur la constitution physiologique et pathologique de la femme.
- Defos Louis, médecin-député de l'Allier, 1895. De l'hypérémie de la conjonctive dans certains états vésaniques (1re possibilité de classification).
- Ducoux François, médecin-député de la Haute-Vienne, 1837. Considérations générales sur l'influence morale.
- Dufour Eugène, médecin-député de l'Isère, 1866. Étude sur le ramollissement du cerveau.
- Empereur César, médecin-député et sénateur de la Savoie, 1876. Essai sur la nutrition dans l'hystérie.
- Froin Bernard, médecin-député de la Gironde, 1850. De l'hémorragie cérébrale.
- Gérente Paul, médecin-sénateur de l'Algérie, 1883. Le délire chronique. Son évolution. Étude clinique.
- Guiraud Jean, médecin-député du Tarn, 1880. Essai sur l'hystérie précoce se développant chez les jeunes filles avant la puberté.
- Lacombe Paul, médecin-sénateur de la Charente, 1860. De la méningo-encéphalite tuberculeuse des enfants (3e possibilité de classification).
- Legal-Lasalle Mathurin, médecin-député des Côtes-du-Nord, 1843. De quelques points de l'histoire de la paralysie générale des aliénés.
- Meslier Adrien, médecin-député de la Seine, 1894. Contribution à l'étude de la périméningite aiguë (3e possibilité de classification).
- Péchadre Hippolyte, médecin-député de la Marne, 1889. De la trépanation dans les épilepsies jacksoniennes non traumatiques (2e possibilité de classification).
- Perier Amans, médecin-député de la Vendée, 1881. Contribution à l'étude de l'épilepsie d'origine syphilitique (1re possibilité de classification).
- Rouby Hippolyte, médecin-député et sénateur de la Corrèze, 1889. Contribution à l'étude de l'hystérie toxique – De l'apoplexie hystérique dans la syphilis (1re possibilité de classification).

- Santelli Rodolphe, médecin-député de la Corse, 1884. Du traitement de la sciatique par les pulvérisations de chlorure de méthyle (2e possibilité de classification).
- Sebire Auguste, médecin-député de la Manche, 1831. De la mélancolie considérée comme tristesse sans dérangement de la raison.
- Sigallas Louis, médecin-sénateur du Var, 1875. De l'éclampsie puerpérale.
- Vigné Paul, médecin-député de l'Hérault, 1884. De l'emploi combiné du chloral et de la digitale dans la période d'agitation de l'épilepsie et de la manie (1re possibilité de classification).

18 <u>Maladies de la vision</u> (24 thèses)

- Brousse Paul, médecin-député de la Seine, 1867. Des taches de la cornée et de leur traitement.
- Clech Jean-Marie, médecin-député du Finistère, 1874. Étude sur le symblépharon et les divers moyens d'y remédier.
- Defos Louis, médecin-député de l'Allier, 1895. De l'hypérémie de la conjonctive dans certains états vésaniques (2e possibilité de classification).
- Delelis-Fabien François, médecin-député du Pas-de-Calais, 1873. Contribution à l'étude des corps étrangers intra-oculaires.
- Dron Gustave, député et sénateur du Nord, 1880. De l'iritis.
- Duquesnay Osman, médecin-député de la Martinique, 1875. Du staphylome opaque et de son traitement.
- Dupouy Bernard, médecin-député et sénateur de la Manche, 1876. Essai sur l'importance du cercle ciliaire en pathologie oculaire.
- Espinasse Sylvain, médecin-sénateur du Tarn, 1833. Quelques considérations sur l'opération de la cataracte et en particulier sur les indications spéciales des diverses méthodes opératoires.
- Fabre Antoine, pharmacien-député du Puy-de-Dôme, 1878. Des polypes de la conjonctive.
- Gadaud Antoine, médecin-député et sénateur de la Dordogne, 1869. Étude sur le nystagmus.
- Henrion Édouard, médecin-député de Meurthe-et-Moselle, 1861. Du lieu d'élection dans l'opération de la pupille artificielle.
- Javal Louis, médecin-député de l'Yonne, 1868. Du strabisme dans ses applications à la physiologie de la vision.
- Mallevialle Jean-Baptiste, médecin-député de l'Aveyron, 1862. Quelques mots sur l'iridectomie.
- Marmottan Pierre, médecin-député de la Seine, 1857. De l'ophtalmie purulente des nouveaux-nés (2e possibilité de classement).
- Masson François, médecin-député du Rhône, 1883. Étude sur l'astigmatisme et la perception des couleurs chez les opérés de la cataracte.
- Mollien Charles, médecin-député de la Somme, 1862. De la pupille artificielle.
- Pédebidou Adolphe, médecin-député et sénateur des Hautes-Pyrénées, 1879. Contribution à l'étude des déplacements traumatiques du cristallin.

- Peyroux Amédée, médecin-député de la Seine-Inférieure, 1894. Des affections du grand angle simulant une maladie des voies lacrymales.
- Sabaterie Jean-Pierre, médecin-député et sénateur du Puy-de-Dôme, 1883. De l'amputation du segment antérieur de l'œil comme traitement des accidents sympathiques oculaires.
- Sarrazin Pierre, médecin-député de la Dordogne, 1879. Recherche sur la cataracte traumatique au point de vue du diagnostic et du traitement.
- Thiery Jules, médecin-député de la Meuse, 1892. De l'extirpation des tumeurs du nerf optique sans énucléation du globe oculaire.
- Tiersot Edmond, médecin-député de l'Ain, 1850. De l'iritis aigüe.
- Vagnat Charles, médecin-sénateur des Hautes-Alpes, 1879. De la kératite suppurative.

19 **<u>Maladies de l'appareil de l'olfaction</u>** (1 thèse)
- Boutard Jean-Baptiste, médecin-député de la Haute-Vienne, 1889. De la tuberculose nasale.

20 **<u>Maladies de l'appareil auditif, du pharynx-larynx, des dents</u>** (13 thèses)
- Boussenot Georges, médecin-député de la Réunion, 1900. Contribution à l'étude des angines pseudo-membraneuses.
- Chauveau Claude, médecin-sénateur de la Côte-d'Or, 1888. Des hypertrophies amygdaliennes.
- Colin Albert, médecin-député des Vosges, 1893. De la mycose leptothryxique pharyngée.
- Donnet Jules, médecin-député et sénateur de la Haute-Vienne, 1857. De la séméiologie de la langue.
- Dubief Fernand, médecin-député de Saône-et-Loire, 1877. De l'inflammation chronique des follicules clos (glande de Luschka de l'arrière cavité des fosses nasales et de son traitement par la douche naso-pharyngienne).
- Dumont Lucien, médecin-député de l'Indre, 1889. Contribution à l'étude de l'emploi du naphtol camphré dans le traitement de l'otite moyenne suppurée.
- Frébault Charles, député de la Seine, 1849. Considérations sur l'angine laryngée œdémateuse (2e possibilité de classification).
- Isambard Louis, député de l'Eure, 1867. Des symptômes fournis aux maladies pour l'organe de l'ouïe.
- Loranchet Félix, médecin-député de Saône-et-Loire, 1871. Du muguet (2e possibilité de classification).
- Parisot Louis, médecin-sénateur des Vosges, 1856. Des accidents de la première dentition.
- Peschaud Antoine, médecin-député et sénateur du Cantal, 1884. Contribution à l'étude des aérocèles du cou.
- Simyan Julien, médecin-député et sénateur de Saône-et-Loire, 1877. Contribution à l'étude de la syphilis laryngée tertiaire (1re possibilité de classification).

- Tarrade Jean, médecin-député de la Haute-Vienne, 1897. De la tuberculose inoculée par la muqueuse buccale. De l'efficacité des phosphates de chaux dans son traitement (3e possibilité de classification).

21 Maladies du système lymphatique (aucune thèse)

22 Maladies des muscles (8 thèses)

- Allemand Prosper, médecin-député des Basses-Alpes, 1841. Du psoïtis.
- Bouquet Marie, médecin-député des Bouches-du-Rhône, 1847. De la rupture spontanée des muscles de la vie animale.
- Chassaing Eugène, médecin-député et sénateur du Puy-de-Dôme, 1901. Contribution à l'étude de la technique myographique.
- Delpierre Casimir, médecin-député et sénateur de l'Oise, 1885. De l'influence de l'atrophie du triceps crural sur la production de l'hydarthrose du genou (2e possibilité de classification).
- Fréry Charles, médecin-député et sénateur du Territoire de Belfort, 1873. De la gangrène foudroyante (3e possibilité de classification).
- Gouyon-Beauchamps Adrien, médecin-député de la Dordogne, 1879. Notes sur la paralysie du muscle dentelé à propos d'un cas où cette affection est survenue consécutivement à une pleurésie aiguë (2e possibilité de classification).
- Grenier Philippe, médecin-député du Doubs, 1890. Étude sur la maladie de Thomsen.
- Labuze Justin, médecin-député de la Haute-Vienne, 1871. Des abcès développés dans la gaine du muscle grand droit antérieur de l'abdomen (2e possibilité de classification).

23 Maladies du tissu cellulaire (4 thèses)

- Amodru Laurent, médecin-député de Seine-et-Oise, 1879. La transsudation des liquides à travers les membranes séreuses.
- Rampont-Léchin Germain, médecin-député et sénateur de l'Yonne, 1834. Dissertation sur l'infection purulente (2e possibilité de classement).
- Theveny Constant, médecin-député de l'Aube, 1868. De l'inflammation aiguë des gaines des fléchisseurs des doigts.
- Vacherie Henri, médecin-député et sénateur de la Haute-Vienne, 1872. Des abcès de la bourse trochantérienne sous-aponévrotique.

24 Maladies des glandes, des glandes endocrines (4 thèses)

- Gacon Jules, médecin-député et sénateur de l'Allier, 1878. Contribution à l'étude des traitements des kystes sur corps thyroïde.
- Ricard Henri, médecin-député et sénateur de la Côte-d'Or, 1879. Étude sur les troubles de la sensibilité génésique à l'époque de la ménopause (2e possibilité de classification).
- Saillard Albin, médecin-sénateur du Doubs, 1865. Essai sur le goitre épidémique.

- Turgis Hyppolite, médecin-sénateur du Calvados, 1863. Recherches et observations pour servir à l'histoire du goitre exophtalmique.

25 Maladies diverses (2 thèses)
- Queuille Henri, médecin-député et sénateur de la Corrèze, 1908. Contribution à l'étude de l'anémie pseudo-leucémique de l'enfance et son traitement par la moelle osseuse.
- Robert Ludovic, médecin-député des Basses-Alpes, 1877. De l'anémie essentielle grave et progressive.

26 Maladies de la peau (4 thèses)
- Gieuré Albin, médecin-député de la Gironde, 1870. Caractères diagnostiques des plaques muqueuses de la peau.
- Haynaut Eugène, médecin-député du Pas-de-Calais, 1869. Essai sur les différentes formes du lichen simple.
- Lorimy Louis, médecin-député de Seine-et-Marne, 1876. Des ulcères et en particulier des ulcères syphilitiques siégeant aux membres inférieurs (1re possibilité de classification).
- Martin Georges, médecin-sénateur de la Seine, 1873. De la durée de la vitalité des tissus et des conditions d'adhérence des restitutions et transplantations cutanées.

27 Hygiène (11 thèses)
- Barbaroux Jean, médecin-député du Var, 1833. De l'utilité du bain frais pour l'entretien de la santé.
- Dufay Jean, médecin-député et sénateur du Loir-et-Cher, 1845. De l'affection varioleuse. Vaccine et revaccination (2e possibilité de classification).
- Frézoul Paul, médecin-sénateur de l'Ariège, 1862. Des vaccinations précoces et de la syphilis vaccinale (1re possibilité de classification).
- Garrigat Jean, médecin-député et sénateur de la Dordogne, 1864. Considérations pratiques sur l'alimentation, les vêtements, la gymnastique de l'enfance.
- Lacôte Augustin, médecin-député de la Creuse, 1869. De la prophylaxie du choléra indien au point de vue de l'hygiène publique (2e possibilité de classification).
- Le Maguet Louis, médecin-député du Morbihan, 1865. Étude sur la propagation.
- Martin Jean-François, médecin-député et sénateur de Saône-et-Loire, 1881. Les cimetières et la crémation.
- Pitti-Ferrandi François, médecin-sénateur de la Corse, 1864. Sur les effluves.
- Plouzané Édouard, médecin-député du Finistère, 1887. Contribution à l'étude de l'hygiène pratique des troupes européennes en campagne dans les pays intertropicaux – Haut-Sénégal et Haut-Niger.
- Raspail François, médecin-député du Var, 1862. Notice théorique et pratique sur les appareils orthopédiques de la méthode hygiénique et curative (2e possibilité de classification).

- Taulier Georges, médecin-sénateur du Vaucluse, 1873. De l'alimentation du marin (1re possibilité de classification).

28 **Homéopathie** (aucune thèse)

29 **Thermalisme** (1 thèse)
- Taberlet François, médecin-député de la Haute-Savoie, 1864. Eaux minérales alcalines d'Évian et eaux minérales ferrugineuses acidulées d'Amphion (Haute-Savoie).

30 **Botanique** (5 thèses)
- Beauvisage Georges, médecin-sénateur du Rhône, 1881. Contribution à l'étude des origines botaniques de la Gutta-percha (1re possibilité de classification).
- Bomtemps Charles, médecin-député et sénateur de la Haute-Saône, 1862. Essai thérapeutique sur le fenouil.
- Chautard Paul, médecin-député de la Seine, 1873. Quelques mots sur les raies de la chlorophylle.
- Lanessan Jean-Louis, médecin-député de la Seine, 1872. Étude sur le genre garcinia (clusiacées) et sur l'origine et les propriétés de la gomme-gutte (1re possibilité de classification).
- Villard Ferdinand, médecin-sénateur de la Haute-Vienne, 1872. Du haschisch – Étude clinique, physiologique et thérapeutique.

31 **Médecine légale** (3 thèses)
- Balesi Joseph, médecin-député de la Corse, 1880. De l'arrêt spontané de la circulation fœto-placentaire. L'infanticide par omission de la ligature du cordon est-il possible ? (2e possibilité de classification).
- Chevandier Antoine, médecin-député et sénateur de la Drôme, 1846. Quelques réflexions sur la solidarité et le consensum.
- Merlin Fernand, médecin-député et sénateur de la Loire, 1892. De la responsabilité médicale.

32 **Statistiques médicales** (1 thèse)
- Vidalin Élie, médecin-député de la Corrèze, 1904. La mortalité infantile chez les nourrissons dans le département de la Corrèze (2e possibilité de classification).

33 **Thérapeutiques** (22 thèses)
- Amagat Louis, médecin-député du Cantal, 1873. Étude sur les différentes voies d'absorption des médicaments.
- Auber Joseph, médecin-député et sénateur de la Réunion, 1891. La cocaïne en chirurgie (1re possibilité de classification).
- Beauvisage Georges, médecin-sénateur du Rhône, 1881. Contribution à l'étude des origines botaniques de la Gutta-percha (2e possibilité de classification).
- Bizarelli Louis, médecin-député et sénateur de la Drôme, 1860. Du mercure et de l'iodure de potassium dans le traitement de la syphilis (1re possibilité de classification).

- Blanchier Pierre, médecin-sénateur de la Charente, 1878. Recherches expérimentales sur l'action physiologique du salicylate de soude (2e possibilité de classification).
- Bourgeois Paul, médecin-député de la Vendée, 1853. Considérations physiologiques et thérapeutiques sur l'abstinence et l'alimentation dans les maladies.
- Bourgoin Edmé, médecin-député des Ardennes, 1863. De la pulvérisation des liquides médicamenteux.
- Castiau Abel, médecin-député du Nord, 1870. De la galvano-caustique thermique (1re possibilité de classement).
- Combescure Édouard, médecin-sénateur de l'Hérault, 1861. Recherches expérimentales pour répondre à cette question : Peut-on expliquer les effets thérapeutiques ammoniacaux par leur action fluidifiante (2e possibilité de classification) ?
- Devade Guillaume, médecin-député du Loiret, 1843. Questions : 1° Du rétrécissement et de l'oblitération de l'aorte 2° Quels sont les symptômes, la marche et les terminaisons de l'anévrysme artério-veineux ? 3° Des vaisseaux emphalo-mésentériques. Déterminer si toutes les veines contiennent un sang identique. 4° Comment reconnaître que l'opium n'a pas été fait avec le suc de pavot mais bien avec certaines matières ? (3e classement).
- Evesque Louis, médecin-député de la Drôme, 1882. De la médication thermo-résineuse dans l'arthrite du genou.
- Farny François, médecin-sénateur de Seine-et-Marne, 1874. Quelques considérations sur la transfusion du sang non défibriné avec une observation suivie de guérison (1re possibilité de classification).
- Lanessan Jean-Louis, médecin-député de la Seine, 1872. Étude sur le genre garcinia (clusiacées) et sur l'origine et les propriétés de la gomme-gutte (2e possibilité de classification).
- Leconte Alfred, pharmacien-député de l'Indre, 1851. Considérations philosophiques sur la pharmacie.
- Legludic Léon, médecin-député de la Sarthe, 1864. Des accidents de chemins de fer au point de vue médico-légal.
- Limouzain-Laplanche Pierre, pharmacien-député et sénateur de la Charente, 1870. Étude sur la digitale pourprée (2e possibilité de classification).
- Liouville Henri, médecin-député de la Seine, 1870. De la coexistence des anévrysmes militaires du cerveau avec des altérations vasculaires analogues généralisées.
- Mathey Louis, médecin-député de Saône-et-Loire, 1857. Du traitement de l'érysipèle par le perchlorure de fer administré à l'intérieur (2e possibilité de classification).
- Morel Louis, pharmacien-député de la Haute-Loire, 1856. Recherches à propos de la transfusion du sang (1re possibilité de classification).

- Santelli Rodolphe, médecin-député de la Corse, 1884. Du traitement de la sciatique par les pulvérisations de chlorure de méthyle (3e possibilité de classification).
- Vacher Léon, médecin-député de l'Allier, 1864. De l'alimentation et de la diète dans les maladies aiguës.
- Vigné Paul, médecin-député de l'Hérault, 1884. De l'emploi combiné du chloral et de la digitale dans la période d'agitation de l'épilepsie et de la manie (2e possibilité de classification).

34 <u>Anesthésie</u> (3 thèses)
- Auber Joseph, médecin-député et sénateur de la Réunion, 1891. La cocaïne en chirurgie (2e possibilité de classification).
- Brugerolles Jean, médecin-sénateur du Cantal, 1867. Réflexions sur les accidents attribués aux inhalations de chloroforme et d'éther.
- Le Play Albert, médecin-sénateur de la Haute-Vienne, 1866. De l'anesthésie locale par la pulvérisation de l'éther et description d'un nouveau pulvérisateur par le gaz acide carbonique.

35 <u>Maladies vénériennes</u> (12 thèses)
- Augagneur Jean, médecin-député du Rhône, 1879. Étude sur la syphilis héréditaire tardive.
- Bartoli Hector, médecin-député de la Corse, 1845. Syphilis et scrofules.
- Bizarelli Louis, médecin-député et sénateur de la Drôme, 1860. Du mercure et de l'iodure de potassium dans le traitement de la syphilis (2e possibilité de classification).
- Butterlin Joseph, médecin-député et sénateur du Doubs, 1872. De l'hémiplégie syphilitique (2e possibilité de classification).
- Ferroul Ernest, médecin-député de l'Aude, 1879. De la blénnorragie urétrale chez la femme.
- Frézoul Paul, médecin-sénateur de l'Ariège, 1862. Des vaccinations précoces et de la syphilis vaccinale (2e possibilité de classification).
- Lorimy Louis, médecin-député de Seine-et-Marne, 1876. Des ulcères et en particulier des ulcères syphilitiques siégeant aux membres inférieurs (2e possibilité de classification).
- Mourier Louis, médecin-député et sénateur du Gard, 1896. Contribution à l'étude de la myélite transverse syphilitique (2e possibilité de classification).
- Perier Amans, médecin-député de la Vendée, 1881. Contribution à l'étude de l'épilepsie d'origine syphilitique (2e possibilité de classification).
- Petitjean Victor, médecin-sénateur de la Nièvre, 1885. Contribution à l'étude de la balano-posthite gangréneuse consécutive aux chancres mous sous-préputiaux.
- Rouby Hippolyte, médecin-député et sénateur de la Corrèze, 1889. Contribution à l'étude de l'hystérie toxique – De l'apoplexie hystérique dans la syphilis (2e possibilité de classification).

- Simyan Julien, médecin-député et sénateur de Saône-et-Loire, 1877. Contribution à l'étude de la syphilis laryngée tertiaire (2e possibilité de classification).

36 <u>Autres</u> (24 thèses)

- Aubry Charles, médecin-député et sénateur de l'Algérie, 1877. Étude sur les attractions et les répulsions de l'homme. Leurs rapports avec la santé et la maladie (1re possibilité de classification).
- Barrois Théodore, médecin-député du Nord, 1885. Les glandes du pied et les pori aquiferi chez les Lamellibranches.
- Bert Paul, médecin-député de l'Yonne, 1863. De la greffe animale.
- Bordes-Pages Auguste, médecin-sénateur de l'Ariège, 1879. Recherches sur l'origine et le développement des organismes microscopiques.
- Cachet Louis, médecin-député et sénateur de l'Orne, 1874. Considérations sur l'onyxis.
- Cazeneuve Paul, médecin-député et sénateur du Rhône, 1876. Recherches de chimie médicale sur l'hématine.
- Cayrade Jules, médecin-député de l'Aveyron, 1864. Recherches critiques et expérimentales sur les mouvements réflexes.
- Chamberland Charles, médecin-député du Jura, 1879. Recherches sur l'origine et le développement des organismes microscopiques.
- Chantelauze Laurent, médecin-député de la Haute-Loire, 1877. Sur quelques applications du thermo-cautère (2e possibilité de classification).
- Combes Émile, médecin-sénateur de la Charente-Inférieure, 1868. Considérations sur l'hérédité des maladies.
- Even Yves, médecin-député et sénateur des Côtes-du-Nord, 1907. Étude médicale sur Edmond et Jules de Goncourt et leurs premiers romans.
- Farny François, médecin-sénateur de Seine-et-Marne, 1874. Quelques considérations sur la transfusion du sang non défibriné avec une observation suivie de guérison (2e possibilité de classification).
- Fesq Francis, médecin-député du Cantal, 1878. Essai sur les ruptures traumatiques des gros vaisseaux intra-abdominaux sans lésions de la paroi abdominale et des viscères.
- Gauthier Gustave, médecin-sénateur de la Haute-Saône, 1863. Deux années de pratique médicale à Canton (Chine).
- Gillet Antoine, médecin-député de la Meuse, 1870. Des sympathies envisagées du point de vue clinique.
- Lalanne Ernest, médecin-député de la Gironde, 1852. Quelques considérations sur les crises.
- Le Borgne Jean-Paul, médecin-député du Finistère, 1872. Géographie médicale de l'Archipel des îles Gambier (Océanie).
- Maure Jean-François, médecin-député des Alpes-Maritimes, 1819, Essai sur la santé des gens de lettres.

- Moinet Charles, médecin-sénateur de la Charente-Inférieure, 1866. De l'influence des climats chauds sur le traumatisme chez l'Européen (2e possibilité de classification).
- Theulier Albert, médecin-député de la Dordogne, 1869. Du merveilleux en médecine.
- Turigny Jean, médecin-député de la Nièvre, 1850. Essai synthétique sur l'intoxication.
- Morel Louis, pharmacien-député de la Haute-Loire, 1856. Recherches à propos de la transfusion du sang (2e possibilité de classification).
- Villejean Eugène, pharmacien-député de l'Yonne, 1886. Recherches expérimentales sur les propriétés chimiques et physiologiques du chlorure de méthylène (2e possibilité de classification).
- Villeneuve Jean, médecin-député de la Seine, 1865. Essai sur l'histoire philosophique de la médecine de l'Antiquité.
- Viger Marie-Albert, médecin-député et sénateur du Loiret, 1867. Considérations sur les maladies générales.

En alimentation (3 thèses)

- Féron Augustin, médecin-député de la Seine, 1855. Du cidre, de sa préparation et de sa conservation, de ses falsifications et du moyen de les reconnaître.
- Langlais Charles, médecin-député du Morbihan, 1875. De l'alimentation par les narines.
- Taulier Georges, médecin-sénateur du Vaucluse, 1873. De l'alimentation du marin (2e possibilité de classification).

En anatomie (1 thèse)

- Clemenceau Georges, médecin-député et sénateur du Var, 1865. De la génération des éléments anatomiques.

En chimie (2 thèses)

- Faure Pierre, médecin-député de la Marne, 1841. Monographie de l'acide acétique.
- Berthelot Pierre, médecin-sénateur de la Seine, 1854. Mémoires sur les combinaisons de la glycérine avec les acides et sur la synthèse des principes des graisses des animaux.

En nosologie (1 thèse)

- Küss Émile, médecin-député du Bas-Rhin, 1841. Les diverses branches des sciences médicales.

En parasitologie (2 thèses)

- Giard Alfred, médecin-député du Nord, 1872. Recherches sur les ascidies composées ou synascidies.
- Livois Eugène, médecin-député du Pas-de-Calais, 1843. Recherches sur les échinocoques chez l'homme et les animaux.

En avitaminose (4 thèses)

- Ducoudray Félix, médecin-député et sénateur de la Nièvre, 1871. De l'alimentation des nouveaux-nés et du rachitisme (1re possibilité de classement).

- Lacascade Étienne, médecin-député de la Guadeloupe, 1869. Quelques considérations sur le scorbut, au point de vue surtout de son étiologie et de sa relation avec quelques autres maladies antérieures ou intercurrentes (1re possibilité de classement).
- Marfan Antoine, médecin-député de l'Aude, 1852. Essai sur la pellagre.
- Roussel Théophile, médecin-député, sénateur de la Lozère, 1845. De la pellagre, de son origine, de son existence en France, de ses causes et de son traitement curatif et préservatif (1re possibilité de classification).

<u>En cancer</u> (6 thèses)

- Broca Paul, médecin-sénateur de la Seine, 1849. De la proposition de l'inflammation. Quelques propositions sur les tumeurs dites cancéreuses.
- Delarue Louis, médecin-député de l'Allier, 1876. Étude sur le cancer de la colonne vertébrale consécutif au cancer du sein (1re possibilité de classification).
- Després Armand, médecin-député de la Seine, 1861. Essai sur le diagnostic des tumeurs du testicule (2e possibilité de classification).
- Pozzi Adrien, médecin-député de la Marne, 1888. Le traitement du cancer de l'utérus (en dehors de la grossesse) (1re possibilité de classification).
- Raymond Léon, médecin-sénateur de la Haute-Vienne, 1870. Étude sur l'extirpation des tumeurs.
- Souchu-Servinière Théophile, médecin-député de la Mayenne, 1857. De l'épithélioma (2e possibilité de classification).

<u>En toxicologie</u> (4 thèses)

- Joyeux-Laffuie Jean, médecin-député de la Vienne, 1883. Appareil venimeux et venin du scorpion.
- Lafont Ernest-Jean, médecin-député des Basses-Pyrénées, 1869. Étude sur le tremblement saturnin.
- Naquet Alfred, médecin-député et sénateur du Vaucluse, 1859. Application de l'analyse chimique à la toxicologie.
- Pezet Paul, médecin-député de l'Hérault, 1883. De la matière toxique à travers les siècles.

<u>En transfusion</u> (1 thèse)

- Farny François, médecin-sénateur de Seine-et-Marne, 1874. Quelques considérations sur la transfusion du sang non défibriné avec une observation suivie de guérison (2e possibilité de classification).

<u>En nutrition</u> (1 thèse)

- Lacascade Étienne, médecin-député de la Guadeloupe, 1869. Quelques considérations sur le scorbut ; au point de vue surtout de son étiologie et de sa relation avec quelques autres maladies antérieures ou intercurrentes (2e possibilité de classification).

Liste des diplômés manquant à l'inventaire[166]

Astier Placide, pharmacien-député et sénateur dans l'Ardèche.
Baduel Ferdinand, pharmacien-député du Cantal.
Barthe Édouard, pharmacien-député et sénateur de l'Hérault.
Bernard Charles, médecin-député de la Gironde et de la Seine.
Boudeville Alexandre, pharmacien-député de l'Oise.
César-Lainé Georges, député de la Martinique.
Charmerlat François, pharmacien-député du Puy-de-Dôme.
Chevillon Joseph, médecin-député des Bouches-du-Rhône.
Coreil François, pharmacien-député du Var.
Delacroix Jacques, pharmacien-sénateur d'Eure-et-Loir.
Delaunay Raphaël, pharmacien-député du Loiret.
Delmas Arthur, pharmacien-député de la Corrèze.
Durant Pierre, médecin-député du Rhône.
Dussuel Francisque, pharmacien-député de la Seine.
Duval César, pharmacien-député et sénateur de la Haute-Savoie, 1855.
Fouquier Jacques, médecin-député des Basses-Alpes.
Galpin Léopold, médecin-député de la Sarthe.
Gellibert Des Seguins Étienne, médecin-député de la Charente.
Genoux-Prachée Victor, pharmacien-député et sénateur de la Haute-Saône, 1884.
Grandjean Georges, médecin-député de Meurthe-et-Moselle.
Grosgurin François, médecin-député de l'Ain, 1857.
Gueneau Pierre, médecin-député de la Côte-d'Or, 1881.
Guillemaut Lucien, médecin-député et sénateur de Saône-et-Loire, 1866.
Labelonye Clément, pharmacien-député de Seine-et-Oise.
Laberge Albert, médecin-député et sénateur de la Loire.
Lacour Auguste, pharmacien-député du Vaucluse.
Lafargue Paul, médecin-député du Nord.
Lemonnier Pierre, médecin-député de la Sarthe, 1839.
Leroy Ernest, médecin-député de la Somme.
Maison Étienne, pharmacien-député du Puy-de-Dôme.
Marquet Charles, médecin-député de la Haute-Vienne, 1876.
Mille Arthur, pharmacien-député de l'Allier.
Monteilhet Louis, médecin-député du Puy-de-Dôme.
Nouhaud Louis, médecin-député de la Haute-Vienne.
Pelisse Paul, pharmacien-député et sénateur de l'Hérault.

---

[163] Notamment des travaux de médecine pour le diplôme de doctorat en pharmacie. La Bibliothèque de la Faculté de Pharmacie de Paris ne possède aucune référence de catalogues dans ses fichiers tiroirs de recherche, pas plus que l'*Académie Nationale de Médecine* de Paris ou la *Bibliothèque Nationale de France* qui possèdent les fichiers nationaux d'inventaires des thèses pour l'obtention du doctorat de médecine de Paris et des autres villes de France. Si le candidat législateur n'est pas parisien au moment de ses études, il faudrait procéder à une étude dans chaque faculté de pharmacie et de médecine de province.

Petit Désiré, pharmacien-député de la Côte-d'Or, 1897.
Peytral Paul, pharmacien-sénateur des Bouches-du-Rhône.
Prillieux Édouard, médecin-sénateur de Loir-et-Cher.
Renard André, pharmacien-député de la Nièvre.
Rey Jules, médecin-député de l'Isère.
Reynouard Joseph, pharmacien-député du Puy-de-Dôme.
Scheurer-Kestner Auguste, sénateur inamovible.
Schmidt Henri, pharmacien-député des Vosges.
Selle Auguste, médecin-député du Nord.
Simonnet François, médecin-député de l'Allier.
Susini Paul de, médecin-député de la Corse.
Thivrier Léon dit Thivrier, médecin-député de l'Allier, 1898.
Vaillant Édouard, médecin-député de la Seine.
Vernhes Émile, médecin-député de l'Hérault.
Vincent Jules, médecin-député et sénateur de la Côte-d'Or.
Vinatier Balthazar, médecin-député de l'Allier.
Warnier Auguste, médecin-député de l'Algérie, 1839.

Annexe 6

Organisation de l'hygiène et de la santé publique sous l'angle administratif et institutionnel entre 1870 et 1914

Organisation de l'hygiène et de la santé publique sous l'angle administratif et institutionnel entre 1870 et 1914 (marges d'études temporelles à ce travail de recherche)

Même si la loi de la protection sociale du 15 février 1902 affirme la nécessité d'imposer une législation sanitaire (en France sous la IIIe République) le travail de réflexion et d'élaboration ne commence qu'en l'année 1891 et les hygiénistes législateurs ou non poursuivent leurs activités et leurs actions dans le but de se faire entendre du Parlement. Ils seront entendus des médecins parlementaires (eux-mêmes hygiénistes pour certains d'entre eux) qui s'engagent à titre personnel dont les objectifs sont d'instaurer une véritable organisation de l'administration française vis-à-vis de la santé publique. Nous avons parmi ces hommes quelques éminences, médicales et politiques à la fois. Il s'agit d'évoquer un député de la Meuse : le docteur Henri Liouville (1837-1887), Professeur de médecine à la Faculté de médecine de Paris, fils de Félix Liouville avocat au barreau de Paris, ou le docteur Paul Bert (1833-1886), représentant politique du département de l'Yonne, physiologiste. Il est un des meilleurs élèves du Professeur Claude Bernard fondateur de la médecine expérimentale, plus connu toutefois, pour avoir marqué le pays en politique par ses initiatives en instruction publique d'école gratuite obligatoire et laïque avec Jules Ferry. Ces deux hommes tentent d'amorcer une politique de santé en proposant dès 1884 l'organisation d'une Direction de la santé publique qui aboutira une dizaine d'années plus tard avec la réorganisation des services d'hygiène au sein des ministères et la création d'une Direction de l'hygiène et de la santé publique au ministère de l'Intérieur qui confère un rôle de surveillance, de prévention, de police et d'information, renvoyant certaines de ces questions de salubrité à l'Académie nationale de Médecine de Paris (maintes fois garante du Gouvernement pour les affaires médicales et les questions de santé publique classiques).

De plus, nous retrouvons deux parlementaires non médecins incontournables des grandes questions de la législation sanitaire. Il s'agit de citer d'une part, l'ouvrier Martin Nadaud (1815-1898), homme politique avant-gardiste sur la loi relative aux accidents professionnels (texte de 1898) et grand défenseur de la condition ouvrière à la fin du XIXe siècle et, d'autre part, le proche collaborateur de Pasteur, Chamberland (1851-1908). En 1886, Martin Nadaud propose d'établir une organisation nationale de l'Assistance publique à la Chambre des députés. Charles Chamberland sera désigné rapporteur sur cette question. Aucune suite ne sera donnée à cette honnête et louable entreprise ! Les initiatives au cœur des assemblées parlementaires sont des échecs et restent lettres mortes. Des personnages d'influence (en référence à ces derniers) produiront des rapports, des discours qui n'auront aucune répercussion immédiate parce que les enjeux des Chambres sont ailleurs et que le quotidien parlementaire est rempli d'aléas, d'événements inhérents aux chambres qui annulent ou qui perturbent le travail législatif en cours d'élaboration. Et quelque temps plus tard, ces propositions ou ces projets seront repris par des successeurs (parfois les mêmes hommes !) qui instaureront les lois. C'est le cas de l'organisation pour une administration sanitaire en France qui se manifestera et qui produira le grand texte de protection sociale du 15 février 1902 appuyé par des éminences de médecine et de santé publiques comme le Professeur de médecine Paul Brouardel (1837-1906), membre éminent de l'Académie Nationale de Médecine, et Henri Monod (1843-1911), Directeur de l'hygiène et de la santé publique au ministère de l'Intérieur, chirurgien des Hôpitaux, médecin de l'Assistance et de l'hygiène publique et directeur de l'Assistance publique. Ils sont nommés tous les deux au Parlement comme conseillers du Gouvernement en vue d'instaurer cette organisation institutionnelle.

Quarante années de réflexion vont permettre de poser définitivement les jalons de la santé publique. De mettre en place les assurances sociales de manière générale. Mais il faudra attendre encore une quinzaine d'années avant de voir en France un véritable ministère de la Santé publique indépendant du ministère du Travail (celui-ci, créé en 1906, pour les besoins de l'assurance maladie et des accidents). L'organisation administrative française n'est pas simple et laisse transparaître une émergence progressive, laborieuse et très lente des services relatifs à l'hygiène et à la santé publiques. Quelques dates clefs présentées ci-dessous synthétisent globalement la législation en cours de création entre 1870 et 1914, pour en dégager, le cadre institutionnel public.

1884 21 juillet : Exposé des motifs et texte de la proposition de loi de Liouville (médecin) relative à l'organisation d'une direction de la santé publique ;

21 juillet : Renvoi à la commission chargée d'examiner la proposition de Paul Bert (médecin) sur les mesures à prendre contre la propagation du choléra.

Il n'a pas été fait de rapport sur cette proposition de loi.

Cette proposition de loi n'a pas été rapportée.

1886 13 mars : Proposition de loi de Martin Nadaud (ouvrier) tendant à établir une organisation nationale de l'Assistance publique présentée à la Chambre des députés ;

20 mars : Proposition distribuée et renvoyée à la 4e commission d'initiative parlementaire ;

4 novembre : Rapport sommaire par Jules Carret (médecin, député de la Savoie) ;

10 novembre : Proposition de loi distribuée ;

28 mai 1887 : Prise en considération ;

18 juin 1887 : Nomination de la commission.

22 juin : Proposition de loi par Jules Siegfried (négociant), Chamberland (sous-directeur de l'Institut Pasteur) et d'autres députés concernant l'organisation de l'administration de la santé publique présentée à la Chambre des députés ;

26 juin : Proposition distribuée et renvoyée à la 7e commission d'initiative parlementaire ;

10 juillet : Rapport sommaire ;

12 juillet : Proposition de loi distribuée à la Chambre des députés ;

26 novembre : Prise en considération ;

14 décembre : Nomination de la commission ;

1er décembre 1888 : Rapport, de Chamberland, sur cette proposition de loi ;

10 janvier 1888 : Rapport distribué à la Chambre des députés ;

La Chambre n'a pas statué sur cette proposition de loi.

1887 13 janvier : Projet de loi relatif à l'organisation des services de l'hygiène publique présenté à la Chambre des députés par Édouard Lockroy, Ministre du Commerce et de l'Industrie ;

27 janvier : Projet de loi distribué à la Chambre des députés ;

17 février : Renvoyé à la commission relative à l'administration de la santé publique ;

1er décembre : Rapport par Chamberland ;

10 janvier 1887 : Rapport distribué à la Chambre des députés ;

La Chambre des députés n'a pas statué sur cette proposition de loi.

1889 19 novembre : Proposition de loi d'Édouard Lockroy relative à l'organisation des services de l'hygiène publique présentée à la Chambre des députés ;

19 décembre : Proposition de loi distribuée et renvoyée à 1re Commission d'initiative parlementaire ;

1er mars 1890 : Rapport sommaire par Armez (ingénieur) ;

15 mars 1890 : Rapport distribué à la Chambre des députés ;

20 mai 1890 : Nomination de la Commission ;

13 juillet 1890 : Rapport par Langlet (médecin) ;

3 novembre 1892 : Rapport distribué à la Chambre des députés ;

26 juin 1893 : Urgence déclarée ;

27 juin 1893 : Adoption.

Ce rapport comprend le projet de loi pour la protection de la santé publique, la proposition de loi de Siegfried et de plusieurs de ses collègues sur l'organisation de l'administration de la santé publique et celle de Lockroy sur les logements insalubres.

11 juillet 1893 : Proposition transmise au Sénat.

1890 27 mars : Proposition de loi de Siegfried et de plusieurs de ses collègues sur l'organisation de l'administration de la santé publique présentée à la Chambre des députés ;

6 mai 1890 : Distribuée et renvoyée à la 5e commission d'initiative parlementaire ;

4 juillet 1890 : Rapport sommaire par Ferroul (médecin) ;

9 juillet 1890 : Rapport distribué à la Chambre des députés ;

3 décembre 1890 : Renvoyé à la commission de l'hygiène publique ;

Cette proposition de loi a été comprise dans le rapport de Langlet (médecin).

13 juillet : Proposition de loi relative à l'organisation des services de l'hygiène publique ;

13 juillet : Rapport à la Chambre des députés par Langlet ;

11 juillet 1893 : Proposition transmise au Sénat ;

27 décembre 1895 : Rapport par Cornil (médecin) ;

14 janvier 1896 : Distribué au Sénat ;

16 décembre 1897 : Première délibération.

1891 3 décembre : Projet de loi présenté à la Chambre des députés pour la protection de la santé publique par Constans, Ministre de l'Intérieur ;

? : Renvoyé à la Commission de l'hygiène publique ;

13 juillet 1892 : Rapport de Langlet sur le projet de loi et les trois propositions de loi par Langlet ;
26 juin 1893 : Décret nommant Commissaires du Gouvernement pour soutenir la discussion de ces projets, Brouardel, Doyen de la Faculté de médecine, Président du Comité consultatif d'hygiène publique de France,
et Monod, Directeur de l'Assistance et de l'Hygiène publiques ;
26 et 27 juin 1893 : Première délibération - Urgence déclarée ;
28 juin 1893 : Adoption de l'ensemble du projet.

1894 30 octobre : Proposition de loi d'Édouard Vaillant et de plusieurs de ses collègues, ayant pour objet la création d'un ministère du Travail, de l'Hygiène et de l'Assistance publique (renvoyée à la Commission du travail) présentée à la Chambre des députés ;
5 novembre : Distribuée et renvoyée à la Commission du travail ;
10 juin 1897 : Rapport par Charles Dutreix (industriel textile) ;
10 juillet 1895 : distribué à la Chambre des députés ;
La Chambre n'a pas statué sur cette proposition de loi.

1901 14 juin : Exposé des motifs et texte du projet de loi, adopté avec modifications par le Sénat. Avis de la Commission des Finances, présenté au Sénat par Antonin Dubost (conseiller d'État) ;
28 juin : Adoption ayant pour objet la protection de la santé publique ;
5 juillet : Renvoi à la Commission d'hygiène publique ;
3 décembre : Rapport par Borne (médecin) ;
16 décembre : Déclaration de l'urgence et adoption ;
19 décembre : Présentation au Sénat ;
21 janvier 1902 : Rapport par Cornil ;
4 février 1902 : Adoption ;
Loi du 15 février 1902.

INDEX DES NOMS PROPRES

(*) Médecin législateur engagé à la Chambre des députés et/ou au Sénat (période 1870-1914)

INDEX MATIÈRE

BIBLIOGRAPHIE GÉNÉRALE

Les Archives Nationales de France
(Salle des inventaires)

- Les Archives Nationales, 1978, État général des fonds, Tome II, 1789-1940. Paris, Archives nationales.
- Labat Alexandre et Plouvier Martine, 2008, *Police sanitaire, XVIIe siècle -1923, État numérique détaillé de la sous-série F8*, Paris, Archives nationales.
- La série C des Archives Nationales est consacrée à l'Assemblée nationale et à la Chambre des députés. La série CC est attribuée au Sénat. Les archives des Commissions parlementaires de la Chambre Haute sont conservées au service des Archives du Palais du Luxembourg.
- Catalogue C/16, 4e législature (1885-1889).
- Catalogue C/16, thématique pour la 5e législature (1889-1893).

Répertoire C24 et 25. Mémoires et pétitions adressées à la Chambre des députés 1815 à 1889. C2737-2783 (classement thématique).

- Répertoire C32. Bureaux et Commissions de la Chambre des députés. C* II 418. Les 4 premières législatures.
- Répertoire C*II 441. Procès-verbaux des séances des Commissions d'initiative parlementaire.
- Répertoire CC/09 d. Sénat, catalogue de pétitions, thématique, renvoi aux cartons mais pas de date. Exemple : Assistance aux ouvriers (ou encore de maladies ou de vieillesse). CC464, L.431.
- Répertoire C/16. Sessions Annexes des p.-v. et autres documents officiels, 4e législature, 1885-1889.
- Répertoire C/16 Sessions Annexes des p.-v. et autres documents officiels, 5e législature, 1889-1893.
- Séries CC 1035 à 1161. Procès-verbaux. Sénat, secondes minutes. (1876-1940).

Les Archives départementales de France

Une demande écrite de renseignements a été adressée aux services des Archives départementales de France. Cette étape représente une des toutes premières phases de la recherche. Les réponses ont été immédiates et nombreuses. Certains centres d'archives se sont investis dans une véritable recherche, m'expédiant parfois un dossier biographique pour chacun des médecins-législateurs. Sans relance de la demande, voici la liste des Archives Départementales ayant répondu de manière favorable à la demande. Il s'agit des départements suivants : L'Aisne, l'Allier, Alpes (les Hautes), les Alpes-Maritimes, l'Ardèche, les Ardennes, l'Ariège, l'Aube, l'Aude, Le Belfort (Territoire de), les Bouches-du-Rhône, le Cantal, la Charente, le Cher, la Corrèze, la Corse-du-Sud, la Côte-d'Or, la Creuse, la Dordogne, le Doubs, la Drôme, l'Eure, l'Eure-et-Loir, le Finistère, le Gard, Garonne (la Haute-), le Gers, l'Hérault, l'Indre, l'Indre-et-Loire, l'Isère, le Jura, les Landes, le Loiret, le Lot, le Lot-et-Garonne, la Lozère, le Maine-et-Loire, la Manche, la Marne, Marne (la Haute-), la Mayenne, la Meuse, le Morbihan, la Moselle, la Nièvre, l'Oise, l'Orne, la Seine, le Puy-de-Dôme, les Pyrénées-Orientales, Rhin (le Bas), Rhin (le Haut-), le Rhône, la Saône (Haute-), la Saône-et-Loire, la Sarthe, la Savoie, la Savoie (Haute-), la Seine-et-Marne, la Somme, le Tarn, le Tarn-et-Garonne, le Var, le Vaucluse, la Vendée, la Vienne, la Vienne (Haute-).

Indépendamment, de la demande à caractère biographique, pour gérer l'échantillon des 406 médecins législateurs, je me suis rendue géographiquement dans une dizaine de centres d'archives départementales dont les 4 départements du « Sud-Ouest » : la Haute-Vienne, la Dordogne, la Gironde, les Hautes-Pyrénées ; les 3 départements de l'Ouest : l'Ille-et-Vilaine, le Morbihan, la Loire-Atlantique ; les 2 départements d'Île-de-France : la Seine-et-Oise et la Seine ; puis le département de la Haute-Savoie, le département de l'Yonne (couvrant pour celui-ci toute l'activité économique du XIXe siècle). Dans le cadre de ces pérégrinations du domaine de l'archive, les séries de santé et d'hygiène publiques, d'assistance sous les cotes 5M et X ont été inventoriées. Les séries liées à la démographie, la politique (renvoyant aux élections), le personnel et l'activité médicale, la police sanitaire (renvoyant aux mœurs, maladies, épidémies, fraudes…) ont également été passées en revue. Les démarches entreprises aux archives départementales - voire moins souvent aux archives communales de France - ont permis une découverte des réalités quotidiennes du XIXe siècle à l'échelon d'une région ou d'une localité témoins d'un passé très actif en matière de santé publique.

<u>Les services d'état civil des mairies</u>

Une demande écrite des registres de décès et de naissances a été adressée dans un certain nombre de communes de France. Sans relance de la demande, voici la liste respective des communes et des villes ayant rendu réponse :

Abbeville-Les 3 Rivières (Somme), Aiguebelle (Savoie), Aire-sur-l'Adour (Landes), Alban (Tarn), Alençon (Orne), Ambert (Puy-de-Dôme), Amélie-les-Bains (Pyrénées-Orientales),

Ancy-le-Franc (Yonne), Angers (Maine-et-Loire), Angoulême (Charente), Argelès-Bagnères (Hautes-Pyrénées), Argelès-Gazost (Hautes-Pyrénées), Argelès-sur-

Mer (Pyrénées-Orientales), Aubin (Aveyron), Auch (Gers), Aurillac (Cantal), Auxerre (Yonne), Aydat (Puy-de-Dôme) ;

Bagnols-sur-Cèze (Gard), Bancins (Ain),

Bastia (Haute-Corse), Bayonne (Pyrénées-Atlantiques), Béziers (Allier), Bergerac (Dordogne), Beauvais (Oise), Besançon (Doubs), Besse-et-Saint-Anastaise (Puy-de-Dôme), Béziers (Hérault), Bollène (Vaucluse), Bordeaux (Gironde), Boulogne-sur-Mer (Pas-de-Calais), Bourg-en-Bresse (Ain), Bourgneuf-en-Retz (Loire-Atlantique), Bourgueil (Indre-et-Loire), Briançon (Hautes-Alpes), Brignoles (Var), Bruyères (Vosges), Brioude (Haute-Loire) ;

Canet-de-Salars (Aveyron), Carhaix (Finistère), Carpentras (Vaucluse), Castelnaudary (Aude), Cazouls-lès-Béziers (Hérault), Cérilly (Allier), Cézy (Yonne), Ceyzerieu (Ain), Châlons-en-Champagne (Marne), Champagne-lès-Hesdin (Pas-de-Calais), Chantenay Saint-Imbert (Nièvre), Chabois (Isère), Chalus (Haute-Vienne), Charrette-Varennes (Saône-et-Loire), Charleville-Mézières (Ardennes), Châteauneuf-sur-Loire (Loiret), Châtel-Montagne (Nièvre), Chinon (Indre-et-Loire), Clamecy (Nièvre), Cléguérec (Morbihan), Clermont-Ferrand (Puy-de-Dôme), Cluny (Saône-et-Loire), Colmar (Haut-Rhin), Combret (Aveyron), Commentry (Allier), Conflans-en-Jarnisy (Meurthe-et-Moselle), Coupiac (Aveyron), Courcelles-sous-Moyencourt (Somme), Couziers (Indre-et-Loire), Cruisnes (Meurthe-et-Moselle) ;

Decazille (Aveyron), Des Moulins (Jura), Eauze (Gers), Eymoutiers (Haute-Vienne), Espalion (Aveyron), Essoyes (Aube), Évian (Haute-Savoie), Excideuil (Dordogne), Eyguières (Bouches-du-Rhône), Fransart (Somme), Fort-de-France (Martinique) ;

Gannat (Allier), Gap (Hautes-Alpes), Garancières (Yvelines), Gençay (Vienne), Gien (Loiret), Gignac (Hérault), Grenoble (Isère), Haraucourt (Ardennes), Hérisson (Allier), Hunawihr (Haut-Rhin), Issoudun (Indre), Jargeau (Loiret), Juillac (Corrèze), Jussey (Haute-Savoie) ;

La Chapelle-sous-Rougemont (Territoire de Belfort), Laval (Mayenne), La Motte-Chalançon (Drôme), Le Bernard (Vendée), Le Creusot (Saône-et-Loire), Le Dorat (Haute-Vienne), Le Mans (Sarthe), Le Marin (Martinique), Le Menoux (Indre), Levallois-Perret (Hauts-de-Seine), Les Cabannes (Tarn), Lestrem (Pas-de-Calais), Ligny-en-Barrois (Meuse), Lille (Nord), Lohéac (Ille-et-Vilaine), Lyon (Rhône), Lormes (Nièvre), Louhans (Saône-et-Loire), Lure (Haute-Saône) ;

Magnac-Bourg (Haute-Vienne), Mansle (Charente), Marcoing (Nord), Marseille (Bouches-du-Rhône), Massiac (Cantal), Mauguio-Carnon (Hérault), Mende (Lozère), Mercueil (Côte-d'Or), Mercuès (Lot), Méru (Oise), Metz (Moselle), Millau (Aveyron), Mirecourt (Vosges), Moissac (Tarn-et-Garonne), Mondoubleau (Loir-et-Cher), Montauban (Tarn-et-Garonne), Montbozon (Haute-Saône), Montpellier (Hérault), Montredon-Labessonnié (Tarn), Montrevel-en-Bresse (Ain), Mouilleron-en-Pareds (Vendée), Moulins (Allier), Mur-de-Barrez (Aveyron), Murat (Cantal) ;

Nancy (Meurthe-et-Moselle), Niort (Deux-Sèvres), Néré (Charente-Maritime), Neuvic (Corrèze), Nevers (Nièvre), Nouic (Haute-Vienne), Noyers-sur-Serein (Yonne), Orchamps (Jura), Orléans (Loiret), Pacy-sur-Eure (Eure), Paris (Seine), Perpignan (Pyrénées-Orientales), Peyrehodade (Landes), Pietra-Di-Verde (Haute-Corse), Plancy (Aube), Pleyben (Finistère), Ploërmel (Morbihan), Pont-L'Abbé (Finistère), Poitiers (Vienne), Pont-du-Château (Puy-de-Dôme), Pontours (Dordogne), Puy-en-Velay (Haute-Loire), Quenza (Corse-du-Sud) ;

Rançon (Haute-Vienne), Recoules-Prévinquières (Aveyron), Reims (Marne), Remiremont (Vosges), Riom (Puy-de-Dôme), Rochefort (Charente-Maritime), La Roche-sur-Yon (Vendée), Rochechouart (Haute-Vienne), Rocroi (Ardennes), Roncq (Nord), Roquecourbe (Tarn) ; Rouen (Seine-Maritime), Ruffec (Charente) ;

Saint-André-d'Apchon (Loire), Saint-André-de-Cubzac (Gironde), Saint-Brieuc (Côtes-d'Armor), Saint-Césaire (Charente-Martime), Saint-Chély-d'Apcher (Lozère), Saint-Ciers-sur-Gironde (Gironde), Saint-Claude (Jura), Saint-Cyprien-sur-Dourdou (Aveyron), Saint-Cyr-les-Colons (Yonne), Saint-Dié (Vosges), Sainte-Féréole (Corrèze), Saint-Florent (Haute-Corse), Sainte-Foy-Tarentaise (Savoie), Saint-Hippolyte-sur-le-Doubs (Doubs), Saint-Jean-de-Monts (Vendée), Saint-Junien (Haute-Vienne), Saint-Laurent-de-Cerdans (Pyrénées-Orientales), Saint-Laurent-d'Olt (Aveyron), Saint-Mamet-la-Salvetat (Cantal), Saint-Mandé (Val-de-Marne), Saint-Mayme-de-Péreyrol (Dordogne), Saint-Pierre (La Réunion), Saint-Priest-Les-Fougères (Dordogne), Saint-Loup-sur-Semouse (Haute-Saône), Saint-Paul-sur-Yenne (Savoie), Saint-Parrès-Lès-Vaudes (Aube), Saint-Symphorien (Sarthe), Saint-Vallier (Drôme), Saint-Vincent-de-Connezac (Dordogne), Saint-Vincent-de-Cosse (Dordogne), Saint-Yrieix-la-Perche (Haute-Vienne), Sartène (Corse du Sud), Saumur (Maine-et-Loire), Sauvillanges (Puy-de-Dôme), Sceaux (Hauts-de-Seine), Secondigny (Deux-Sèvres), Seix (Ariège), Séméacq-Blachon (Pyrénées-Atlantiques), Sézanne (Marne), Siecq (Charente-Maritime), Sisteron (Alpes de Haute-Provence), Six-Fours-les-Plages (Var), Strasbourg (Bas-Rhin) ;

Thiviers (Dordogne), Thurey (Saône-et-Loire), Tonnerre (Yonne), Toulouse (Haute-Garonne), Tours (Indre-et-Loire), Tourville-sur-Sienne (Manche), Treignac (Corrèze), Troyes (Aube), Tuzaguet (Hautes-Pyrénées) ;

Ussel (Corrèze), Valenciennes (Nord), Valognes (Manche), Valuéjols (Cantal), Vatan (Indre), Venterol (Drôme), Vesoul (Haute-Saône), Vierzon (Cher), Vieux-Condé (Nord), Vieux-Marché (Côtes-d'Armor), Vienne (Isère), Vilhaines-la-Juhel (Mayenne), Vitteaux (Côte-d'Or).

Les collections du Journal Officiel de la République française

(Bibliothèque universitaire de Droit Paris I Sorbonne-Panthéon)

- Collection *Journal Officiel* « Lois et décrets » : 1870-1914, cote A.9.802. (Réserve-pavillon).
- Collection des « Impressions » (documents) de l'Assemblée nationale 1871 (17 février) – 1875 (31 décembre) cote M.23.011 (magasins).
- Collection des Annales de l'Assemblée nationale (Chambre des députés et du Sénat) 1871 (12 février) – 1933 (13 avril) cote S.23.014-2 (magasins). La collection des « Annales » renvoie à la fois aux comptes rendus des séances et aux documents parlementaires.
- Collection des « Impressions » (documents) de la Chambre des députés 1876-31 mai 1942 cote S.23.012 (magasins).
- Collection des « Impressions » (documents) du Sénat, 1876-1914, cote S.23.013 (magasins).
- Collection *Journal Officiel* « Débats » de l'Assemblée nationale, 1882-1914, cote M.9.803A, (magasins).
- Collection *Journal Officiel* « Débats » du Sénat 1881-1914, cote M.9.803D (magasins).
- Les textes de lois ont été consultés avec la « collection Duvergier » en ligne sur Gallica. http://gallica.bnf.fr/.
- Des index (par noms et par matières) sont intégrés à la fin de chaque volume. Sous condition de posséder un nom de parlementaire ou une date précis de séance de l'une des Chambres, il est facile de trouver le document recherché.

Les dictionnaires médicaux

- *Dictionnaire encyclopédique des sciences médicales* sous la direction d'Amédée Dechambre, 1864, Paris, G. Masson, P.Asselin.
- *Dictionnaire des sciences médicales*, 1812, Une société de médecins et de chirurgiens, Paris, Panckoucke.
- *Dictionnaire encyclopédique des sciences médicales*, Amédée Dechambre (sous la direction de), 1864-1889, Paris, G. Masson, P.Asselin, 100 volumes.
- René TATON (sous la direction de), 1957, *Histoire générale des Sciences*, Paris, PUF.

1 Les ouvrages généralistes

- BRAUDEL Fernand, 1986-1987, *L'identité de la France*, Paris, Arthaud-Flammarion.
- BURGUIÈRE André, Revel Jacques, 1989, *Histoire de la France, la longue durée de l'État*, Paris, Le Seuil, collection Points/histoire.
- CHAUSSINARD-NOGARET Guy, 1991, *Histoire des élites en France du XVIe au XXe siècle*, Paris, Éditions Taillandier.
- DUVERGIER Jean-Baptiste, 1824-1849, *Collection complète des lois, décrets, ordonnances, règlements et avis du Conseil d'État*, Paris, J.-B. Sirey.
- DREYFUS Michel, 1987, *Les sources de l'histoire ouvrière, sociale et industrielle en France (XIXe et XXe siècles)*, Paris, édition ouvrière.
- DUPÂQUIER Jacques, 1995, *Histoire de la population française*, Tome 3 : de 1789 à 1914, Paris, Quadrige, PUF.
- ICHOK Grégoire (Dr), Secrétaire général de la Commission de codification des lois d'hygiène, conseiller technique sanitaire au Ministère de la Santé Publique, 1939, *Recueil des textes officiels concernant la protection de la santé publique*, Paris, Imprimerie Nationale, tome III (1871-1900).
- PARIAS Louis, Henri (sous la direction de), 2000, *L'homme et ses métiers. Histoire générale du Travail*, Paris, Nouvelle Librairie de France. Tome III, L'Ère des révolutions. Tome IV, Le travail au XXe siècle.
- *STATISTIQUES DE LA FRANCE*, publiée par le ministre de l'Agriculture, du Commerce et des Travaux publics, 1ère série, Imprimerie royale, T.1 : *Documents statistiques*, 1835, t.II : *territoire et population*, 1837 ; t.XII-XIII, *Administration publique ; établissements de bienfaisance et de répression*, 2 volumes, 1843-1844.
- SIMON Pierre-Jean, 1991, *Histoire de la sociologie*, Paris, PUF.
- TATON René (sous la direction), 1957, *Histoire générale des sciences : La science contemporaine – Le XIXe siècle*, Paris, PUF, collection « Quadrige ».
- WICKERSHEIMER Ernest (Dr), 1919, *Bibliothèque de l'Académie de Médecine, catalogue alphabétique des ouvrages imprimés depuis 1872*, 1126 pages, Paris, Académie de médecine.

2 Les articles

- AUCOC Léon, « Les controverses sur la décentralisation administrative, étude historique » *Revue politique et parlementaire*, avril et mai 1895, pp.1-73.

- BARGETON Maurice, Ziegler Albert, « Historique des Ministères du Travail, de la Santé Publique et des Affaires sociales » *Revue française des affaires sociales*, janvier-mars 1971, pp.56-176.
- BERNARD Léon, « L'enseignement de l'Hygiène dans les Facultés et Écoles de Médecine » *Revue d'Hygiène*, 1919, pp.1159-1171.
- BERT Paul, « Rapport sur les facultés de médecine de France » *Gazette des hôpitaux*, 1874, p.452.
- BLUZET Albert, « L'application de la loi sur la protection de la santé publique » *La Revue d'Hygiène*, XXIV, 1916, pp.625-637.
- BOMIER-LANDOWSKI Alain, « Les groupes parlementaires de l'Assemblée nationale et de la Chambre des députés de 1871 à 1940 » in Goguel F. et Dupeux G. dir *Sociologie Électorale. Esquisse d'un bilan*, Paris, A. Colin, 1951, pp. 75-89.
- BOURGEOIS Léon, « Les applications de la solidarité sociale » extrait de la *Revue Politique et parlementaire*, janvier 1902.
- BRODIN Marc, Vincent Gérard, Le Bras Michel, Roczenveig Jean-Pierre, Prieur Christian, Rollet Christian, Zmirou Denis, Baudier François, Herlich Claudine, « Un siècle de santé publique » *Revue Politique Santé*, (12, 1997, n° 1), 26, 16 p.
- CHAUMIER Edmond, « La question de la vaccination : la vaccination à Paris ; le vaccin de l'Académie » *La Gazette des maladies infantiles*, Paris, 1901, 46 p.
- COMITI Vincent-Pierre, « Les modalités du contrôle des structures et des actions de santé en France de 1850 à 1920 » *Communication présentée à la séance du 25 juin 1988 de la Société française d'Histoire de la Médecine*, pp.277-281.
- DOGAN Mattei, « La stabilité du personnel parlementaire sous la troisième République » *Revue Française de Science Politique*, avril-juin 1953, pp.319-348.
- DOIZY Henri (médecin-député), « Sur la création d'un ministère de la santé publique » *Revue d'Hygiène*, XXXVIII, 1916, pp.865-874.
- GAILLARD Jean-Michel, « 1887, l'hygiène et la santé publique au programme» *Le Monde de l'Éducation* (11, 1999), n° 275.
- GARRIGUES Jean, « Les groupes parlementaires aux origines de la IIIe République » *Parlement(s) Revue d'histoire parlementaire et politique*, mars 2003, pp.51–68.
- GRIBAUDI Maurizio, Magaud Jacques, Cristofoli Pascal, collab., Loitron Mathieu, collab., L'Helgoual'ch Suzanne, collab., Varetvitu Anne collab., « L'action publique et ses administrateurs dans les domaines sanitaire et social en France (1800 à 1900) » *Cahiers de la Recherche de la MIRE*, 12, 1999, n° 7, pp.31-35.
- HÉRICOURT Jules, « Hygiène, Le projet d'organisation de l'hy-giène publique » *Revue scientifique*, 3e semestre, tome 15, 1888.
- HEURTAUX-VARSAVAUX, G., « La Question sociale au Parlement français » *Revue Mensuelle du Monde latin*, avril 1891.
- HUARD Pierre (Dr), « La fortune des médecins français au XIXe siècle » *Concours médical*, novembre 1962.

- JACQUEMET Gérard, « Urbanisme parisien : La bataille du tout-à-l'égout à la fin du XIXe siècle » *Revue d'histoire moderne et contemporaine,* tome XXVI, octobre-décembre 1979, pp.501-547.
- JACQUEMENT Gérard, « Médecine et maladies populaires dans le Paris de la fin du XIXe siècle. L'haleine des faubourgs » *Recherches,* n° 29, décembre 1977, pp.349-364.
- LACHAISE Bernard, « Les Parlementaires de la Dordogne sous la Troisième République : étude et mobilité sociale » *Bulletin de l'Institut Aquitain et des études sociales,* 2e semestre, 1987, n° 50, pp.19-39.
- LAFONT Olivier, « L'évolution de la législation pharmaceutique des origines à la loi de Germinal an XI » *Revue d'Histoire de la pharmacie,* LI, n° 339, 3e trimestre 2003, pp.361-376.
- LAUGIER Alain, Pincemin Jacqueline, « Les médecins » *Revue française de science politique,* volume 9, 1959, n° 4, pp.881-900.
- LE BÉGUEC Gilles, « Naissance et développement des groupes parlementaires sous la Troisième République » ouvrage collectif *Associations et champ politique,* Publications de la Sorbonne, 2001, pp.183-210.
- LÉONARD Jacques, « Les études médicales en France entre 1815 et 1848 » *Revue d'histoire moderne et contemporaine,* 1963, pp.87-94.
- LÉONARD Jacques, « Les relations entre le corps médical et les instances administratives locales en France de 1803 à 1892 » *Société française d'Histoire de la médecine,* séance du 25 juin 1988.
- LE FORT Léon, « De la mortalité des Enfants et de l'industrie des nourrices en France » *Revue des Deux Mondes,* tome 86, 1870.
- LOONIS Vincent, « Les déterminants de la réélection des députés français de 1871 à 2002 » *Histoire & Mesure,* 2006, XXI, 1, pp.221-254 (URL : http://histoiremesure.revues.org/1547.)
- MANSOTTE François, « La loi sur l'hygiène publique de 1902, un des fondements de l'action de l'État au XXe siècle » *Revue Santé Publique* (03, 1996, n° 1), pp.53-67.
- NAVARRE Louis (député), « Création d'un Ministère de la Santé publique » *Revue d'Hygiène,* 1918, pp.628-644.
- PASCAL Jean, « Les pharmaciens députés de 1848 à nos jours » *Revue d'Histoire de la pharmacie,* 288, 1er trimestre, 1991, pp.47-61.
- PERROT Annick, « Pasteur et l'environnement microbien » revue *Médecine et armées,* volume 23, n° 7, 1995, pp.594-602.
- PROUST Adrien, « Déclaration obligatoire des maladies épidémiques en vertu de l'article 15 de la loi du 30 novembre 1892 sur l'exercice de la médecine » *Revue d'hygiène,* XXIII, pp.170-201.
- RENARD Didier, « Intervention de l'État et genèse de la protection sociale en France (1880-1940) » *Lien social et Politique,* n° 33, printemps 1995, pp.13-26.
- ROCHARD Jules, « L'organisation du service de la vaccine en France » *Revue d'hygiène et de police sanitaire,* n° 7, 1885.

- TEYSSANDIER Lionel, « La vie politique et les parlementaires du Cantal sous la Troisième République (1871-1940) » *Société des lettres, sciences et arts*, La Haute-Auvergne, 1995.

3 La bibliographie thématique

Histoire du droit constitutionnel et histoire politique

- AGULHON Maurice *et al.*, 1986, *Les maires en France du Consulat à nos jours*, Paris, Publications de la Sorbonne.
- ANCEAU Éric, 2000, *Les députés du Second Empire, prosopographie d'une élite du XIXe siècle*, Paris, H. Champion.
- ASSOCIATIONS ET CHAMP POLITIQUE (sous la direction de Claire Andrieu, Gilles Le Béguec, Danielle Tartakowsky), 2001, *La constitution des groupes parlementaires, Question de méthode,* Paris, Publications de la Sorbonne.
- AZÉMA Jean-Pierre, Winock Michel, 1970, *La IIIe République*, Paris, Calmann-Lévy.
- BAROUCH Olivier, Duclert Vincent (sous la direction de), 2000, *Serviteurs de l'État. Une politique de l'administration française 1875-1945*, Paris, La Découverte de l'Histoire.
- BAYLY Alan Christopher, traduit de l'anglais par Michel Cordillot, 2007, *La naissance du monde moderne (1780-1914)*, Paris, Les Éditions de l'Atelier.
- BEAUFILS Marcel, 1948, *Toutes les élections. Assemblée nationale, Conseil de la république, Conseils généraux, Conseils d'arrondissement, Conseils municipaux, Maires et Adjoints. Bibliothèque*, Sénat, 5e édition.
- BERSTEIN Serge, 1999, *Les cultures politiques en France*, Paris, Éditions du Seuil.
- BONNEFOUS Georges et Bonnefous Édouard, 1956-1967, *Histoire politique de la Troisième République, 1906-1940*, Paris, PUF, 7 volumes.
- CASANOVA Francis [np], *Les 5712 parlementaires de la Troisième République : répartition des sièges par élection*, Paris, Centre de recherche sur l'histoire du XIXe siècle, 2 volumes.
- CHAGNOLLAUD Dominique, 2005, *Droit constitutionnel contemporain, le régime politique français*, tome 2, 4e édition, Paris, Armand Colin.
- CHANDERNAGOR André, 1993, *Les maires en France XIXe-XXe : histoire et sociologie d'une fonction*, Paris, Fayard.
- CHARLE Christophe, 1987, *Les Élites de la République (1880-1900)*, Paris, Fayard.
- CHARLOT Jean, 1971, *Les partis politiques*, Paris, A. Colin.
- CHASTENET Jacques, 1952, *Histoire de la Troisième République*, 3 volumes, Paris, Hachette.
- CHEVALIER Jean-Jacques, 1985, *Histoire des institutions politiques et des régimes politiques de la France de 1789 à nos jours*, Paris, Dalloz, 7e édition.
- CHIANÉA Gérard, 1994-1996, *Histoire des institutions publiques de la France. 3, l'État moderne en formation (1789-1870), Grenoble, Presses universitaires de Grenoble*, 3 volumes.

- CONDORCET Jean-Antoine-Nicolas de Caritat (marquis de), 1829, *Esquisse d'un tableau historique des progrès de l'esprit humain*, Paris, bureau de la bibliothèque choisie.
- DELAFOSSE Jules, 1904, *Psychologie du député*, Paris, Plon-Nourrit et Cie.
- DÉMIER Francis, 2000, *La France du XIXe siècle 1814-1914*, Paris, Éditions du Seuil.
- DUBY Georges, 1972, *Histoire de la France*, III, Paris, Larousse, contribution de J. Bouvier, G. Dupeux, P. Joutard.
- ELLIS Jack D., 1990, *The physician-legislators of France, Medicine and politics in the early Third Republic 1870-1914*, Cambridge, University press.
- ESTÈBE Jean, 1982, *Les Ministres de la République, 1871-1914*, Paris, FNSP.
- EUGÈNE Pierre, Poudra J., 1885, *Traité pratique de droit parlementaire*, Paris, A. Quantin.
- FERRARI Giuseppe, 1860, *Histoire de la raison de l'État*, Paris, Lévy frères.
- GALLOIS Léonard, 1849-1850, *Histoire de la révolution de 1848*, Paris, Naud et Gourju.
- GARRIGUES Jean (commissaire de l'exposition), 4 avril-31 mai 2011, *Aux urnes Parisiens. La vie politique à Paris de 1880 à nos jours*, Paris, Exposition du Comité d'Histoire de la Ville de Paris à la Mairie du 10e arrondissement, 72 rue du Faubourg Saint-Martin.
- GARRIGUES Jean (directeur de publication), 2002, *Les groupes de pression dans la vie politique contemporaine en France et aux États-Unis de 1820 à nos jours*, Collection Carnot, Presses Universitaires de Rennes.
- GAUDILLÈRE Bernard, 1995, *Atlas historique des circonscriptions électorales françaises*, Paris, Droz.
- GIRARD Louis, Prost Antoine, Gossez Rémi, 1967, *Les conseillers généraux en 1870*, Paris, PUF.
- GOGUEL François, 1951, *Géographie des élections françaises de 1870 à 1951*, Paris, A. Colin.
- GUERLAIN de GUER Albert, 1903, *La protection de la santé publique. Les pouvoirs des maires et la loi du 15 février 1902*, Caen, Henri Delesques imprimeur-éditeur.
- GUIRAL Pierre, Thuillier Guy, 1980, *La vie quotidienne des députés en France de 1871 à 1914*, Paris, Hachette.
- JOANA Jean, 1999, *Pratiques politiques des députés français au XIXe siècle. Du dilettante au spécialiste*, Paris, L'Harmattan.
- LAVROFF Dmitri Georges, 1990, *Histoire des idées politiques depuis le XIXe siècle*, Paris, Dalloz, 7e édition.
- LE BÉGUEC Gilles, 2003, *La République des avocats*, Paris, A. Colin.
- MAYEUR Jean-Marie, 1984, *La vie politique sous la Troisième République, 1870-1940*, Paris, Éditions du Seuil.
- MAYEUR Jean-Marie, Chaline Jean-Pierre et Corbin Alain (sous la direction de), 2003, *Les parlementaires de la Troisième République : actes du colloque international, Paris, les 18 et 19 octobre 2001*, organisé par le Centre de recherche en histoire du XIXe

siècle, Université Paris I et Paris IV, UMR 8072 du CNRS, Paris, Publications de la Sorbonne.
- MAZAROZ Jean-Paul, 1880, *La revanche de la France par le travail, les besoins et les intérêts organisés*; 3,2. La franc-maçonnerie : religion sociale du principe républicain. La science des intérêts matériels, Paris, Chez l'Auteur.
- MIREAUX Émile, 1950, *Philosophie du libéralisme*, Paris, Flammarion.
- MUEL Léon, 1890, *Gouvernements, ministères et constitution de la France depuis cent ans : précis historique des révolutions, des crises ministérielles, présidentielles et gouvernementales et des changements de constitutions de la France, depuis 1789 jusqu'en 1890*, Paris, société anonyme de publications périodiques.
- NYE Robert A., 1984, *Crime, madness and politics in modern France, the medicals of national decline*, Princeton University Press.
- OFFERLÉ Michel (sous la direction de), 1999, *La profession politique, XIXe-XXe siècle*, Paris, Belin.
- OLSACK Norbert, 1999, *Histoire du droit du travail*, Paris, PUF, collection « Que sais-je ? » n° 3450.
- OZOUF Mona, 1963, *L'École, l'Église et la République, 1871-1914*, Paris, A. Colin.
- PETITEAU Natalie, 1997, *Élites et mobilités : la noblesse d'Empire au XIXe siècle, 1808-1914*, Paris, La Boutique de l'Histoire.
- PIERRE Patrice, 2010, *Les élites politiques et le peuple dans la France du XIXe siècle. L'ordre face au désordre*, Paris, L'Harmattan.
- PROST Antoine, Gossez Rémi, 1967, *Les Conseillers généraux en 1870*, Paris, PUF.
- REBÉRIOUX Madeleine, 1975, *La République radicale ? 1898-1914*, Paris, éditions du Seuil, collection « Points-Histoire ».
- REYBAUD Louis, 1849, *Études sur les réformateurs ou socialistes modernes*, Paris, Michel-Lévy frères.
- RÉMOND René, 1966, *Atlas historique de la France contemporaine, 1800-1965*, Paris, Armand Colin, Collection U, « Histoire contemporaine ».
- RICHARDSON Benjamin Ward, 1876, *Hygea, a city of health*, London, Macmillan.
- ROLLET-ÉCHALIER Catherine, 1990, *La Politique à l'égard de la petite enfance sous la IIIe République*, Paris, PUF.
- ROSANVALLON Pierre, 1990, *L'État en France de 1789 à nos jours*, Paris, Seuil-Points.
- ROSANVALLON Pierre, 1992, *La crise de l'État-providence*, Paris, Éditions du Seuil.
- ROSANVALLON Pierre, 1989, *Le libéralisme économique : histoire de l'idée de marché*, Paris, Éditions du Seuil.
- ROUSSY Damien, 2005, *La politique d'assistance publique de la ville de Bordeaux sous la IIIe République*, thèse de droit, Université Montesquieu, Bordeaux IV.
- SALMON Frédéric, 2001, *Atlas de la France, 1848-2001*, Paris, Seuil.
- SEIGNOBOS Charles, Ernest Lavisse…, 1933, *Histoire de France contemporaine.* Tome VII. Le déclin de l'Empire et l'établissement de la troisième République (1859-1875), Paris, Hachette.

- STRAUSS Léo, 2008, *La philosophie politique et l'histoire*, Paris, Le Livre de Poche, collection « biblio essais inédit ».
- TEYSSSANDIER Lionel, 1995, *La vie politique et les Parlementaires du Cantal sous la Troisième République 1871-1940*, Société des lettres, sciences et arts, « La Haute-Auvergne ».
- THOMAS Yves, 1995, *Histoire de l'administration*, Paris, la Découverte, collection Repères.
- THULIÉ Henri (Dr), 1875, *La coalition cléricale*, Paris, Librairie du Suffrage Universel.
- TOUCHARD Patrice, Bermond Christine, Cabanel Patrick et Lefebvre Maxime, 1992, *Le siècle des excès. De 1870 à nos jours*, Paris, PUF, collection Major.
- WILLARD Claude, 1965, *Le Mouvement socialiste en France 1893-1905. Les guesdistes*, Paris, Éditions sociales.
- WRIGHT Vincent, 2007, *Les préfets de Gambetta*, texte complété et mis à jour par Éric Anceau et Sudhir Hazareesingh, préface de Jean-Pierre Machelon, Paris, Presses de l'Université Paris-Sorbonne.
- 1996, Les Constitutions de la France, 3e édition, Paris, Dalloz.
- 1878-1880, *Défense du libéralisme et du mandat impératif au nom du syllabus : le droit social. Pratique du droit social*, Montbéliard, impr. P.Hoffmann, impr. V. Goupy et Jourdan, 3 volumes.

Histoire économique et sociale

- AUDIER Serge, 2010, *La pensée solidariste : aux sources du modèle social républicain*, Paris, PUF.
- AUGÉ-LARIBIE Michel, 1940, *La politique agricole de la France de 1880 à 1940*, Paris, PUF.
- BEAUNE Jean-Claude, 1993, *Le vagabond et la machine. Essai sur l'automatisme ambulatoire, médecine, technique et société, 1880-1910*, Paris, Champ Vallon.
- BERGERON Louis, 1992, *L'industrialisation de la France au XIXe siècle*, Paris, SEDES.
- BLAIS Marie-Claude, 2006, *La solidarité, histoire d'une idée*, Paris, Gallimard, collection « nrf », bibliothèque des Idées.
- BONIN Hubert, 1988, *Histoire économique de la France depuis 1880*, Paris ; New York ; Barcelone, Masson.
- BOUQUET Louis, 1885, *Le travail des enfants et des filles mineures dans l'industrie, loi du 19 mai 1874*, Paris, Librairie administrative Berger-Levrault & Cie.
- BOURGEOIS Léon, 1906, *Solidarité*, Paris, Armand Colin.
- BRAUDEL Fernand et Labrousse Ernest, 1993, *Histoire économique et sociale de la France*, tome 4, 1880-1950, Paris, PUF.
- CFDT réflexion, 1978, *Le Mouvement ouvrier, 1815-1977*, Montholon-Services.
- CHEVALLIER Émile, 1887, *Les salaires au XIXe siècle*, Paris, Hachette.
- COHN Samuel, 1993, *When Strikes make sense. And why : lessons from Third Republic French coals miners*, Springer.

- COLLINI Stefan, 1979, *Liberalism and Sociology : L.T. Hobhouse and Political Argument in England, 1880-1914*, London ; New York, Melbourne : Cambridge university press.
- COMITÉ D'HISTOIRE DE LA VILLE DE PARIS, 2014, *Paris la ville spectacle 1900*, cycle de conférences organisées au Petit Palais de Paris, Avenue Winston Churchill, 75008 Paris.
- CONGRÈS NATIONAL DES SYNDICATS OUVRIERS, 1886, Congrès national des syndicats ouvriers, tenu à Lyon en octobre 1886, *Compte rendu officiel*, Lyon, imprimerie nouvelle.
- DELABRE Guy et Gautier Marie, 1988, *Vers une république du travail. J.B.A. Godin 1817-1888*, Paris, Éditions de la Villette.
- DONZOLOT Jacques, 1994, *L'invention du social. Essai sur le déclin des passions politiques*, Paris, Seuil.
- DUBY Georges, Wallon A., 1976, *Histoire de la France rurale, Paris (1789-1914)*, Paris, Éditions du Seuil, volume 3.
- DUBY Georges (directeur de publication), 1983, *Histoire de la France urbaine*, Paris, Éditions du Seuil, volume 4. La ville de l'âge industriel : le cycle haussmannien.
- DUPEUX Georges, 1964, *La société française, 1789-1960*, Paris, Armand Colin, collection U, série « Histoire contemporaine » dirigée par René Rémond.
- DUPRAT Catherine, 1995, *Pour l'amour de l'humanité. Le temps des philanthropes*, Tome 1, Paris, Éditions du Comité des Travaux historiques et scientifiques.
- DUCPETIAUX Édouard, 1843, *De la condition physique et morale des jeunes ouvriers et des moyens de l'améliorer*, Bruxelles, Méline, Cans et compagnie, tome premier.
- DURKHEIM Émile, 1925, *L'Éducation morale*, Paris, Félix Alcan.
- DUROSELLE Jean-Baptiste, 1951, *Les débuts du catholicisme social en France (1822-1870)*, Paris, PUF.
- DUTOUQUET Hippolyte Ernest (Dr), 1846, *De la condition des classes pauvres à la campagne ; des moyens les plus efficaces de l'améliorer*, Paris, Librairie de Guillaumin et Cie.
- FIGUIER Louis, 1873-1877, *Les merveilles de l'industrie ou Description des principales industries modernes : industries chimiques. Le verre et le cristal, les poteries*, Paris, Furne, Jouvet.
- FILLAUT Thierry, 1983, *L'alcoolisme dans l'Ouest de la France pendant la seconde moitié du XIXe siècle*, Paris, La Documentation Française.
- GAVIGNAUD Geneviève, 1990, *Les campagnes en France au XIXe siècle*, Paris, Ophrys.
- GUILLERME André, 2007, *La naissance de l'industrie à Paris. Entre sueurs et vapeurs 1780-1830*, Paris, Champ Vallon.
- JOURDET Émile, 1906, *Les habitations à bon marché : le rôle de l'ouvrier dans la société, les logements insalubres, la maison collective, la maison individuelle, l'ouvrier propriétaire*, Paris, Dujarric.
- HORNE Janet, 2004, *Le Musée Social aux origines de l'État providence*, Paris, Belin.
- LAGNEAU Gustave (Dr), 1888, *Conditions démographiques amenant l'accroissement ou la diminution des familles*, Paris, G. Masson.

- LUCIANI Jean, 1985, *Le chômage au XIXe siècle en France*, thèse pour le doctorat de 3e cycle, Université de Paris I Panthéon-Sorbonne.
- MAYEUR Françoise, 2004, *Histoire de l'enseignement et de l'éducation, 1789-1930*, tome III, Paris, Éditions Perrin, collection « tempus ».
- MELUN Armand de, 1849, *De l'intervention de la société pour prévenir et soulager la misère*, Paris, Plon frères.
- MEYER Jean, 1989, *Histoire du sucre*, Paris, Desjonquères.
- MONTCLOS de Xavier, 2005, *L'ancienne Bourgeoisie en France du XVIe au XXe siècles*, Editions Christian.
- MOREAU de JONNÈS Alexandre, 1856, *Statistiques de l'industrie de la France*, Paris, Guillumin et cie, Libraires.
- NADAUD Martin, 1976, *Léonard maçon de la Creuse*, Paris, François Maspero.
- PANSY Henri, 1957, *Contribution à l'étude du patronat lyonnais : Claude Joseph Bonnet, fabricant de soieries (1786-1867)*, D.E.S., Université de Lyon (dir. P. Léon), (s.l.).
- PARETO Vilfredo, 1902-1903, *Les systèmes socialistes : cours professé à l'Université de Lausanne* (3 tomes) Paris, V. Giard et E. Brière.
- PAUGAM Serge, 2007, *Repenser la solidarité : l'apport des sciences sociales*, Paris, PUF.
- PECQUEUR Constantin, 1842, *Théorie nouvelle d'économie sociale et politique ou études sur l'organisation des sociétés*, Paris, Capelle.
- PERROT Michèle, 1972, *Enquête sur la condition ouvrière en France au XIXe siècle*, Paris, Hachette.
- PERROT Michèle, 1975, *Les ouvriers en grève, France : 1871-1890*, 2 volumes, thèse universitaire Paris I, Lille service de reproduction des thèses.
- RIOUX Jean-Pierre, 1971 (rééd. 1999), *La révolution industrielle (1780-1880)*, Paris, Éditions du Seuil.
- REYBAUD Louis, 1859, *Études sur le régime des manufactures. Condition des ouvriers en soie*, Paris, Michel Lévy frères, Libraires-éditeurs.
- ROSSI Pellegrino, 1865, *Cours d'économie politique*, 3e tome, Paris, Librairie de Guillaumin et Cie.
- SÉE Henri, 1925, *La France économique et sociale au XVIIIe siècle*, Paris, Armand Colin, collection CAC.
- SIMON Jules, 1861, *L'ouvrière*, Paris, Librairie de L. Hachette et Cie.
- SOCIÉTÉ INTERNATIONALE DE SCIENCE SOCIALE, 1857-1928, *Les Ouvriers des deux mondes*, Paris, Société d'économie sociale.
- TABIN Jean-Pierre, 2008, *Le gouvernement des pauvres en Suisse romande depuis la fin du XIXe siècle*, Lausanne, Antipodes.
- TALLON Eugène et Maurice Gustave, 1875, *Travail des enfants dans les manufactures, recueil des documents parlementaires législatifs et statistiques relatifs à la loi du 19 mai 1874 sur l'emploi des enfants et des filles mineures dans l'industrie*, Paris, Librairie de J. Baudry.
- TALLON Eugène, 1877, *La vie morale et intellectuelle des ouvriers*, Paris, Plon.
- TOPALOV Christian, 1994, *Naissance du chômeur 1880-1910*, Paris, Éditions Albin Michel, collection « L'Évolution de l'Humanité ».

- UNION DES SYNDICATS DU DÉPARTEMENT DE LA SEINE, 1899, *Recueil des lois ouvrières*, Paris, Imprimerie économique.
- VILLERMÉ Louis René, 1838, *De la mortalité des enfants trouvés considérés dans ses rapports*... [s.n.].
- VILLERMÉ Louis René, 1840, *Tableau de l'état physique et moral des ouvriers employés dans la manufacture de coton, de laine et de soie*, Paris, J. Renouard.
- VILLERMÉ Louis René, 1850, *Sur les cités ouvrières*, Paris, J.B. Baillière.
- VILLERMÉ Louis René, 18.., *Des sociétés de prévoyance ou de secours mutuels*, [...].
- VILLERMÉ Louis René, 18.., *Note sur les ravages du choléra morbus dans les maisons*, [...].
- WOLOWSKI Louis, 1874, *Discussion sur les impôts*, Paris, Guillaumin.
- [S.N.], 1878-1880, *Défense du libéralisme et du mandat impératif au nom du syllabus : le droit social. Pratique du droit social*, Montbéliard, Imprimerie P. Hoffmann.

Hygiène et santé publiques

- ACKERMAN Evelyn B., 1990, *Health care in the parisian country side, 1800-1914*, Londres, Rutgers University Press.
- BAURET Michel, 1994, *Hygiène et santé publiques à Bordeaux (1870-1914)*, thèse universitaire des sciences et des techniques, Bordeaux 3.
- BEC Fortuné (Dr), 1906, *Les Pouvoirs du maire en matière d'hygiène (1798-1902)*, thèse de doctorat en médecine, Aix.
- BERTILLON Jacques (Dr), 1911, *La dépopulation de la France. Ses conséquences – Ses causes. Mesures à prendre pour la combattre*, Paris, Librairie Félix Alcan.
- BOURDELAIS Patrice (sous la direction de), 2001, *Les hygiénistes : enjeux, modèles et pratiques (XVIIIe-XXe siècles)*, Paris, Belin.
- BOURGEOIS Léon, 1913-1919, *La politique de la prévoyance sociale. La doctrine et la méthode*, Paris, E. Fasquelle.
- BOURGUIGNON Charles, 1910, *Des attributions de l'autorité municipale en matière d'hygiène*, thèse de droit, Bordeaux.
- BOURGUIGNON Émile Ph., 1910, *De l'intervention des pouvoirs publics en matière d'hygiène des habitations*, thèse de droit.
- CHEVALLIER Fabienne, 2010, *Le Paris moderne, Histoire des politiques d'hygiène (1855-1898)*, Presses Universitaires de Rennes, Comité d'Histoire de la Ville de Paris.
- COLEMAN William, 1982, *Death is a social disease. Public health and political economy in early industrial France*, Wisconsin, The University of Wisconsin Press.
- COMITI Vincent-Pierre, 1994, *Histoire du droit sanitaire en France*, Paris, PUF.
- CORBIN Alain, 1986, *Le Miasme et la jonquille : l'odorat et l'imaginaire social XVIIIe-XIXe siècles*, Paris, Flammarion.
- CSERGO Julie, 1988, *Liberté, égalité, propreté. La morale de l'hygiène au XIXe siècle*, Paris, Albin Michel.
- DEBOURGE Jean-Baptiste (Dr), 1866, *Le Rachitisme et l'alimentation, conseils aux mères et aux nourrices, causeries populaires*, Mirecourt, Humbert.

- DESCIEUX Louis-Cyprien (Dr), 1865, *Influence de l'état moral de la société sur la santé publique*, Paris, Jacques Lecoffre, libraire-éditeur.
- DESPRÉS Armand, 1883, *La prostitution en France : études morales et démographiques, avec une statistique générale de la prostitution en France*, Paris, J.B. Baillière et fils.
- DUMONS Bruno, Pollet Gilles, 1999, *Élites et pouvoirs locaux, la France du Sud-Est sous la Troisième République*, Lyon, PUL.
- ELLIS Jack. D., 1990, *The physician-legislators of France. Medicine and politics in the Early Republic, 1870-1914*, Cambridge University Press.
- FAŸ-SALLOIS Fanny, Peter Jean-Pierre, 1980, *Les nourrices à Paris au XIXe siècle*, Paris, Payot.
- FILLASSIER Alfred, 1899, *De la détermination des pouvoirs publics en matière d'hygiène*, Paris, Jules Rousset.
- FLEURY Pierre, 1888, *Des causes de la dépopulation française et de la nécessité de réorganiser les services d'assistance et d'hygiène : résultats de l'application de la loi Roussel dans le Calvados*, Guéret, P. Amiault.
- FREYCINET Charles Louis de Saulces de, 1866, *Rapport sur l'assainissement industriel et municipal en France*, Paris, Dunod.
- FRIOUX Stéphane, 2009, *Les réseaux de la modernité. Amélioration de l'environnement et diffusion dans la France urbaine (fin XIXe siècle – année 1950)*, thèse d'histoire, Lyon, Université Lumière Lyon 2.
- GOUBERT Jean-Pierre, 2008, *Une histoire de l'hygiène – Eau et salubrité dans la France contemporaine*, Paris Hachette littératures, collection « Pluriel ».
- GRANVEAU Antoine, 1867, *La prostitution dans Paris*, monographie imprimée.
- GUILBERT Françoise, 1992, *Le pouvoir sanitaire. Essai sur la normalisation hygiénique*, thèse de doctorat en droit, Strasbourg 3.
- GUILLERME André, Anne-Cécile Lefort, Gérard Jigaudon, 2004, *Dangereux, insalubres et incommodes. Paysages industriels en banlieue parisienne XIXe-XXe siècles*, Paris, Champs Vallon.
- GUIGNARD Laurence, 2006, *Juger la folie. La justice pénale et la folie des criminels à l'âge de l'aliénisme 1791-1865*, thèse de doctorat, Histoire, Université de Paris I, Panthéon-Sorbonne, dact., 3 volumes.
- HATZFELD Henri, 1971, *Du paupérisme à la sécurité sociale en France, 1850-1940*, Paris, Armand Colin.
- HILDRETH Martha L., 1987, *Doctors, Bureaucrats, and Public Health in France, 1888-1902*, New York and London, Garding Publishing, Inc.
- JEAN Alphonse, 1890, *Le régime des aliénés et la liberté individuelle, discours prononcé à la réunion annuelle à l'ordre des avocats du 16 mai 1890 par M. Alphonse Jean*, Grenoble, impr. de F. Allier père et fils.
- JORLAND Gérard, 2010, *Une société à soigner. Hygiène et salubrité publique en France au XIXe siècle*, Paris, éditions Gallimard.
- KALFF Elsbeth, 2008, *Le logement insalubre et l'hygiénisation de la vie quotidienne. Paris (1830-1990)*, Paris, L'Harmattan.
- LABARTHE Paul (Dr), *19e siècle, Dictionnaire populaire de médecine usuelle d'hygiène publique et privée*, Paris, C. Marpon et E. Flammarion, 2 volumes.

- LA BERGE Fowler Anne, 1992, *Mission and Method. The Early-Nineteenth-Century French Public Health Movement*, Cambridge University Press.
- LALLEMAND Léon, 1899, *Le prétendu monopole des bureaux de bienfaisance devant la loi et devant l'histoire, étude critique*, Paris, Maison de la Bonne presse.
- LOCHER Fabrice, 1984, *L'hygiénisme au XIXe siècle*, thèse de doctorat de médecine, Paris, VII.
- MAREC Yannick, 2006, *Pauvreté et protection sociale au XIXe et XXe siècles*, Rennes, PUR.
- MERRIEN François-Xavier, 1991, *La bataille des eaux. L'hygiène des eaux à Rennes au XIXe siècle*, Rennes, PUR.
- MASSARD-GUILBAUD Geneviève, 2010, *Histoire de la pollution industrielle. France, 1789-1914*, collection « En temps & lieux », 17, Paris, Éditions de l'EHESS.
- MINISTÈRE DE L'INTÉRIEUR, 1894, *Direction de l'assistance et de l'hygiène publique, bureau de l'hygiène*, Melun, Imprimerie administrative.
- MONOD Henri, 1898-1903, *L'assistance médicale obligatoire en France, application de la loi du 15 juillet 1893*, Melun, Imprimerie administrative.
- MONOD Henri, 1904, *La santé publique : législation sanitaire de la France*, Paris, Hachette.
- MORICEAU Caroline, 2009, *Les douleurs de l'industrie : l'hygiénisme industriel en France, 1860-1914*, Paris, EHESS.
- MURARD Lion, Zylberman Patrick, 1996, *L'hygiène dans la République : la santé publique en France ou l'utopie contrariée : 1870-1918*, Paris, Fayard.
- NAPIAS Henri et Martin A.J., 1882, *L'étude et le progrès de l'hygiène en France de 1878 à 1882*, Paris, G. Masson.
- PAQUY Lucie, 2001, *Santé publique et pouvoirs locaux. Le département de l'Isère et la loi du 15 février 1902*, thèse d'histoire, Lyon, Université Lyon 2.
- PASTEUR Vallery-Radot Louis, 1922-1939, *Œuvres de Pasteur*, Paris, Masson, 7 volumes.
- PESCHAUD Marcel, 1898, *De l'intervention de l'État en matière d'hygiène publique*, Paris, Lamullet et Poisson.
- PICK Daniel, 1989, *Faces of degeneration in mental disorders 1848-1918*, Cambridge University Press.
- PRÉFECTURE DE POLICE, 1885, *Rapports à Messieurs les Ministres de l'Intérieur et du Commerce sur les mesures prises contre l'épidémie cholérique de 1884 à Paris et dans le département de la Seine*, Paris, Imprimerie de Chaix.
- PROAL Louis, 1894, *Le crime et la peine* (2e édition), Paris, F. Alcan.
-QUESNE Lionel, 1994, *De l'insalubrité à l'hygiénisme, émergence politique d'une problématique environnementale : l'exemple du Mans*, thèse de doctorat en géographie urbaine, Le Mans.
- ROSEN George, 1993, *The History of Public Health*, [1958], New York, MD, Publications.
- SALOMON-BAYET Claire, 1986, *Pasteur et la révolution pastorienne*, Paris, Payot.
- SALOMON L. (Dr), 1894, *L'alcool et la dépopulation de la France*, Paris, Chamuel.

- SILGUY (de) C., 1989, *La Saga des ordures du Moyen-Âge à nos jours*, Montrouge, Instant.
- THÉNARD-DUVIVIER Franck (dir.), 2012, *Hygiène, santé et protection sociale de la fin du XVIIIe siècle à nos jours*, Paris, Ellipses.
- THULIÉ Henri (Dr), 1912, *La lutte contre la dégénérescence et la criminalité*, Paris, Vigot frères, 2e édition.
- VIGARELLO Georges, 1999, *Le propre et le sale. L'hygiène du corps depuis le Moyen Âge*, Paris, Éditions du Seuil.

Médecine et hôpitaux

- ACKERKNECHT Erwin, 1967, *Medicine at the Paris Hospital, 1794-1848.* Baltimore, Johns Hopkins University Press.
- ADMINISTRATION GÉNÉRALE DE L'ASSISTANCE PUBLIQUE À PARIS, 1949, *Cent ans d'assistance publique à Paris, 1849-1949*, Paris, AP-HP.
- BALLAND Antoine, 1913, *Les pharmaciens militaires français*, Paris, L.Fournier.
- BARILLÉ Claire, Francis Démier, 2008, *Les maux et les soins. Médecins et malades dans les hôpitaux parisiens au XIXe siècle*, Paris, Éditions de la Maison des sciences de l'homme.
- BARUK Henri, 1967, *La psychiatrie française de Pinel à nos jours*, Paris, PUF.
- BERCHE Patrick (Pr.), 2013, *Le savoir vagabond, histoire de l'enseignement de la médecine*, Paris, Docis.
- BESCOND Jacques, 1998, *Genèse et devenir de deux ordres de praticiens en France. Les officiers de santé de 1803 à 1892*, thèse université Paris VII Denis-Diderot, 3 volumes.
- BOYER Anne (avec la collaboration de Caroline Rives), 2008, *Guide des sources pour l'histoire de la médecine*, Paris, éditions de la BnF.
- BROUARDEL Paul, 1873, *De l'exercice de la médecine et de l'enseignement de la médecine, rapport fait au nom du Conseil général de l'Association des médecins de France, sur la révision des lois de l'an XI sur l'exercice de la médecine et de la pharmacie*, Paris, imprimerie de F. Malteste.
- CAFFORT J.-P. (Dr), 1844, *De l'étude, de l'enseignement et de l'exercice de la médecine*, tome premier, Montpellier, Louis Castel ; Paris, J.B. Baillière.
- COURY Charles, 1968, *L'enseignement de la médecine en France ; des origines à nos jours*, Paris, l'Expansion scientifique française.
- CUNNINGHAM Andrew et Perry Williams, 1992, *The Laboratory revolution in medicine*, Cambridge Press.
- DAREMBERG Charles, 1870, *Histoire des sciences médicales : comprenant l'anatomie, la physiologie, la médecine, la chirurgie et les doctrines de pathologie générale : depuis les temps historiques jusqu'à Harvey*, tome 2, Paris, J.-B. Baillière.
- FAURE Olivier, Dessertine Dominique, 2013, *Les Cliniques privées : Deux siècles de succès*, Rennes, PUR.
- FAURE Olivier, 1994, *Histoire sociale de la médecine en France (XVIII-XX siècles)*, Paris, Anthropos.
- FAURE Olivier, 1993, *Les Français et leur médecine au XIXe siècle*, Paris, Belin.

- FAURE Olivier, Dessertine Dominique (préface de Maurice Garden), 1994, *La maladie entre libéralisme et solidarités*, Paris, Mutualité française.
- FAURE Olivier, 1981, *Genèse de l'hôpital moderne : les hospices civils de Lyon de 1802 à 1845*, Paris : Éditions du C.N.R.S. ; Lyon : Presses universitaires de Lyon.
- FOUCAULT Michel, 1963, *La naissance de la clinique*, Paris, PUF.
- FOUCAULT Michel, 1975, *Surveiller et punir*, Paris, Gallimard.
- GANIÈRE Paul (Dr), 1964, *L'Académie de Médecine, ses origines et son histoire*, Paris, Librairie Malaine S.A..
- GAUDILLIÈRE Jean-Paul, 2008, *La médecine et les sciences*, Paris, La Découverte.
- GAVOY Émile (Dr), 1894, *Le service de santé militaire en 1870, Hier, aujourd'hui, demain*, Paris, Charles Lavauzelle, éditeur militaire.
- IMBERT Jean (direction), 1982, *Histoire des hôpitaux en France*, Toulouse, Privat.
- LARCAN Alain (Pr.), Ferrandis Jean-Jacques (Dr), 2008, *Le service de santé aux armées pendant la Première Guerre mondiale*, Paris, éditions Little Big Man.
- LAZARE Jean (avec la coordination de), 2000, *Histoire de la médecine en Moselle de 1800 à 1950*, Metz, Société des sciences médicales de la Moselle.
- LÉONARD Jacques, 1977, *La vie quotidienne du médecin de province au XIXe siècle*, Paris, Hachette.
- LÉONARD Jacques, 1978, *Les médecins de l'Ouest au XIXe siècle*, Paris, diffusion H. Champion, 3 volumes.
- LÉONARD Jacques, 1981, *La médecine entre les pouvoirs et les savoirs*, Paris, Aubier.
- LATOUR Bruno, 2013, *Pasteur : guerre et paix des microbes*, Paris, La Découverte.
- MAREC Yannick, 2006, *Pauvreté et protection sociale aux XIXe et XXe siècles : des expériences rouennaises aux politiques nationales*, Rennes, PUR.
- MÉNISSIER Pierre, 1825, *De l'exercice de la médecine en France, des moyens de l'améliorer et de l'étendre au domicile du pauvre*, Paris, Béchet jeune.
- MEUNIER Léon (Dr), 1924, *Histoire de la médecine depuis ses origines jusqu'à nos jours*, Paris, E. Le François.
- RENAN Ernest, 1890, *L'avenir de la science : pensées de 1848*, Paris, Calmann-Lévy.
- ROCHARD Jules, 1888, *Traité d'hygiène sociale*, Paris, Adrien Delaye et Émile Lecrosnier. Ackerknecht Erwin H., 1967, *Medicine at the Paris Hospital, 1794-1848*. Baltimore, Johns Hopkins University Press.
- SOURNIA Jean-Charles, 1991, *Histoire de la médecine et des médecins*, Paris, Larousse.
- WOHNLICH-DESPAIGNE Isabelle, 1987, *Historiens français de la médecine au XIXe siècle*, Paris, Librairie philosophique J. Vrin.
- WEBER Alfred, 1936, *Tableau de la caricature médicale depuis les origines jusqu'à nos jours, 130 gravures*, Paris, Édition Hippocrate.
- WEISZ Georges, 1995, *La Société Royale de médecine et l'Académie de chirurgie. The medical mandarins – The French Academy of Medecine in the nineteen and early twenty century*, Oxford University Press.
- 1900, *Manuel des œuvres : institutions religieuses et charitables de Paris et principaux établissements des départements pouvant recevoir des orphelins, des indigents et des malades de Paris*, Paris, C. Poussielgue.

- 1905, *La laïcisation des hôpitaux : appel à tous les amis des pauvres*, Paris, H.Oudin.

Maladies

- BEAUCHAMP Chantal, 1990, *Délivrez-nous du mal ! Épidémies, endémies, médecine et hygiène au XIXe siècle dans l'Indre, l'Indre-et-Loire et la Loir-et-Cher*, Maulévrier, Hérault-Éditions.
- BERCHE Patrick (Pr.), 2012, *Faut-il avoir peur de la grippe ? Histoire des pandémies*, Paris, Odile Jacob.
- BERTILLON Jacques (Dr), 1883, *De la fréquence de la fièvre typhoïde à Paris pendant la période 1865-1882*, Paris, G. Masson.
- BIRABEN Jean-Noël, 1976, *Les hommes et la peste*, Paris, Mouton, 2 volumes.
- BOUDARD Auguste, 1895, *Histoire de la vaccine, de la variole et de la sérothérapie*, Marseille, impr. Méridionale, 16 p., in 8°.
- BROUARDEL Paul et Thoinot Léon-Henri, 1895, *La fièvre typhoïde*, Paris, Librairie J.-B. Baillière et fils.
- CHÉROT Auguste, 1861, *Note sur la fièvre jaune à Saint-Nazaire*, Paris, Dentu.
- COLIN Léon, 1885, *Paris, sa topographie, son hygiène, ses maladies*, Paris, G. Masson.
- CORNIL André-Victor, Babes Victor, 1886, *Les Bactéries et leur rôle dans l'anatomie et l'histologie pathologiques des maladies infectieuses*, Paris, Félix Alcan éditeur.
- DARMON Pierre, 1986, *La longue traque de la variole : les pionniers de la médecine préventive*, Paris, Librairie académique Perrin.
- DEUTSCH Maurice (Dr), 1897, *Mémoire sur la vaccination obligatoire adressé en 1881 aux deux chambres françaises*, Paris, Imprimerie Paul Dupont, 2e édition.
- DUFOUR Léon, 1888, *La diphtérie à Fécamp : contribution à l'hygiène des villes*, Fécamp, Imprimerie de L. Durand et fils.
- GAUDIN Marc, 1866, *Réflexions d'un chimiste philosophe sur les maladies épidémiques : la fièvre des marais, la fièvre jaune, la fièvre typhoïde, la variole, le choléra, la peste, etc.*, Paris, Ch. Gaudin.
- GUINAND J. (Dr), 1881, *De la syphilis des verriers, hygiène et prophylaxie par la visite sanitaire*, Paris, G. Masson.
- JEANNEL Julien François, 1874, *De la prostitution dans les grandes villes au dix-neuvième siècle et de l'extinction des maladies vénériennes*, Paris, J. B. Baillière.
- JEANSELME Édouard, 1931, *Histoire de la syphilis : son origine, son expansion, Progrès réalisés dans l'étude de cette maladie depuis la fin du XVe siècle jusqu'à l'époque contemporaine*, Paris, G. Doin.
- KELSCH Achille, 1903, La tuberculose dans l'armée, Paris, O. Doin.
- LEGENDRE Henri (Dr), 1881, *Étude sur la scarlatine chez les femmes en couches*, Paris, A. Delahaye.
- LEGRAIN Paul-Maurice, 1895, *Dégénérescence sociale et alcoolisme*, Paris, G. Carré.
- MESUREUR André, 1905, *Administration générale de l'Assistance publique à Paris. Congrès international de la tuberculose. L'Œuvre de l'Assistance publique à Paris contre la tuberculose (1896-1905)*, Paris, Berger-Levrault.
- MIREUR Hippolyte (Dr), 1875, *La syphilis et la prostitution dans leurs rapports avec l'hygiène, la morale et la loi*, Paris, G. Masson.

- PAPELIER Jean-Marc (Dr), 1899, *La variole en Lorraine. Son histoire, son traitement*, T.M. Nancy, n° 39, impr. A. Crépin Le Blond, 142 p. in -8°.
- PARENT-DUCHÂTELET Alexandre (Dr), 1857, *De la prostitution dans la ville de Paris*, 2 volumes, 3e édition, Paris, Baillière.
- PROUST Adrien (Pr.), 1883, *Le Choléra, étiologie et prophylaxie suivi de l'Instruction populaire sur les précautions d'hygiène à prendre en cas d'épidémie*, Paris, G. Masson.
- PROUST Adrien (Pr.), 1889, *Rapport sur la vaccine, extrait du recueil des travaux du Comité consultatif d'hygiène publique de France et des actes officiels de l'Administration sanitaire.*
- REILHAC Ferdinand, 1894, *Des causes de la transmission de la fièvre typhoïde au Havre et des moyens de les combattre*, Le Havre, Imprimerie de La Salle.
- REYNAUD Augustin, 1882, *Étude sur les épidémies de fièvre jaune au Sénégal*, Paris, Imprimerie de Collombon et Brulé.
- SWAIN Glaydis, 1977, *Le sujet de la folie : Naissance de la psychiatrie*, Toulouse, Privat.
- TOTAIN Lucien (dessinateur), Stablo (Graveur), 1885, *Homme attaqué par la morve*, Paris, Jules Rouff.
- VAN ERMENGEM Émile Pierre Marie (Dr), 1885, *Recherches sur le microbe du choléra asiatique : rapport présenté à M. le ministre de l'Intérieur, le 3 novembre 1884*, Bruxelles, A. Manceaux.
- WARLOMONT Évariste (Dr), 1883, *Traité de la vaccine et de la vaccination humaine et animale*, Paris, J.-B. Baillière et fils.
- 1898, *La lutte contre la tuberculose. Un sanatorium populaire en Picardie*, Amiens, imprimerie de T. Jeunet.

Les revues consultées

* **Le politique**

- Buloz François (1804-1877), Directeur de publication, *Revue des deux mondes : recueil de la politique, de l'administration et des mœurs, 1829-1971*. Paris, Revue des deux mondes.

- *Chantecler*. Littéraire, satirique, humoristique (puis politique, satirique…), 1932, Hanoï [s.n.].

- La *Revue politique et parlementaire*, Paris, Colin, 1894-…

- L'*Année politique*, Paris, [S.N.], 1945-1964.

- *Le Constitutionnel*, Journal politique et littéraire, Paris, [S.N.], 1815-1914.

- La *Gazette nationale ou le Moniteur universel* du lundi 13 septembre 1790, n° 256 et du mercredi 15 septembre 1790, séance du mardi 14 septembre, n° 258.

* **Le médical, la santé et l'hygiène publique**

- La *Revue des Annales de l'hygiène publique et de la médecine légale*, 1870-1893 publiée par la Société de médecine légale de France, Paris, Jean-Baptiste Baillière.

- La *Revue d'hygiène et de police sanitaire*, 1879-1921, Paris, Masson, 1879. (Il s'agit de la revue qui succède à la précédente mentionnée ci-dessus) : 1879, 1881, 1884 à 1889, 1891 à 1896, 1899, 1902, 1904, 2012, 2006-2007,2009.

Puis,

- La revue *Alcoologie de la Société Française d'Alcoologie* : 1995, 1997, 1998.
- La *Revue scientifique* : 1873, 1880, 1882, 1884,1887-1888, 1899,1901.
- *La Jeune mère ou l'éducation du premier âge.* Journal illustré de l'enfance, Lyon [s.n.], 1874.
- Les *annuaires médicaux* du XIXe siècle.
- Les almanachs du XIXe siècle.
- Le *Bulletin de l'Académie nationale de médecine*, Paris, J.-B. Baillière, 1836-… (Numéros particulièrement consultés : 1870-1914).
- Le *Bulletin médical*, Paris, in-4° depuis 1887.
- Le *Bulletin mensuel de la Société de prophylaxie sanitaire et morale*, 1901-1908.
- Le *Bulletin de la Société d'Histoire de la Pharmacie*, Paris, 1913-…
- Le *Bulletin de la Société de médecine publique et d'hygiène professionnelle*, Paris, [S.N], 1877-1900.
- Le *Bulletin d'Histoire de la Sécurité sociale*, Paris, Comité d'Histoire de la Sécurité sociale, 1986-2006.
- Les *Comptes rendus de l'Académie des sciences*, Paris, Institut de France, 1835-…
- Le *Concours médical*, 1879-…
- L'*Enfant. Organe des Sociétés protectrices de l'enfance*, Paris, [s.n.], 1891-1936.
- Le *Journal d'hygiène*, Paris, in-4°, 1874-1914.
- La *Gazette médicale de Paris*, 1830-1916.
- La *Gazette des hôpitaux de Toulouse*, Journal hebdomadaire, Toulouse [s.n.], 1887-1914.
- Le *Progrès médical*, Paris, Librairie A.Duval, 1873-1982.
- Le *Réveil médical de médecine, de chirurgie et de pharmacie*, Paris, in-4°, 1880-1888.
- La *Revue médicale*, Paris, in-8°, puis in-4° depuis 1892.
- La *Revue de la société française d'histoire des hôpitaux*, Paris, SFHP, 1959-…
- La *Tribune médicale*, Paris, 1867-193.
- Seine. *Conseil d'hygiène publique et de salubrité.* Rapport général sur les travaux du Conseil de salubrité, Paris, [s.n.], 1819-1897.

*** Les journaux**

- Journal *Le Matin*, quotidien (1883-1944).
- Journal *Le Temps*, quotidien (1861-1939).

Les séminaires de l'EHESS à Paris et les autres formations universitaires

- Séminaire « Les Lumières scientifiques » Le mouvement hygiéniste en France au XIXe siècle », Gérard Jorland, Directeur d'études, EHESS, Paris, 2000-2004 ;

Avec un complément d'éclairage :

Pour une réévaluation des conseils de salubrité Ann F. La Berge, Graduate Program in Science ans Technology Studies, Center for Interdisciplinary Studies – Virginia Polytechnic Institute and State University Blacksburg, Virginia 24061 USA (chercheure invitée du séminaire de Gérard Jorland).

- Séminaire « Histoire et anthropologie de la médecine, des thérapeutiques et des savoirs sur le corps » – Jean-Pierre Peter, Directeur d'Études, EHESS, Paris, 2000-2004.
- Séminaire « Introduction à l'anthropologie historique », André Burguière, Directeur d'études, EHESS, Paris, 2000-2002.
- Séminaire de « Méthodologie », Henriette Asséo, Professeur agrégé, Vincent Duclert, Professeur agrégé, EHESS, Paris, 2001-2002.
- Séminaire « Archives et Sciences sociales », Pape Ndiaye, Maître de conférences, Vincent Duclert, Professeur agrégé, EHESS, Paris, 2001-2002.
- Séminaire « La statistique en histoire : des outils pour le traitement des sources sérielles », Michel Demonet, Maître de conférences, EHESS, Paris, 2001-2002.
- Séminaire « La mise en archives histoire des institutions et des pratiques d'archives », Yann Potin, Professeur agrégé, EHESS, Paris, 2011.
- Séminaire « Une histoire de l'antiparlementarisme » par le Comité d'Histoire parlementaire et politique animé par Jean Garrigues, Président du CHPP – Professeur d'histoire de sciences politiques à l'Université d'Orléans et par Jean-Claude Caron, Professeur d'histoire contemporaine à l'Université Blaise-Pascal de Clermont-Ferrand, 2012.
- Cours « Histoire moderne et contemporaine du politique », Professeur Pierre Rosanvallon, au Collège de France, Paris, 2007.

Table des matières

PARTIE II

RÉPARTITION GÉOGRAPHIQUE DES MÉDECINS LÉGISLATEURS EN FRANCE ET PLACE OCCUPÉE PAR CE GROUPE PROFESSIONNEL IDENTITAIRE DANS LES CHAMBRES

PARTIE III

LE PORTRAIT MÉDICAL

Santé et Médecine
aux éditions L'Harmattan

Dernières parutions

ACCOMPAGNEMENT (L') DU PATIENT HOSPITALISÉ DANS L'EXERCICE DE SA SEXUALITÉ
Pour que le patient «sexe prime»
Aurrens Arnaud
Cet ouvrage interroge le rôle de l'infirmier et son évolution face à un besoin fondamental des patients, qu'est la sexualité et dont l'intimité est fragilisée par une hospitalisation longue ou régulière. Au travers d'une enquête auprès de l'ensemble de la profession soigante et d'entretiens recueillis auprès de professionnels, il tente d'éclaircir le malaise de la profession infirmière sur la thématique sexuelle.
(14.00 euros, 136 p.)
ISBN : 978-2-343-04884-0, ISBN EBOOK : 978-2-336-36463-6

NOUVELLES (LES) FIGURES DU PATIENT
Pour une autre philosophie
Tanti-Hardouin Nicolas - Préface de Jean-Robert Harlé
De la figure emblématique de l'*homo medicus* chère aux économistes de la santé, aux malades en fin de vie en soins palliatifs, en passant par les malades mentaux, la figure du patient s'est nettement transformée sous les aspirations de multiples secteurs du monde biomédical, de la santé publique et de la société elle-même. Les mutations sociales impactent fortement les mondes du soin, le regard et les représentations qu'on a du patient et la pratique clinique elle-même.
(Coll. Éthique et pratique médicales, 18.00 euros, 184 p.)
ISBN : 978-2-343-04760-7, ISBN EBOOK : 978-2-336-36427-8

STATIQUE (LA) ET SES SECRETS À L'USAGE DES OSTÉOPATHES
Bertora René
Cet ouvrage offre un regard unique et original sur la statique vertébrale et permet d'effectuer un diagnostic vrai sur tous ses déséquilibres (hernies discales, gonalgies chroniques, lumbagos, ...) Il s'agit d'une méthode exclusive qui parle de points fixes, de points mobiles, de bras de leviers; d'autant de principes mécaniques qui existent sur terre dont le corps humain est le représentant. La compréhension des principes énoncés peut servir de référence à toute thérapeutique axée sur l'harmonie et l'équilibre du corps. (Nombreux schémas et illustrations en couleur.)
(20.00 euros, 168 p., Quadrichromie)
ISBN : 978-2-343-04735-5, ISBN EBOOK : 978-2-336-36300-4

« AGATHE EST DANS LES FLEURS »
Accompagner et soutenir les parents et leurs familles dans le deuil périnatal
Lavroff-Teissiere Erika
À travers une perspective d'espoir et de réelle solidarité, ce livre nous convie à partager avec respect et dignité l'intimité du deuil de parents, ainsi que l'accompagnement humain de professionnels de santé, autour de la mort d'un enfant. Plus qu'un manuel de psychologie, cet ouvrage cherche à rendre hommage à ces enfants décédés et à leurs parents, ainsi qu'à faire reconnaître aux familles et à la société la réalité de cette douleur si profonde de la perte d'un enfant.
(19.00 euros, 196 p.)
ISBN : 978-2-343-04253-4, ISBN EBOOK : 978-2-336-36355-4

TÊTE (LA) EN DÉSORDRE
L'exposition prénatale à l'alcool
Dartiguenave Catherine, Toutain Stéphanie
Comment accueillir un enfant porteur de troubles liés à une alcoolisation pendant la grossesse ? Quatre familles racontent leur histoire : elles ont dû faire preuve de trésors d'inventivité et ont dû puiser dans leurs ressources intérieures tout en recherchant de l'aide, pour relever ce défi. Un dernier chapitre, davantage théorique, s'adresse plus particulièrement aux professionnels de l'enfance qui souhaitent approfondir leurs connaissances sur le sujet.
(25.00 euros, 240 p.)
ISBN : 978-2-343-04792-8, ISBN EBOOK : 978-2-336-36409-4

QUESTIONS DE MIGRATIONS ET DE SANTÉ EN AFRIQUE SUBSAHARIENNE
Sous la direction d'Yves Charbit et Teiko Mishima
Des experts français et japonais, spécialistes des migrations internationales ou de la santé en Afrique subsaharienne, se sont réunis en 2014 à Osaka pour faire le bilan de leurs recherches. Ils y associent en particulier démographie, épidémiologie, anthropologie, géographie, droit et science politique. Si leurs recherches convergent, les spécificités des contextes mettent en évidence la nécessité de contextualiser les analyses des comportements des individus migrants.
(Coll. Populations, 25.00 euros, 242 p.)
ISBN : 978-2-343-04674-7, ISBN EBOOK : 978-2-336-36344-8

ÉCRITS ÉPISTÉMOLOGIQUES SUR L'ANATOMIE DU XVIe AU XIXe SIÈCLE
Gros Gilles
Partant de l'héritage anatomique de l'Antiquité et du Moyen Âge, l'auteur nous invite à découvrir l'effervescence épistémologique dont l'anatomie fut l'objet du XVIe au XIXe siècle, accédant ainsi à un statut de science souveraine. Il nous révèle combien l'anatomie a marqué de son influence toutes les sphères de la connaissance et des arts, marquant de son sceau la civilisation occidentale.
(Coll. Acteurs de la Science, 35.00 euros, 344 p.)
ISBN : 978-2-343-05094-2, ISBN EBOOK : 978-2-336-36435-3

MONDE (LE) DES MICROBES
Fascinant, redoutable, rebelle
Eben-Moussi Emmanuel
Cet ouvrage retrace l'histoire de la découverte des microbes et de certaines maladies infectieuses. Puis, l'auteur questionne les Sociétés du Vivant et en particulier l'Homme dans la cogestion de son environnement et donc ses comportements à cet égard. Il analyse les difficultés de la lutte contre les différents visages du péril infectieux. Voici l'étude d'un monde fascinant, redoutable et rebelle, trop souvent réduit à une des plus grandes peurs de l'Humanité.
(24.50 euros, 248 p.)
ISBN : 978-2-343-04560-3, ISBN EBOOK : 978-2-336-36223-6

CARACTÉRISTIQUES DENTO-CRÂNIO-FACIALES DES HOMININÉS
Combes Fruitet Elsa
Ce livre décrit les caractéristiques crâniennes, faciales et dentaires des Homininés jusqu'à Homo Sapiens, en soumettant des hypothèses d'évolution en fonction du climat, de l'alimentation ou encore de l'apparition de la culture et établit des comparaisons entre différents Homininés. L'auteur, chirurgien-dentiste, crée une corrélation entre l'héritage de certains caractères ancestraux et la pratique clinique de l'odontologie.
(Coll. Médecine à travers les siècles, 11.50 euros, 94 p., Illustré en noir et blanc)
ISBN : 978-2-343-04532-0, ISBN EBOOK : 978-2-336-36056-0

À L'ÉPREUVE DU HANDICAP, NOUVEAU REGARD SUR LA VIE Témoignage
Rebillard Cécile
« J'ai beaucoup mûri en plus de devenir plus responsable. Je vois les choses autrement. » (...) « Accepter la maladie et le handicap a reprogrammé mon cerveau à voir la réalité en face. » Ces réflexions de l'auteur, au fil du récit, sont troublantes tant elles mêlent le sentiment intime au collectif. Comme

dans *Numéro 9* (L'Harmattan, 2013) et par-delà le quotidien peu ordinaire de son enfant, Cécile Rebillard lève le voile sur le tabou qui existe encore de nos jours à propos du handicap.
(Coll. Récits de vie, série Santé et Maladie, 14.50 euros, 138 p.)
ISBN : 978-2-343-04455-2, ISBN EBOOK : 978-2-336-36074-4

MORT (LA) DANS L'ÂME
Le travail du Tré-Pas en Soins Palliatifs
Quitaud Gérald - Préface Roland Gori
Accompagner la fin de vie ne se résume pas à proposer aux sujets une escorte médicale exemplaire et compétente. Dans la promiscuité de la mort et la vieillesse rien ne peut se substituer à une certaine éthique de la rencontre pour tenter de résorber l'écart existant entre la conscience des mourants et celle des survivants. Ainsi, cette nouvelle approche de relation d'aide se propose de recourir au processus du « Très-pas ». Le but est de repérer dans l'expérience trois pas distincts et associés, permettant à certains d'accomplir leurs vies et à d'autres de se rassembler autour de ce rite initiatique.
(Coll. La gérontologie en actes, 23.00 euros, 228 p.)
ISBN : 978-2-343-03245-0, ISBN EBOOK : 978-2-336-36012-6

GUIDE DES SIGLES ET AUTRES ACRONYMES
Giroux Laurent
Les sigles, notamment dans le secteur social et médico-social, initialement fait pour faciliter la compréhension, la compliquent aujourd'hui, de par leur très grand nombre. Afin de faciliter la tâche des étudiants, des salariés des établissements et services sociaux, des bénévoles des associations, des élus, du personnel des administrations du service public et du public en général, ce guide rassemble plus de 6100 sigles.
(Coll. Défis, 20.00 euros, 278 p.)
ISBN : 978-2-343-04682-2, ISBN EBOOK : 978-2-336-36158-1

MAL DE MÈRE ET MAUX D'ENFANTS
Robert Jacques - Préface d'Olivier Revol
S'appuyant sur quarante ans d'expériences cliniques, Jacques Robert, pédiatre, décortique ici les maladies les plus fréquentes du petit enfant. Son but est d'accompagner les mères pour une prise en charge de l'enfant, quand celui-ci n'est pas comme d'habitude : - Pourquoi mon bébé pleure-t-il ? - L'éruption dentaire est-elle responsable de pathologie ? Faut-il diversifier précocement l'alimentation ? Que faire avant de consulter le médecin si mon enfant tousse, a de la fièvre, mal au ventre... ?
(Coll. Éthique et pratique médicales, 17.00 euros, 172 p.)
ISBN : 978-2-343-04066-0, ISBN EBOOK : 978-2-336-35927-4

LOI ET ADDICTION
Quand l'addiction impose sa loi, quelle loi pour l'addiction ?
Christian Colbeaux (dir.)
La stigmatisation des substances psychotropes n'empêche pas l'industrie d'abreuver nos concitoyens de benzodiazépines, toutes aussi addictives. La loi républicaine serait-elle clivée ? Les lois édictées de par le monde font la fortune de mafias qui menacent la démocratie. Quelle législation pour l'addiction ? Le langage instaure l'être parlant comme sujet au désir, dont la satisfaction ne peut être qu'interdite. Donc manquée, assurant ainsi la pérennité de la quête de jouissance. L'addiction déroge-t-elle à la loi symbolique ?
(16.50 euros, 164 p.)
ISBN : 978-2-343-04295-4, ISBN EBOOK : 978-2-336-35783-6

RAPPORT LAROQUE
Commission d'étude des problèmes de la vieillesse du Haut comité consultatif de la population et de la famille
Laroque Pierre - Préambule Bernard Ennuyer, Daniel Reguer, Laurent Giroux
Préface Anne-Marie Guillemard - Postface Rolande Ruellan
Le rapport Laroque représente un tournant dans les orientations de la politique en direction des personnes âgées. Il nous a donc paru indispensable de rééditer ce rapport que les acteurs du

secteur social et médico-social connaissent mais que peu ont lu. Nous avons, en outre, ajouté à cet ouvrage le rapport d'information, publié en juillet 1961 (aujourd'hui introuvable), « sur la prolongation du temps moyen de la vie face aux problèmes de l'emploi et de la retraite » par J.-R. Debray.
(Coll. Effiscience, 40.00 euros, 448 p.)
ISBN : 978-2-343-03058-6, ISBN EBOOK : 978-2-336-35865-9

DE NEZ À NEZ
Histoire du nez
Bouton Vincent
Cet ouvrage propose de découvrir le nez, à travers l'histoire, la mythologie, l'histoire de la médecine, des anecdotes et des figures célèbres comme Louis XIV ou Sigmund Freud. Vincent Bouton, chirurgien ORL signe ici son troisième pensum sur le nez et la rhinologie.
(Coll. Médecine à travers les siècles, 14.50 euros, 150 p., Illustré en noir et blanc)
ISBN : 978-2-343-04429-3, ISBN EBOOK : 978-2-336-35878-9

MÉDECINE (LA) AU CŒUR DE LA NOUVELLE ÉCONOMIE
Persoons Dominique
Revendiquant le rôle incontournable et central des médecins au sein de l'économie sanitaire, l'auteur regrette qu'ils soient exclus du management de l'Assurance-Maladie. Probablement, la médicalisation du monde va s'accélérer, sans doute au détriment d'autres icônes de la société de consommation, comme la grosse voiture ou la belle maison. Le XXIe siècle, siècle de la médecine génomique et personnalisée, va-t-il faire des progrès sans les médecins ? L'Économie de la Santé va bouleverser les idéologies en place.
(33.00 euros, 324 p.)
ISBN : 978-2-343-04111-7, ISBN EBOOK : 978-2-336-35686-0

MIGRATIONS EN BLANC
Médecins d'est en ouest
Sous la direction de Anna Krasteva et Despina Vasilcu.
Préface de Catherine Wihtol de Wenden
La Roumanie et la Bulgarie se sont inscrites dans le nouveau contexte d'élargissement de l'UE avec une intensification de la migration des professionnels de santé. L'ampleur prise par la migration des médecins roumains et bulgares est liée à l'effondrement économique et à la dégradation de la qualité de vie dans ces deux pays. Cette situation a des effets négatifs sur les systèmes de santé et sur l'accès aux soins pour la population.
(Coll. Local et Global, 24.00 euros, 242 p.)
ISBN : 978-2-343-03831-5, ISBN EBOOK : 978-2-336-35361-6

SANTÉ ET JUSTICE
Savoirs et pratiques
Sous la direction de Paul Mbanzoulou et Philippe Pottier
Ces contributions abordent la question, de plus en plus vive, du soin contraint. Elles traitent aussi des questions relatives à l'entrée, matérielle et symbolique, de la prison dans l'hôpital ; à la collaboration entre les personnels de santé et les personnels pénitentiaires ; aux conditions d'application de la suspension de peine pour raisons médicales ; au soin psychiatrique en détention ; au secret partagé et au partage opérationnel d'informations.
(Coll. Criminologie, série Champ pénitentiaire, 19.00 euros, 184 p.)
ISBN : 978-2-343-03828-5, ISBN EBOOK : 978-2-336-35486-6

L'HARMATTAN ITALIA
Via Degli Artisti 15; 10124 Torino

L'HARMATTAN HONGRIE
Könyvesbolt ; Kossuth L. u. 14-16
1053 Budapest

L'HARMATTAN KINSHASA
185, avenue Nyangwe
Commune de Lingwala
Kinshasa, R.D. Congo
(00243) 998697603 ou (00243) 999229662

L'HARMATTAN CONGO
67, av. E. P. Lumumba
Bât. – Congo Pharmacie (Bib. Nat.)
BP2874 Brazzaville
harmattan.congo@yahoo.fr

L'HARMATTAN GUINÉE
Almamya Rue KA 028, en face
du restaurant Le Cèdre
OKB agency BP 3470 Conakry
(00224) 657 20 85 08 / 664 28 91 96
harmattanguinee@yahoo.fr

L'HARMATTAN MALI
Rue 73, Porte 536, Niamakoro,
Cité Unicef, Bamako
Tél. 00 (223) 20205724 / +(223) 76378082
poudiougopaul@yahoo.fr
pp.harmattan@gmail.com

L'HARMATTAN CAMEROUN
BP 11486
Face à la SNI, immeuble Don Bosco
Yaoundé
(00237) 99 76 61 66
harmattancam@yahoo.fr

L'HARMATTAN CÔTE D'IVOIRE
Résidence Karl / cité des arts
Abidjan-Cocody 03 BP 1588 Abidjan 03
(00225) 05 77 87 31
etien_nda@yahoo.fr

L'HARMATTAN BURKINA
Penou Achille Some
Ouagadougou
(+226) 70 26 88 27

L'HARMATTAN SÉNÉGAL
10 VDN en face Mermoz, après le pont de Fann
BP 45034 Dakar Fann
33 825 98 58 / 33 860 9858
senharmattan@gmail.com / senlibraire@gmail.com
www.harmattansenegal.com

L'HARMATTAN BÉNIN
ISOR-BENIN
01 BP 359 COTONOU-RP
Quartier Gbèdjromèdé,
Rue Agbélenco, Lot 1247 I
Tél : 00 229 21 32 53 79
christian_dablaka123@yahoo.fr

624278 - Octobre 2015
Achevé d'imprimer par

1livre.com
du rêve à la réalité !

www.ingramcontent.com/pod-product-compliance
Lightning Source LLC
LaVergne TN
LVHW011455061026
849535LV00004BA/1098